国家中医药管理局京津冀协同发展内分泌专科联盟项目

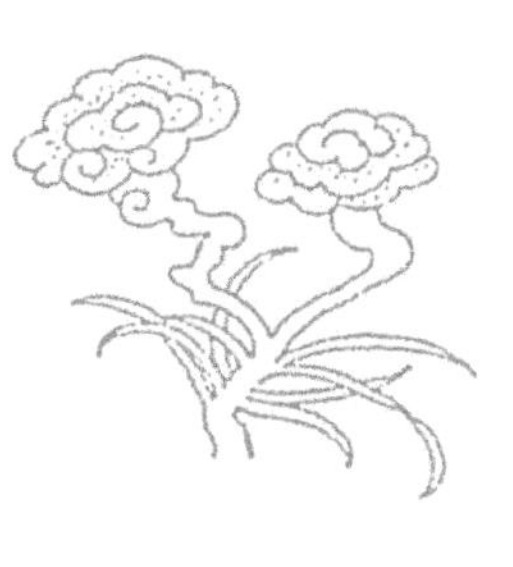

内分泌代谢病中医诊疗指南

NEIFENMI DAIXIEBING
ZHONGYI ZHENLIAO ZHINAN

倪　青◎主编

科学技术文献出版社
SCIENTIFIC AND TECHNICAL DOCUMENTATION PRESS
·北京·

图书在版编目（CIP）数据

内分泌代谢病中医诊疗指南 / 倪青主编．— 北京：科学技术文献出版社，2021.12（2024.5重印）
ISBN 978-7-5189-8902-7

Ⅰ.①内… Ⅱ.①倪… Ⅲ.①内分泌病—中医治疗学—指南 ②代谢病—中医治疗法—指南 Ⅳ.① R259.8-62

中国版本图书馆 CIP 数据核字（2022）第 013801 号

内分泌代谢病中医诊疗指南

策划编辑：付秋玲 责任编辑：李 丹 何惠子 责任校对：张吲哚 责任出版：张志平

出 版 者 科学技术文献出版社
地 址 北京市复兴路15号 邮编 100038
编 务 部 （010）58882938，58882087（传真）
发 行 部 （010）58882868，58882870（传真）
邮 购 部 （010）58882873
官方网址 www.stdp.com.cn
发 行 者 科学技术文献出版社发行 全国各地新华书店经销
印 刷 者 北京虎彩文化传播有限公司
版 次 2021 年 12 月第 1 版 2024 年 5 月第 2 次印刷
开 本 710×1000 1/16
字 数 282千
印 张 20.25
书 号 ISBN 978-7-5189-8902-7
定 价 69.00元

国家中医药管理局京津冀协同发展内分泌专科联盟项目

内分泌代谢病中医诊疗指南编委会名单

李文东　李文莉　李丽萍　李雅坤　李靖磊　杨亚男
杨桂敬　肖军财　肖海静　时　洁　吴　进　吴成亚
吴深涛　迟秀娥　张　萌　张　雯　张会琴　张军旗
张秀媛　张忠勇　张春颖　张美珍　张桂静　张栗男
张爱旗　张润云　陈　伟　陈世波　武娜杰　苗玉轩
范立荣　林莹宣　罗士欢　金倩倩　周　薇　郑　杰
单亚利　孟　昱　赵旭芳　赵玲珑　赵海京　胡华杰
姜志辉　姚晓静　袁名泽　贾　昌　夏津滨　倪　青
徐佳惠　高　靖　高永前　高彩霞　高颜华　郭志伟
姬　莉　黄　倜　黄梦哲　曹铁轩　曹爱梅　崔健伶
崔曙锋　章清华　梁蕴娇　頡龙飞　董　捷　董莹莹
蒋　霞　韩珊珊　韩俊阁　曾双辉　褚月頡

审定专家：吴深涛　王元松　米会平　苏秀海　倪　青

方法学专家组：倪　青　陈世波　闫秀峰　王　靓　杜立娟

内分泌代谢病中医诊疗指南
制定人员组成名单

牵头人： 倪青（中国中医科学院广安门医院）

单病种制定组人员名单：

1. 2 型糖尿病（中国中医科学院广安门医院）

　　负责人： 倪青

　　执笔人： 杨亚男

　　参与制定人员： 杜立娟、张美珍、李云楚、闫秀峰

　　审核人员： 倪青、陈世波

2. 1 型糖尿病（北京市第一中西医结合医院；中国中医科学院广安门医院）

　　负责人： 马丽荣、倪青

　　执笔人： 黄静

　　参与制定人员： 马丽荣、林莹宣、李卉、李康、黄静、罗士欢、朱旭、苗玉轩、毛玉霞、姚晓静

　　审核人员： 马丽荣

3. 成人隐匿性自身免疫性糖尿病（北京中医药大学房山医院）

　　负责人： 石燕萍

执笔人：曾双辉

参与制定人员：曾双、袁名泽、韩俊阁

审核人员：王效非、王素梅、石燕萍、肖海静

4. 老年糖尿病（北京市平谷区中医医院）

负责人：王秀芝

执笔人： 肖军财

参与制定人员：周薇

审稿人：王秀芝

5. 妊娠合并糖尿病（天津中医药大学第一附属医院）

负责人：王斌

执笔人：马运涛、刘琪

参与制定人员：史翠娟、张萌、武娜杰、关怿、白君伟

审核人员：吴深涛、孟昱、褚月颉、刘仲栋

6. 糖尿病前期（北京中医医院顺义医院）

负责人：夏津滨

执笔人：夏津滨

参编人员：赵玲珑、董莹莹、黄倜

审稿人：张秀媛

7. 糖尿病周围神经病变（中国中医科学院广安门医院）

负责人：倪青

执笔人：张美珍

参与制定人员：杜立娟、杨亚男、李云楚、闫秀峰

审核人员：倪青、陈世波

8. 糖尿病视网膜病变（保定市中医院）

负责人：张会琴、郭志伟

执笔人：郭志伟

参与制定人员：王会芳、马淑肖、董捷、刘淑娟、边媛媛、崔曙锋

审核人员：米会平

9. 糖尿病肾脏疾病（天津中医药大学第一附属医院）

负责人：王斌

执笔人：章清华、颉龙飞

参与制定人员：马运涛、李靖磊、武娜杰、关怿、白君伟

审核人员：吴深涛、孟昱、褚月颉、刘仲栋

10. 糖尿病胃肠病（北京市密云区中医医院）

负责人：高永前

执笔人：卢春茜

参编人员：王卫华、孔维颖

审稿人：高永前

11. 糖尿病合并下肢动脉硬化闭塞症（保定市中医院）

负责人：张会琴、张军旗

执笔人：王艳辉

参与制定人员：时洁、刘连香、梁蕴娇、孙永志、孙少品、刘丹

审核人员：王延丰

12. 糖尿病足（北京市昌平区中医医院）

负责人：曹爱梅

执笔人：刘丹

参与制定人员：曹爱梅、刘丹、郑杰、崔健伶、姬莉、单亚利、张桂静、牛洁、杨桂敬、张雯、张春颖

审核人员：曹爱梅

13. 糖尿病神经源性膀胱（河北省沧州中西医结合医院）

负责人：张忠勇

执笔人：张忠勇、吴进

参加制定人员：王元松、李文东、陈伟、徐佳惠、刘英凯

审核人员：苏秀海

14. 糖尿病酮症（酸中毒）（河北省沧州中西医结合医院）

负责人：张忠勇

执笔人：张忠勇、吴进

参加制定人员：王晓蕴、李文东、赵旭芳、金倩倩、冉德聪

审核人员：王元松

15. 低血糖症（河北省沧州中西医结合医院）

负责人：张忠勇

执笔人：张忠勇、吴进

参加制定人员：王元松、迟秀娥、赵旭芳、范立荣、姜志辉

审核人员：王斌

16. 高血糖危象（北京市密云区中医医院）

负责人：高永前

执笔人：孔维颖

参编人员：王卫华、卢春茜

审稿人：高永前

17. 糖尿病脂代谢异常（天津中医药大学第一附属医院）

负责人：王斌

执笔人：高靖、孙颖

参与制定人员：王彬、黄梦哲、卢思宇、武娜杰、关怿、白君伟

审核人员：吴深涛、孟昱、褚月颉、刘仲栋

18. 糖尿病合并电解质紊乱（北京市昌平区中医医院）

负责人：曹爱梅

执笔人：曹爱梅

参与制定人员：曹爱梅、张桂静、牛洁、杨桂敬、张雯、郑杰、刘丹、崔健伶、姬莉、单亚利、张春颖

审核人员：曹爱梅

19. 糖尿病性勃起功能障碍（天津中医药大学第一附属医院）

负责人：王斌

执笔人：马运涛、郭志丹

参与制定人员：张峻、赵天宇、张萌、武娜杰、关怿、白君伟

审核人员：吴深涛、孟昱、褚月颉、刘仲栋

20. 糖尿病合并泌尿系感染（保定市中医院）

负责人：张会琴、高颜华

执笔人：李雅坤

参与制定人员：王万庆、张栗男、曹轶轩

审核人员：王改仙

21. 糖尿病合并高血压（北京市昌平区中医医院）

负责人：曹爱梅

执笔人：郑杰

参与制定人员：曹爱梅、郑杰、刘丹、崔健伶、姬莉、单亚利、张桂静、牛洁、杨桂敬、张雯、张春颖

审核人员：曹爱梅

22. 糖尿病合并脑血管病（北京中医药大学房山医院）

负责人：王素梅

执笔人：韩俊阁

参与制定人员：韩俊阁、曾双辉、袁名泽

审核人员：王效非、王素梅、石燕萍、肖海静

23. 糖尿病合并心理障碍（保定市中医院）

负责人：张会琴、张爱旗

执笔人：王久玉、冯诗羽

参与制定人员：李刚、李文莉、刘建刚、韩珊珊、贾昌

审核人：李丽萍

24. 糖尿病心脏病（北京中医药大学房山医院）

负责人：王效非

执笔人：袁名泽

参与制定人员：袁名泽、韩俊阁、曾双辉

审核人员：王效非、王素梅、石燕萍、肖海静

25. 代谢综合征（北京市平谷区中医医院）

负责人：王秀芝

执笔人：孙晔

参与制定人员：周薇

审稿人：王秀芝

26. 肥胖（北京中医医院顺义医院）

负责人：赵海京

执笔人：赵海京

参编人员：胡华杰、高彩霞、吴成亚

审稿人：张秀媛

27. 甲状腺功能亢进症（中国中医科学院广安门医院）

负责人：倪青

执笔人：倪青

参与制定人员：杨亚男、张美珍、李云楚、杜立娟

审核人员：倪青

28. 甲状腺功能减退症（北京市密云区中医医院）

负责人：高永前

执笔人：王卫华

参编人员：孔维颖、卢春茜

审稿人：高永前

29. 甲状腺炎（北京市平谷区中医医院）

负责人：王秀芝

执笔人： 蒋霞

参与制定人员：周薇

审稿人：王秀芝

30. 甲状腺结节（北京市第一中西医结合医院）

负责人：马丽荣

执笔人：李康

参与制定人员：马丽荣、林莹宣、李卉、李康、黄静、罗士欢、朱旭、苗玉轩、毛玉霞、姚晓静

审核人员：马丽荣

31. 高尿酸血症与痛风（北京中医医院顺义医院）

负责人：李可

执笔人：李可

参编人员：卢聪、王洁、勾重阳

审稿人员：张秀媛

32. 骨质疏松症（北京市第一中西医结合医院）

负责人：马丽荣

执笔人：李卉

参与制定人员：马丽荣、林莹宣、李卉、李康、黄静、罗士欢、朱旭、苗玉轩、毛玉霞、姚晓静

审核人员：马丽荣

33. 多囊卵巢综合征（中国中医科学院广安门医院）

负责人：倪青

执笔人：杜立娟

参与制定人员：杨亚男、张美珍、李云楚、闫秀峰

审核人员：倪青

34. 更年期综合征（中国中医科学院广安门医院）

负责人：倪青

执笔人：闫秀峰

参与制定人员：杨亚男、张美珍、李云楚、杜立娟

审核人员：倪青

35. 库欣病（河北省沧州中西医结合医院）

负责人：张忠勇

执笔人：张忠勇、吴进

参加制定人员：王晓蕴、田风胜、赵红敏、徐佳惠、刘英凯

审核人员：王元松

前言

国家中医药管理局京津冀中医药协同发展项目“中医内分泌专科联盟”由26个京津冀地区内分泌专科联合建立，牵头单位为中国中医科学院广安门医院。中医内分泌专科联盟成立以来，在中国中医科学院广安门医院内分泌科的组织带领下，各成员单位集思广益，努力提升专科专病中药服务能力，开展了中医优势病种联合攻关，建立名中医工作室、开通中医远程会诊和医疗服务，举办多届专科骨干人才培养班，不断引进新技术、新设备，专科的核心竞争力和整体水平不断提升。联盟会议认为，制约专科高质量发展的优势病种、中医特色诊疗方案和精准护理策略的制定工作，是京津冀内分泌专科协同发展的重点工作之一。在各联盟单位诊疗常规基础上，联盟专家集思广益，求同存异，达成共识，制定具有中医特色的单病种诊疗指南迫在眉睫。有鉴于此，26家成员单位的主任们，团结老、中、青三代专科医师，基于近10年的循证证据，根据各自优势和中医特色，分别牵头制定了各单病种临床诊疗指南。

本系列指南包括糖尿病前期、1型糖尿病、2型糖尿病、成人晚发自身免疫性糖尿病、老年糖尿病、妊娠糖尿病、糖尿病周围神经病变、糖尿病视网膜病变、糖尿病肾脏疾病、糖尿病心脏病、糖尿病合并脑血管病、糖尿病合并高血压、糖尿病胃肠病、糖尿病合并下肢动脉硬化闭塞症、糖尿病足、糖尿病神经源性膀胱、糖尿病酮症、低血糖症、高血糖危象、糖尿病合并电解质紊乱、糖尿病脂代谢异常、糖尿病性勃起功能障碍、糖尿病合并泌尿系感染、糖尿病合并心理障碍、代谢综合征、肥胖病、甲状腺功能亢进症、甲状腺功能减退症、甲状腺炎、甲状腺结节、高尿酸血症与痛风、骨质疏松症、多囊卵巢综合征、更年期综合征、库欣氏病等35种常见内分泌代谢病。国家中医药管理局京津冀中医药协同发展内分泌专科联盟，历经3年余的“证据筛选与评价–临床验证与修改–专家会议反复讨论”等环节，不断完善而成，特别切合临床使用。

指南的制定过程中，指南方法学专家们、内分泌代谢病名中医们给予大力支持，在此深表感谢！限于中医临床证据不足、征求行业专家意见不够等原因，本套指南错漏之处在所难免，恳请师长们、同道们，不吝赐教！

倪　青
中国中医科学院广安门医院内分泌科

目　录

1 糖尿病前期

糖尿病前期指由正常血糖代谢向糖尿病转化的过渡阶段，此阶段患者血糖值比血糖正常者高，但没有达到糖尿病诊断标准，包括空腹血糖受损（impaired fasting glucose，IFG）和糖耐量减低（impaired glucose tolerance，IGT）及两者的混合状态（IFG+IGT），是糖尿病预防的重点对象（WHO 1999 年标准）。

中医学中没有糖尿病前期这一病名，通常按患者症状可归为“脾瘅”等范畴。“脾瘅”一词出于《素问·奇病论》，指过食肥甘厚味而致湿热内生，蕴结于脾的一种病症。其主症为口干欲渴，口吐浊唾涎沫，或小便甜而浊，肥胖，舌苔厚腻。此外，尚可见口中黏腻不爽、胸闷脘痞、不思饮食等症状。中医治疗时应注重辨证，首先应辨虚实：实证以湿热蕴脾、肝郁气滞为主，虚证以脾虚湿盛、气阴两虚为主。

1.1 诊断

1.1.1 西医

参照《中国 2 型糖尿病防治指南（2020 版）》《中国成人糖尿病前期干预的专家共识》，参照 WHO 1999 年标准，鉴于我国 HbA1 c 检测的标准化程度不高，故本共识不推荐常规采用 HbA1 c 诊断糖尿病前期。诊断标准见表 1-1。

表 1-1 WHO 1999 糖代谢状态分类标准（静脉血浆葡萄糖 mmol/ L ）

		空腹血糖	糖负荷后 2 h 血糖
正常血糖		< 7.0	< 7.8
糖尿病前期	空腹血糖受损（IFG）	≥ 6.1 但< 7.0	< 7.8
	糖耐量减低（IGT）	< 7.0	≥ 7.8 但< 11.1
糖尿病		≥ 7.0	≥ 11.1

1.1.2 中医

参照《中国糖尿病前期临床干预专家共识（征求意见稿）》（2017 年），从以下两方面考虑诊断：①在排除其他原因的情况下，患者表现为口甘欲饮、食欲亢盛、腹部增大、腹胀、倦怠乏力等症状；②实验室检查发现空腹血糖受损、糖耐量异常，或两者兼并状态，有助于本病诊断及鉴别诊断。

1.1.3 中医证候诊断

1.1.3.1 湿热蕴脾证 口干口渴，或口中甜腻，脘腹胀满，身重困倦，小便短黄，舌质红，苔厚腻或微黄欠润，脉滑数。

1.1.3.2 肝郁气滞证 形体中等或偏瘦，口干口渴，情绪抑郁，喜太息，胁肋胀满，大便干结，舌淡红、苔薄白，脉弦。

1.1.3.3 脾虚湿盛证 形体肥胖，腹部增大，或见倦怠乏力，纳呆便溏，口淡无味或黏腻，舌质淡有齿痕，苔薄白或腻，脉濡缓。

1.1.3.4 气阴两虚证 形体偏瘦，倦怠乏力，口干口渴，夜间为甚，五心烦热，自汗，盗汗，气短懒言，心悸失眠。

1.2 治疗

1.2.1 辨证论治

1.2.1.1 湿热蕴脾证

治法：清热化湿。

方药：半夏泻心汤（《伤寒论》）加减。常用药：半夏 15 g、黄连 3 g、黄芩 9 g、干姜 9 g、人参 9 g、炙甘草 9 g、大枣 4 枚、厚朴 10 g。

加减：脘腑痞满、头晕沉重加佩兰 6 g、藿香 6 g、桑白皮 12 g；肺有燥热加地骨皮 15 g、知母 10 g。

常用中成药：金芪降糖片，口服，一次 1.12 ～ 1.68 g，一日 3 次。降糖消脂胶囊，口服，一次 0.8 ～ 1.6 g，一日 3 次。

1.2.1.2　肝郁气滞证

治法：疏肝解郁。

方药：四逆散（《伤寒论》）加减。常用药：柴胡 12 g、枳实 15 g、白芍 15 g、甘草 6 g、石斛 10 g。

加减：纳呆加焦山楂 10 g、焦神曲 10 g、焦麦芽 10 g；抑郁易怒加牡丹皮 12 g、赤芍 15 g；眠差加炒酸枣仁 30 g、五味子 5 g。

常用中成药：越鞠丸，口服，一次 6 ～ 9 g，一日 2 次。

1.2.1.3　脾虚湿盛证

治法：健脾化湿。

方药：六君子汤（《校注妇人良方》）加减。常用药：党参 12 g、炒白术 12 g、茯苓 12 g、陈皮 6 g、法半夏 6 g、甘草 6 g、山药 10 g、佩兰 6 g。

加减：倦怠乏力加生黄芪 15 g；食欲不振加焦山楂 10 g、焦神曲 10 g、焦麦芽 10 g；口黏腻加生薏苡仁 30 g、白蔻仁 10 g。

常用中成药：参术调脾颗粒，口服，一次 14 g，一日 3 次。

1.2.1.4　气阴两虚证

治法：益气养阴。

方药：七味白术散（《医宗金鉴》）加减。常用药：黄芪 15 g、党参 12 g、山药 10 g、茯苓 12 g、炙甘草 6 g、炒白术 12 g、葛根 30 g、藿香 6 g、木香 6 g、陈皮 6 g、麦冬 30 g。

加减：气短汗多加五味子 5 g、山萸肉 12 g；口渴明显加天花粉 30 g、生地黄 12 g。

常用中成药：天芪降糖胶囊，口服，一次 1.6 g，一日 3 次。

1.2.2 病证结合治疗

根据病证结合治疗的原则，在糖尿病前期的治疗过程中，坚持以中医治疗为主，同时积极调整生活方式，关注糖尿病前期的危险因素，进行分层管理，预防2型糖尿病的发生，并定期随访及给予社会心理支持，以确保患者生活方式改变后能长期坚持下来；定期检查血糖；密切关注其他心血管危险因素，并给予适当干预。

1.2.2.1 *生活方式治疗* 通过饮食控制和运动以降低糖尿病的发生风险。

治疗程序：在上述辨证论治的基础上，推荐患者增加蔬菜摄入量、减少酒精和单糖的摄入量，鼓励超重或肥胖患者（BMI ＞ 25 kg/m^2）减轻体重，增加日常活动量，每天进行至少20 min的中等强度活动，相当于消耗1～3 kcal/kg热量。

具体目标：①超重或者肥胖者BMI达到或者接近24，或者体重至少下降7%；②每日饮食总热量至少减少400～500 kcal（1 kcal=4.184 kJ）；③饱和脂肪酸摄入占总脂肪酸摄入的30%以下；④中等强度体力活动至少保持在150 min/周。

1.2.2.2 *糖尿病高危人群分层管理* 对糖尿病前期患者进行分层，对于成年人、儿童和青少年糖尿病高危人群进行早期筛查，或采用中国糖尿病风险评分表，对糖尿病前期人群进行风险评估。

治疗程序：①成年人中糖尿病高危人群的定义：在成年人（＞18岁）中，具有下列任何一个及以上的糖尿病危险因素者：a.年龄≥40岁；b.有糖尿病前期（IGT、IFT，或两者皆有）史；c.超重（BMI ≥ 24）或肥胖（BMI ≥ 28）和（或）中心型肥胖（男性腰围≥90 cm，女性腰围≥85 cm）；d.静坐生活方式；e.一级亲属中有2型糖尿病家族史；f.有妊娠糖尿病史的妇女；g.高血压[收缩压≥140 mmHg和（或）舒张压≥90 mmHg]，或正在接受降压治疗；h.血脂异常[高密度脂蛋白胆固醇（HDL-C）≤0.91 mmol/L和（或）三酰甘油（TG）≥2.22 mmol/L]，或正在接受调脂治疗；i.动脉粥样硬化性心血管疾病（ASCVD）患者；j.有一过性类固醇糖尿病病史者；k.多囊卵巢综合征（PCOS）患者或伴有与胰岛素抵抗相关的临床状态（如黑棘皮征等）；l.长期接受抗精神病药物和（或）抗抑郁药物治疗和他汀类药物治疗的患者。②未成年人中糖尿病高危人群的定义：在儿童和青少年（≤ 18 岁）中，超重（BMI > 相应年龄、性别的第 85 百分位）或肥胖（BMI > 相应年龄、性别的第 95 百分位）且合并下列任何一个危险因素者：a. 一级或二级亲属中有 2 型糖尿病家族史；b. 存在与胰岛素抵抗相关的临床状态（如黑棘皮征、高血压、血脂异常、PCOS、出生体重小于胎龄者）；c. 母亲怀孕时有糖尿病史或被诊断为妊娠期糖尿病。③对于糖尿病高危人群，宜及早进行糖尿病筛查（未成年从 10 岁开始，若青春期提前的个体推荐从青春期开始）：行空腹血糖，或者任意点血糖筛查，如果空腹血糖≥ 6.1 mmol/L 或任意点血糖≥ 7.8 mmol/L 时，建议行 OGTT（空腹血糖和糖负荷后 2 h 血糖）。也推荐采用中国糖尿病风险评分表，对 20 ～ 74 岁普通人进行糖尿病风险评估。如总分≥ 25 分者应进行 OGTT。首次筛查结果正常者，宜至少每 3 年重复筛查一次。

1.2.2.3　*糖尿病健康宣教及其他心血管危险因素的干预*　提高社区人群的糖尿病防治意识。

治疗程序：在一般人群中开展健康教育，提高人群对糖尿病防治的知晓度和参与度，提倡合理膳食、控制体重、适量运动、限盐、控烟、限酒、心理平衡的健康生活方式，关注心血管危险因素（如吸烟、高血压、血脂异常等），并根据情况予以适当干预措施。

1.2.2.4　*药物干预预防 2 型糖尿病*　不推荐将西药干预作为糖尿病前期患者预防糖尿病的主要手段。

治疗程序：采用上述辨证论治方案，结合强化生活方式干预 6 个月效果不佳，且合并其他危险因素者，可考虑采用药物干预，但必须充分评估效益风险比和效益费用比，且做好充分的医患沟通和随访。二甲双胍、α－葡萄糖苷酶抑制剂、噻唑烷二酮类药物（TZDs）、GLP-1 受体激动剂及减肥药奥利司他等药物可降低糖尿病前期人群发生糖尿病的风险。其中二甲双胍和阿卡波糖在糖尿病前期人群中长期应用的安全性证据较为充分，但目前尚无充分证据表明西医药物干预具有长期疗效和卫生经济学益处，故不推荐西药干预作为主要预防手段。

1.2.3 外治

1.2.3.1 穴位敷贴

主穴：胰俞、脾俞、三阴交、足三里。配穴：肺俞、肾俞、胃俞、膈俞。清洁皮肤，穴位敷贴治疗贴，24 h 后更换 1 次，10 ～ 15 次为 1 个疗程；或遵医嘱，用于各证型。

1.2.3.2 振腹疗法

振腹手法统一采用掌震法，振动频率制在 300 ～ 400 次 / 分。振腹治疗，20 分 / 次，3 次 / 周，共干预 12 周。

1.2.3.3 推拿

治法：健脾和胃、疏肝理气、益气养阴。

适应证：糖尿病前期各证。

操作方法：①操作者以按揉法依次施术于脾俞、胃俞、肝俞、肺俞、肾俞、胰俞穴，约 10 min。②拿揉双上肢肌肉，每侧约 5 min，配以手三阳、手三阴经循经点按，以极泉、肩髃、曲池、手三里、内关、外关、合谷为主。③拿揉双下肢肌肉，每侧约 5 min，配以循经点按法，以风市、阳陵泉、委中、承山、血海、足三里、三阴交为主。④掌颤关元：采用掌振法操作于关元穴和小腹部 20 min。3 ～ 5 次 / 周，6 周为 1 个疗程。

随证加减：①脾胃壅滞证者，加摩中脘、气海；②湿热蕴结证者，加按揉阴陵泉，掌擦法施于督脉和膀胱经；③脾虚痰湿证者，重按揉丰隆，拿按风池；④肝郁脾虚证者，点按太冲，搓胁肋；⑤气阴两虚证者，直推膻中，按揉太溪穴。

1.2.4 针刺疗法

1.2.4.1 体针

主穴：胰俞、脾俞、三阴交。配穴：湿热蕴脾者，加曲池、内庭；肝郁气滞者，加太冲、天枢；脾虚湿盛者，加足三里、丰隆、阴陵泉；气阴两虚者，加足三里、内关、太溪；手法：施捻转之平补平泻法，留针 30 min，间歇行针 2 次。隔日 1 次，10 ～ 15 次为 1 个疗程；或遵医嘱，用于各证型。

1.2.4.2　穴位埋线

取穴：中脘、下脘、关元、天枢（双）、大横（双）为主穴，并根据中医辨证加用其他穴位，胃火亢盛型加用胃俞、大肠俞、上脘、曲池、上巨虚、梁丘；脾虚湿阻型加用脾俞、胃俞、足三里、阴陵泉；脾肾阳虚型加用脾俞、肾俞、太溪。每周埋线 1 次，疗程为 8 周。埋线方法：将可吸收外科羊肠线（铬制医用羊肠线，上海浦东金环医疗用品有限公司）剪成 1 ～ 1.5 cm 长线段，浸于 95% 酒精中以备用。患者采取卧位，穴位处皮肤常规消毒，术者戴一次性灭菌手套，持无菌镊将羊肠线放入 6 号一次性注射器针头的前端，然后接针芯（针芯由 40 cm 一次性针灸针剪成平头针改成）。术者用手将一次性无菌注射器针头快速刺入穴位肌层，当有针感后将针芯向前推进，边推针芯边退针管，将羊肠线植入穴位的肌肉层，出针后，紧压针孔，检查无线头外露后用消毒棉签按压片刻即可。埋线当日埋线区不要触水，以防感染。

1.2.5　中医器械疗法

1.2.5.1　耳迷走神经刺激仪

适应证：糖尿病前期肝郁气滞证。运用耳迷走神经刺激仪电针耳甲部“迷走穴”。输出电流 1 mA，脉冲频率 20 Hz，脉冲宽度≤ 1 ms，强度以可忍受而不产生疼痛为度。刺激时间为每次 20 min，每日 2 次，12 周为 1 个疗程；或遵医嘱。

1.2.5.2　腹部电针治疗

运用长针（芒针）：0.30 mm ×（75 ～ 125） mm，深插入以下的穴位：中脘、天枢、气海，至针感（得气），加上低频（1 ～ 3 Hz）电刺激与电子针疗仪，强度以患者能耐受为度，刺激 30 min。针灸刺激之前用艾条在脾俞和肾俞双侧施间接灸 5 min。针灸治疗每周 2 次，持续 5 周。

1.3 中医疗效评价

（1）改善症状　参考《糖尿病中医症状积分方法》评定。

（2）有效降糖（与单纯生活方式干预相比）对治疗前后血糖及糖化血红蛋白进行跟踪分析。

（3）改进胰岛素抵抗（与单纯生活方式干预相比） 对治疗前后IAI进行跟踪分析。

（4）糖尿病发生率：按符合方案分析（PPS）及意向性分析（ITT）对2组随访期间终点事件例数进行比较。

2

1 型糖尿病

1 型糖尿病（type 1 diabetes mellitus，T1DM）是一种发生于胰岛β细胞的器官特异性自身免疫病，由于胰岛β细胞被大量破坏，导致胰岛素分泌严重缺乏，并由此引起各种临床表现，如多饮、多尿、多食、消瘦，恶心、呕吐、失水等。1 型糖尿病起病急，自发性酮症酸中毒是 1 型糖尿病的 1 个主要特征。

本病归属于“消瘅”“消渴”范畴，1 型糖尿病根据其临床特征应该按照卫气营血来分型。津、阴亏损，是 1 型糖尿病的基础，时时护阴为要。

2.1 诊断

2.1.1 西医

参照 WHO（1999 年）糖尿病诊断标准及 2011 年 WHO 新增的采用糖化血红蛋白（HbA1 c）诊断糖尿病，诊断切点为 HbA1 c ≥ 6.5%，参照《中国 2 型糖尿病防治指南（2020 版）》，糖代谢状态分类标准和糖尿病诊断标准见表 2–1 和表 2–2。

表 2-1　糖代谢状态分类（世界卫生组织 1999 年）

糖代谢状态	静脉血浆葡萄糖（mmol/L）	
	空腹血糖	糖负荷后 2 h 血糖
正常血糖	＜ 6.1	＜ 7.8
空腹血糖受损	≥ 6.1，＜ 7.0	＜ 7.8
糖耐量降低	＜ 7.0	≥ 7.8，＜ 11.1
糖尿病	≥ 7.0	≥ 11.1

注：空腹血糖受损和糖耐量降低统称为糖调节受损，也称糖尿病前期；空腹血糖正常参考范围下限通常为 3.9 mmol/L。

表 2-2　糖尿病的诊断标准

诊断标准	静脉血浆葡萄糖
典型糖尿病症状	
加上随机血糖	≥ 11.1 mmol/L
或加上空腹血糖	≥ 7.0 mmol/L
或加上 OGTT 2 h 血糖	≥ 11.1 mmol/L
或加上 HbA1 c	≥ 6.5%
无糖尿病典型症状者，需改日复查确认	

注: OGTT 为口服葡萄糖耐量试验; HbA1 c 为糖化血红蛋白。典型糖尿病症状包括烦渴多饮、多尿、多食、不明原因体重下降; 随机血糖指不考虑上次用餐时间，一天中任意时间的血糖，不能用来诊断空腹血糖受损或糖耐量降低; 空腹状态指至少 8 h 没有进食热量。

同时诊断成人 1 型糖尿病，通常符合下列条件：①酮症；②快速体重下降；③发病年龄 50 岁以下；④ BMI 低于 25 kg/m^2；⑤自身免疫性疾病的个人和（或）家族史；⑥需要进行对包括 C 肽和（或）糖尿病特异性自身抗体滴度的测量，包括胰岛细胞抗体（ICA）、谷氨酸脱羧酶抗体（GAD-Ab）、蛋白酪氨酸磷酸酶自身抗体（IA-2 A）、胰岛素自身抗体（IAA）、锌转运蛋白 8 抗体（ZnT8-Ab）等。

2.1.2 中医

诊断标准：①具有口渴多饮、多食易饥、尿频量多、形体消瘦或尿有甜味的临床症状；②实验室检查血糖升高；③青壮年起病，起病急，甚或表现为脱水、昏迷症状。

2.1.3 中医证候诊断

2.1.3.1 风温犯表证 恶寒，发热，口微渴，鼻塞，流涕，头痛，舌红，苔薄白，脉浮数。

此阶段从1型的发病来看，儿童1型，常常在“感冒”之后不久，即发病。发病早期，积极透邪为要。

2.1.3.2 阳明热盛证 口渴，甚或大渴饮冷，壮热，多饮，多食，多尿，多汗，消瘦或虚胖，苔黄，脉洪大。

2.1.3.3 湿热困脾证 面赤，心烦，口干口臭，易饥而不思饮食，渴不引饮或喜冷饮，小便色黄而频数，便秘（或溏泄），舌质黯红，苔黄腻甚或见干燥，脉多弦滑且数。

此阶段主要在糖尿病发作阶段，可持续很多年；一发病就是三多一少、里热亢盛、津液受损。

2.1.3.4 阴虚内热证 五心烦热，急躁易怒，口干口渴，渴喜冷饮，易饥多食，时时汗出，少寐多梦，溲赤便秘，舌红赤，少苔，脉虚细数。

2.1.3.5 气阴两虚证 消瘦，倦怠乏力，气短懒言，易汗出，胸闷憋气，脘腹胀满，腰膝酸软，虚浮便溏，口干口苦，舌淡体胖，苔薄白、干或少苔，脉虚细无力。

现代的1型糖尿病，气营两燔常常不显著，主要原因在于胰岛素的使用。胰岛素应用之前，整个由气分到营分到血分的过程比较短暂，严重者可能一年半载，就病入膏肓了。而胰岛素应用之后，这个过程就大大延缓了，甚至可以持续几十年。营分在气分之后，渐渐形成，常气营并见，微血管瘤形成；阴虚为本，燥热为标。

2.1.3.6 肝肾阴虚证 头晕目眩，急躁易怒，腰酸耳鸣，手足瘛疭，眼底出血，舌红苔薄，脉弦数。

2.1.3.7　热瘀交结证　灼热刺痛，肢体发凉，肢端紫黯或苍白，或胸痹心痛，或目暗，或卒中、半身不遂，或神情痴呆，或昏或乱，舌紫暗有瘀斑，脉沉实或涩。

2.1.3.8　阴阳两虚证　小便频数，夜尿增多，浑浊如脂如膏，甚至饮一溲一，五心烦热，口干咽燥，耳轮干枯，面色黧黑；畏寒肢凉，面色苍白，神疲乏力，腰膝酸软，脘腹胀满，食纳不香，阳痿，面目水肿，五更泄泻，舌淡体胖，苔白而干，脉沉细无力。

此阶段，多见于糖尿病并发心、脑、肾、视网膜及血管神经病变者，由于胰岛素的使用，临床实际可见气阴两虚、肝肾阴虚、阴阳两虚、脾肾阳虚、血热妄行、瘀血内阻等复杂证型。

2.2　治疗

2.2.1　辨证论治

2.2.1.1　风温犯表证

治法：宣泄肺卫，辛凉透表。

方药：银翘散（《温病条辨》）加减。金银花 30 g，连翘 30 g，薄荷 18 g，牛蒡子 18 g，桔梗 18 g，荆芥 12 g，淡豆豉 15 g，甘草 15 g，淡竹叶 12 g 等。

加减：渴甚者，加天花粉；项肿咽痛者，加马勃、玄参；二三日病犹在肺、热渐入里者，加细生地、麦冬。

常用中成药：银翘解毒颗粒，口服，一天 1 袋，一日 3 次。

2.2.1.2　阳明热盛证

治法：清气逐邪，泄热生津。

方药：白虎加人参汤（《伤寒论》）。生石膏 30 g，知母 15 g，人参 10 g，甘草 10g，山药 10 g 等。

加减：心烦加黄连；大便干结加大黄；口干加乌梅。

常用中成药：降糖胶囊，一次 4 ～ 6 粒，一日 3 次。

2.2.1.3　湿热困脾证

治法：清热利湿。

方药：藿朴夏苓汤（《医源·湿气论》）加减。藿香 10 g，厚朴 10 g，姜半夏 9 g，茯苓 30 g，猪苓 30 g，淡豆豉 10 g，泽泻 10 g 等。

加减：胃热重加北沙参，忍冬藤，玉竹，黄柏，苍术，玄参，生地；湿热重可加杏仁 10 g，薏苡仁 30 g，白豆蔻 10 g。

常用中成药：六君子丸，口服，一次 9 g，一日 2 次；参苓白术颗粒，口服，一次 1 袋，一日 3 次。

2.2.1.4　阴虚内热证

治法：清营透热，养阴生津。

方药：知柏地黄汤（《医宗金鉴》）合白虎汤（《伤寒论》）加减，知母 10 g，黄柏 10 g，山萸肉 10 g，丹皮 10 g，山药 12 g，石膏 20 g 等；或清营汤（《温病条辨》）加减，玄参 15 g，黄连 10 g，生地黄 15 g，麦冬 10 g，玄参 10 g，丹参 20 g，竹叶心 10 g，金银花 10 g，连翘 10 g 等。

加减：肝胃郁热，大柴胡汤加减；胃热，三黄汤加减；肠热，增液承气汤加减；热盛津伤甚，连梅饮加减。

常用中成药：天麦消渴片，一次 2 片，一日 2 次等。

2.2.1.5　气阴两虚证

治法：益气养阴。

方药：参芪地黄汤（《杂病犀烛》）加减。人参 20 g，黄芪 20 g，熟地黄 12 g，山药 15 g，茯苓 15 g，丹皮 10 g，泽泻 10 g，山茱萸 10 g 等。

加减：口干、口渴甚者加天花粉、黄连、生地黄、藕汁、麦冬、五味子。

常用中成药：参芪降糖颗粒，一次 1 袋，一日 3 次；十味玉泉片，一次 6 片，一日 4 次等。

2.2.1.6　肝肾阴虚证

治法：滋阴清热，凉血活血散瘀。

方药：大补阴丸（《丹溪心法》）合犀角地黄汤（《外台秘要》）加减。熟地黄 15 g，黄柏 10 g，龟板 15 g，知母 10 g，山萸肉 10 g，犀角（水牛角）

30 g，生地 15 g，赤芍 15 g，丹皮 10 g 等。

加减：头晕加桑叶 15 g、天麻 10 g；视物模糊加茺蔚子 15 g、桑椹子 15 g。

常用中成药：肾阴亏损见头晕耳鸣、腰膝酸软者，选用六味地黄丸（浓蜜丸），一次 8 粒，一日 2 次；肺肾阴亏见潮热盗汗者，选用麦味地黄丸（大蜜丸），一次 1 丸，一日 2 次；肝肾阴亏见眩晕耳鸣、羞明畏光者，选用杞菊地黄丸（水丸），一次 3 g，一日 2 次等。

2.2.1.7 热瘀交结证

治法：清热解毒，活血化瘀。

方药：黄连解毒汤（《肘后备急方》）合血府逐瘀汤（《医林改错》）加减。黄芩 10 g，黄连 10 g，黄柏 10 g，栀子 10 g，生地 15 g，桃仁 10 g，红花 10 g，枳壳 10 g，赤芍 15 g，柴胡 10 g，牛膝 15 g，丹参 20 g 等。

加减：瘀阻经络加地龙、全蝎；瘀阻血脉加水蛭。

常用中成药：芪蛭降糖胶囊，一次 6 粒，一日 3 次。

2.2.1.8 阴阳两虚证

治法：阴阳双补。

方药：金匮肾气丸（《金匮要略》）加减。偏阴虚，左归饮加减；偏阳虚，右归饮加减（《景岳全书》）。桂枝 10 g，附子 6 g，熟地黄 12 g，山萸肉 10 g，山药 15 g，茯苓 15 g，丹皮 10 g，泽泻 10 g，枸杞子 10 g，杜仲 10 g，菟丝子 10 g，肉桂 10 g，当归 10 g，鹿角胶 10 g 等。

加减：热伤血络、破血忘行之出血者加白茅根、侧柏炭、小蓟；热瘀重者加丹参、赤芍、桃仁；气脱者加生脉散；阳脱者加急救回阳。

常用中成药：金贵肾气丸（水丸），一次 3 g，一日 2 次等。

2.2.2 病证结合治疗

由于 1 型糖尿病对外源性胰岛素的绝对依赖，中西医结合的作用被众多医家及患者忽视，导致临床上病证结合诊疗 1 型糖尿病未能广泛开展，文献中也只是个案、验案和经验性报道。1 型糖尿病发病机制主要是以易感人群为背景，多种因素引发自身免疫性炎症导致胰岛 B 细胞功能损害，胰岛素分泌缺乏所致。1 型糖尿病需要运用病证结合的诊疗模式治疗，因为 1 型糖尿病多在 20 岁以前发病，病程较长，胰岛素虽然可以调控血糖、控制急性并发症，但慢性并发症的发生发展目前尚无法避免，需要中医早期辨证治疗，以增加胰岛素效应、改善临床症状、延缓病程进展、提高生活质量。1 型糖尿病的临床表现符合“消渴”的典型特征，可以在使用胰岛素的基础上采用“三消辨证”对其进行辨证，即上消以肺热津伤为主，中消以胃热、胃火盛为主，下消以肾阴亏虚为主，用药方面强调使用人参、黄连、玄参、玉竹等具有降糖功效的草药。“三消辨证”仅是病证结合诊疗 1 型糖尿病的方法之一，需要进一步研究，以提高治疗 1 型糖尿病的疗效。病证结合诊疗 1 型糖尿病不能抛弃胰岛分泌功能缺乏的病理基础，而只针对临床表征辨证治疗。同时要结合“五脏柔弱者，善病消瘅”的中医学理论指导临床用药。

2.2.3 并发症治疗

2.2.3.1 糖尿病酮症酸中毒

（1）分清脏腑：糖尿病酮症酸中毒前期病在肺脾，表现为阴津不足，当注意养护脾肺之阴。早期病变在肺胃，表现为燥热伤及肺胃，热盛明显，当清肺泻胃为主，糖尿病酮症酸中毒进一步恶化病及心肾，常表现为邪陷心包，热入血分，治当芳香开窍，清热凉营，邪毒日久，病及肝肾，为真阴耗竭，邪入肝经，阴虚动风，甚则出现亡阴亡阳之危候，此时当回阴救阳固脱。

（2）分清虚实：糖尿病酮症酸中毒在审因辨证过程中要把握虚实的变化，病之始表现为气阴虚，其标为燥热之实，继而为邪、疲、毒、浊，久伤及真阴真阳，故其病理过程是由虚至实、虚实夹杂、日久阴阳俱虚的过程，在治疗过程中要始终注意养护阴津。

（3）中西互参：糖尿病酮症酸中毒在临床上仅以中医辨证治疗是不够的，必须结合西医的基础治疗，在治疗过程中，中西互参，才能达到理想的治疗效果。

2.2.3.2 治疗

（1）燥火伤肺证：患者常常烦渴引饮，渴饮无度，随饮随消，四肢倦怠，纳食泛恶，舌苔薄黄或黄腻，脉细数或滑数。治以清泄肺胃、生津止渴。方用白虎汤合玉女煎加减：生石膏，知母，生地，麦冬，太子参，甘草，粳米，牛膝。诸药共奏滋肾阴、清肺胃之热。

（2）浊毒中阻证：患者口燥咽干，烦渴引饮，皮肤干燥，精神萎靡，嗜睡，胸闷纳呆，恶心呕吐，口有秽臭，时有少腹疼痛如绞，大便秘结，舌红苔黄燥，脉沉细而数。治以清热化痰、健脾利湿。方用黄连温胆汤：黄连，姜半夏，陈皮，竹茹，枳实，茯苓，玄参，天花粉，生地黄，山药，葛根，黄芪。

（3）浊毒闭窍证：患者口干微渴，心烦不寐，烦躁不安，或嗜睡，甚则昏迷不醒，呼吸深快，食欲不振，口臭呕吐，小便短赤，舌黯红而绛，苔黄腻而燥，脉细数。治以芳香开窍，清营解毒。方用安宫牛黄丸合紫雪丹加减：牛黄，郁金，黄芩，黄连，甘草，玄参，山栀子，石菖蒲，生石膏，水牛角。全方凉血开窍、清热解毒。

（4）邪毒内陷证：患者高热，躁扰发狂，或见有吐血、衄血、便血、尿血，或见神昏，或见抽搐，舌质深绛，脉虚数，或细促。治以滋阴清热、凉血熄风。偏血热邪入营分，方用犀角地黄汤：犀角（水牛角），生地黄，牡丹皮，芍药。肝风内动以凉肝熄风为主，方用羚羊角钩藤汤：羚羊角，桑叶，川贝母，鲜地黄，钩藤，菊花，白芍药，生甘草，鲜竹茹，茯神。

（5）阴脱阳亡证：患者高热，汗多而黏，渴喜冷饮，口干唇焦，肌肤干瘪，或面色苍白，自汗不比，四肢厥逆，呼吸低微，舌黯淡无津，脉微细欲绝。治以益气回阴、回阳救脱。方用生脉饮合参附汤：人参，制附子，五味子，麦冬。全方益气生脉、回阳固脱。

2.2.4 外治法

2.2.4.1 中药足浴　中药足浴具有活血通络、散寒除湿、改善局部血液循环的作用，可防治糖尿病足和糖尿病周围神经病变的发生，使活血化瘀的作用贯穿糖尿病治疗的始终。尤其下肢麻木和（或）凉和（或）痛和（或）水肿者，可采用汤剂泡脚。水温 37 ～ 40℃为宜，每次约半小时，每天 1 ～ 2 次，10 ～ 14 天为 1 个疗程。足浴过程中注意观察患者有无不良反应及皮肤情况。

2.2.4.2 中药熏洗熏蒸方　主要药物：黄芪、红花、艾叶、伸筋草、透骨草等。

2.2.5 针灸疗法

2.2.5.1 针刺治疗

主穴：肾俞、脾俞、膈俞、足三里、三阴交穴。

加减：善食易饥加中脘、天枢；多尿加关元、气海。

操作方法：患者取仰卧位，各穴皮肤常规消毒，进针得气后行平补平泻手法，患者有酸麻胀痛感觉，留针 20 min。起针后，患者再取俯卧位，取肾俞、脾俞、膈俞，常规消毒，各穴分别进针 0.5 寸，得气后留针 20 min。每周治疗 5 天，休息 2 天，20 次为 1 疗程，疗程间休息 7 天。

2.2.5.2 耳穴压豆

辨证选穴治疗分为五型：

（1）肺热津伤型：耳穴——肺、胰、内分泌、皮质下、三焦、渴点。

（2）胃热炽盛型：耳穴——胃、脾、肾、胰、饥点、渴点、便秘点、内分泌、皮质下、三焦、大肠。

（3）肾阴亏虚型：耳穴——肾、肝、胰、内分泌、三焦、脾、膀胱、渴点。

（4）气阴两虚型：耳穴——脾、胃、肾、肺、胰、内分泌、三焦、皮质下、渴点。

（5）阴阳俱虚型：耳穴——取穴肾、脾、胃、胰、肝、肺、内分泌、三焦、膀胱、皮质下。

耳压方法：以医用胶布固定王不留行籽，于每次针灸后贴于耳穴，嘱患者每日三餐前 30 min 自行按压穴区，每穴 30 ～ 50 次，以感到轻痛为度，下次针前取下。两耳交替，轮流选取。12 次为 1 个疗程，3 个疗程结束后观察治疗效果。

2.2.6 中医器械疗法

2.2.6.1 磁疗治疗仪 选穴胰俞、太溪、关元、三阴穴。选取上述穴位，每日 1 次，每次治疗 30 min。

2.2.6.2 低频电脉冲治疗选穴 三阴交穴、脾俞、足三里、胃俞、天枢、三焦俞、气海、肾俞、关元、胰俞、下脘、上脘以及中脘，通过脉冲电对患者穴位进行机械刺激。治疗时间是 30 min/d，2 周为 1 个疗程。

2.3 中医疗效评价

2.3.1 疾病及疗效判定标准

采用中医证候量表评定。

2.3.1.1 疾病疗效判定标准

（1）显效：中医临床症状、体征明显改善，证候积分减少≥ 70%；空腹血糖及餐后 2 h 血糖下降至正常范围，或空腹血糖及餐后 2 h 血糖下降超过治疗前的 40%，糖化血红蛋白下降至 6.5% 以下，或下降超过治疗前的 30%。

（2）有效：中医临床症状、体征均有好转，证候积分减少≥ 30%；空腹血糖及餐后 2 h 血糖下降超过治疗前的 20%，但未达到显效标准，糖化血红蛋白下降超过治疗前的 10%，但未达到显效标准。

（3）无效：空腹血糖及餐后 2 h 血糖无下降，或下降未达到有效标准，糖化血红蛋白值无下降，或下降未达到有效标准。

2.3.1.2 证候疗效判定标准

证候疗效评定按半定量评分法。计算公式（尼莫地平法）为：

$$\text{减分率} = \frac{\text{治疗前总积分} - \text{治疗后总积分}}{\text{治疗前总积分}} \times 100\%$$

临床痊愈：中医临床症状、体征消失或基本消失，减分率≥ 90%。显效：中医临床症状、体征明显改善，减分率≥ 70%。有效：中医临床症状、体征均有好转，30% ≤减分率＜ 70%。无效：中医临床症状、体征无明显改善，减分率＜ 30%。

2.3.2 减少西药用量、减毒增效 以降糖药物使用剂量变化、减药时间、停药时间计算。

2.3.3 其他代谢指标的控制 根据“亚洲 – 西太平地区 2 型糖尿病政策组控制目标”进行计算。

3 成人隐匿性自身免疫性糖尿病

成人隐匿性自身免疫性糖尿病（Latent autoimmune diabetes in adults，LADA）属于缓慢起病的自身免疫性1型糖尿病，也是以慢性高血糖为特征的一种内分泌代谢疾病，患者早期临床表现貌似2型糖尿病，而发病机制则类似1型糖尿病，以较缓慢的胰岛β细胞自身免疫损害为特征。LADA存在胰岛素抵抗，但其胰岛素的分泌能力较T2 DM差。

LADA应属于中医“消渴”的范畴，消渴的主要病机为“阴虚燥热”，LADA与常见的2型糖尿病有所不同，有其自身独特的病因病机。LADA以气阴两虚，夹热毒、夹血瘀为主要病机。但LADA的气阴两虚是以素体气虚为本，先有气虚，后有阴虚。这与2型糖尿病初发病机为阴虚燥热，日久继发气虚，导致气阴两虚不同。LADA是本虚标实证，以气阴两虚为本，外感六淫毒邪，致生热毒、血瘀为标。外感六淫、毒邪侵害是LADA的主要发病原因；先天体质气虚是LADA的主要发病基础；热灼阴伤，导致阴虚、血瘀内生是LADA的主要加重因素。

3.1 诊断

3.1.1 西医

（1）中国LADA诊断标准：中国医师协会内分泌代谢科医师分会和国家代谢性疾病临床医学研究中心（长沙）特组织专家关于成人隐匿性自身免疫

性糖尿病（LADA）诊疗的共识中推荐的中国 LADA 诊断标准为：①发病年龄 ≥ 18 岁；②胰岛自身抗体阳性，或胰岛自身免疫 T 细胞阳性；③诊断糖尿病后至少半年不依赖胰岛素治疗。具备上述 3 项，可以诊断 LADA。

（2）国际专家组共识：针对成人隐匿性自身免疫性糖尿病的管理，提出 LADA 患者的广泛特征（表 3-1）、LADA 的诊断路径（图 3-1）。

表 3-1 LADA 患者的广泛特征 *

广泛特征
●年龄＞ 30 岁 **
●自身免疫疾病史（家族 / 个人）
●与 T2 DM 相比，代谢综合征发生频率降低（低 HOMA，低 BMI，血压较低，HDL 正常）
●这些患者与 T2 DM 患者在心血管预后方面没有疾病特异性差异
● C 肽水平下降较 T1 DM 慢
● GADA 阳性是最敏感的标志物：其他自身抗体敏感性较低（ICA、IA-2 A、ZnT8 A 和 Tetraspanin7 自身抗体）
●糖尿病发病时不需要胰岛素

注：* 这些特征中没有一个能明确地定义 LADA。
** 年龄大的患者数据有限，年轻患者 TIDM 的概率较高。

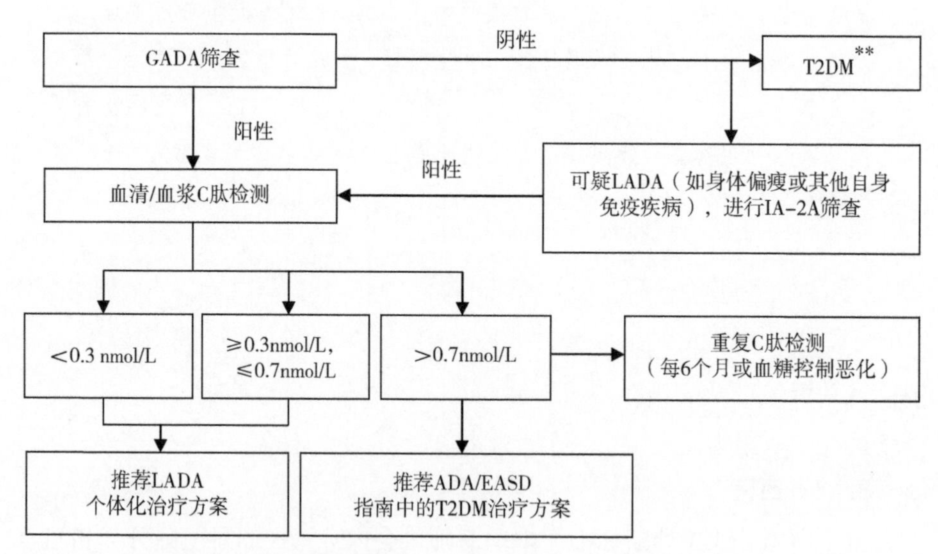

注：** 也可考虑胰腺炎或单基因糖尿病。

图 3-1　基于自身抗体筛查和 C 肽水平的 LADA 诊断路径

专家组认为，为了有效识别 LADA 患者，应对所有新诊断的 T2 DM 患者进行 GADA（敏感性最高的免疫标志物）阳性筛查，以便快速诊断和合理治疗，并且对 β 细胞功能进行随访，不过这种方法成本较高。如果考虑到成本问题，在选择高风险患者进行 GADA 筛查时，患者可伴有以下临床因素中至少一个：T1 DM 或自身免疫性疾病家族史；BMI 正常 / 轻度超重（$< 27\ kg/m^2$）；发病年龄小（< 60 岁）；代谢控制不良。对于 GADA 筛查结果：建议如果患者 GADA 阳性，按照图 3-1 进行处理；如果 GADA 阴性，但有明显的 LADA 嫌疑，应检测其他胰岛自身抗体（如 ICA 或 IA-2 A，ZnT8 A）；GADA 阴性（自身抗体阴性），可能为 T2 DM。

专家组建议将血清（血浆）C 肽水平作为衡量胰岛细胞相关自身抗体阳性患者胰岛素分泌情况的指标。在对 C 肽进行取样评估时，应同时测量血糖水平，确保其在 80 ～ 180 mg/dL，以避免异常低 / 高血糖值的影响。LADA 患者在诊断时可检测到 C 肽，一般来说，其下降速度较 T1 DM 患者慢（取决于基因特征），但较 T2 DM 患者快。在治疗失败的情况下，应对 LADA 患者进行重复的 C 肽测定，以评估其胰岛素缺乏的状况和启用胰岛素治疗的必要性。

3.1.2 中医

中医药在 LADA 治疗中有独特之处，但由于辨证体系、分型、学术流派、地域饮食习惯等的不同及对兼夹证的认识不同，对 LADA 辨证的具体证型各有不同。成人隐匿性自身免疫性糖尿病，中医归入消渴之列。消渴之名，首见于《黄帝内经》，是以多饮、多食、多尿、身体消瘦，或尿浊、尿有甜味为特征的病症。于世家教授根据多年临床经验，将本病辨证分型为阴虚燥热、气阴两虚、痰浊内蕴、阴阳两虚四大证型予以论治。全小林院士基于临床实践，提出“态靶因果”的辨治方略，即以病为参、以态为基、以症（指标）为靶、以因为先、以果为据，处方时全方位地关照疾病的用药方略。“态靶因果”方略是一种对疾病发展态势宏观把握的临证思维，要求对疾病横向和纵向的态势有全面的认识，对疾病的全貌做到心中有数，准确把握疾病不同阶段的核心病机，提高治疗的靶向性和精准性。

3.1.3 中医证候诊断

3.1.3.1 主证

（1）阴虚燥热证：主要表现为咽干口燥，烦渴多饮，舌红苔黄，心烦畏热，喜冷饮，溲赤便秘，脉细滑数，或弦细数。

（2）气阴两虚证：主要表现为咽干口燥，神疲乏力，多食易饥，口渴喜饮，气短懒言，五心烦热，心悸失眠，尿频或溲赤，便秘或便溏，舌红少津无苔，或舌淡、苔薄白，脉细数无力或细弦细弱。

（3）痰浊内蕴证：主要表现为脘腹胀满，头身困重，形体肥胖，心胸烦闷，四肢倦怠，小便浑浊，大便不爽，舌体胖大，苔白腻，脉滑。

（4）阴阳两虚证：主要表现为咽干口燥，神疲乏力，腰膝酸冷，手足畏寒，夜尿频多，头晕眼花，自汗，易感冒，气短懒言，肢体水肿。男子阳痿，女子性欲淡漠。大便溏结不调，舌体胖大有齿痕或舌红绛、少苔，脉细无力或细数。

3.1.3.2 兼证（兼血瘀） 肢体麻木或疼痛，下肢紫暗，胸闷刺痛，中风偏瘫，或语言謇涩，眼底出血，唇舌紫暗，舌有瘀斑或舌下青筋显露，苔薄白，脉弦涩。多见于糖尿病并发心、脑、肾、视网膜、肢体等血管神经病变者，以糖尿病中晚期为主。

3.2 治疗

3.2.1 辨证论治

3.2.1.1 主证

（1）阴虚燥热证

治法：滋阴清热，生津止渴。

方药：白虎加人参汤（《伤寒论》）。生石膏、知母、太子参、黄连、天花粉、生地黄、麦门冬、牛膝、葛根。

加减：乏力加黄芪。

常用中成药：知柏地黄丸，口服，一次 1 丸，一日 2 次。

（2）气阴两虚证

治法：益气养阴，生津止渴

方药：沙参麦冬汤合六味地黄加减。党参、沙参、玄参、生地、麦冬、黄芪、黄精、玉竹、知母、枸杞子、女贞子、山茱萸、丹参。

加减：气短汗多加五味子 5 g、山萸肉 12 g；口渴明显加天花粉 30 g、生地黄 12 g。

常用中成药：天芪降糖胶囊，口服，一次 1.6 g，一日 3 次。

（3）痰浊内蕴证

治则：燥湿运脾，化痰降浊。

方药：二陈汤(《太平惠民和剂局方》)合五苓散(《伤寒论》)加减。半夏、陈皮、茯苓、白术、猪苓、泽泻、桂枝、苍术、厚朴、川牛膝、升麻、柴胡。

加减：痰湿重加竹茹；乏力重，加黄芪 30 g。

常用中成药：二陈丸，一次 10 g，一日 2 次。

（4）阴阳两虚证

治法：育阴温阳，补肾活血。

方药：金匮肾气丸（《金匮要略》）加减。党参、沙参、丹参、黄芪、玉竹、巴戟天、知母、狗脊、枸杞子、玄参、熟地、黄精、女贞子、淫羊藿。

加减：脾虚甚者，加白术、生黄芪、太子参。

常用中成药：金匮肾气丸，大蜜丸一次 1 丸，一日 2 次。

3.2.1.2 兼证（兼血瘀）

治法：活血化瘀。

方药：桃红四物汤（《医宗金鉴》）加减，也可根据瘀血的部位选用王清任五个逐瘀汤（《医林改错》）加减。桃仁 9 g、红花 6 g、当归 9 g、生地黄 10 g、川芎 9 g、枳壳 10 g、赤芍 15 g、桔梗 10 g、炙甘草 10 g。

加减：瘀阻经络加地龙、全蝎；瘀阻血脉加水蛭。

常用中成药：芪蛭降糖胶囊，一次 6 粒，一日 3 次。

3.2.2 病证结合治疗

应强调糖尿病的综合因素管理，如果一旦确诊为LADA，则应该立刻用胰岛素治疗，既要控制血糖，也要稳定血糖，减少波动；在此基础上，T2 DM患者亦要注重降压、调脂、控制体重，延缓血管病变；另外加强免疫制剂辅助治疗，如小剂量的雷公藤多苷片，目的在于阻止自身免疫胰岛 β 细胞的损伤，促进自身胰岛素修复和分泌，有效减缓注射胰岛素初期产生的依赖并发症，提高患者生活质量。

还可以采用靶药治疗，这个“靶”，包括血糖、血脂、自身抗体、微血管并发症的相关指标等。针对血糖，可选用降糖靶药葛根；针对血脂，可选用红曲；针对自身抗体，可以选用抗风湿免疫药如雷公藤、黄芪、穿山龙等；针对微血管并发症可以选用凉营通络药如忍冬藤、络石藤等。

还需要加入雷公藤、穿山龙等药物抑制自身免疫反应的发生。

雷公藤：小毒，功能祛风除湿，消肿止痛，有抗炎、抑制免疫、抗肿瘤等多种药理作用，是疗效确切的免疫抑制剂。因其生殖、肝肾和血液毒性均较强，临床使用时应注意控制用量在 9 ～ 15 g，并配伍解毒保肝的中药五味子，对于生育期及肝肾功能不全者应慎用或不用。

穿山龙：为薯蓣科植物穿龙薯蓣的根茎，味甘、苦，性温，《中药大辞典》谓其“活血舒筋，消食利水，祛痰截疟”。穿山龙有良好的抗炎及免疫调节作用。对体液免疫和细胞免疫都有抑制作用，在桥本甲状腺病、类风湿性关节炎、哮喘、系统性红斑狼疮等自身免疫病中应用广泛。穿山龙临床大剂量使用，未见明确的不良反应，且对肝脏损伤有一定的保护作用。仝小林院士在临床使用穿山龙认为此药药性平和，大剂使用，力专功捷，常用剂量 30 ～ 90 g。

3.2.3 并发症治疗

急性并发症中酮症酸中毒在 LADA 早期发生率低，慢性并发症中 LADA 与 2 型糖尿病有相似的微血管并发症（眼、肾），神经病变在早期并不普遍，但随着病程延长而增加，大血管病变发病率无明显差异。中国人 LADA 伴代谢综合征的比例更类似 2 型糖尿病；而欧洲人 LADA 伴代谢综合征的比例更类似经典1型糖尿病。

3.3 中医疗效评价

详见第18页“2.3 中医疗效评价”内容。

4 2型糖尿病

糖尿病（diabetes mellitus，DM）是一组以长期高血糖为主要特征的代谢综合征，是由遗传因素和环境因素长期相互作用所引起的胰岛素分泌不足或作用缺陷，临床表现以多饮、多食、多尿、消瘦、乏力为主。2型糖尿病（type 2 diabetes mellitus，T2 DM）是由胰岛素抵抗下的进行性胰岛素分泌缺陷引起，占所有糖尿病的90%～95%。

T2 DM属于中医“消渴”“肥胖”等范畴。禀赋异常、素体阴虚、过食肥甘、情志失调、久坐少动等为T2 DM发生的原因。禀赋异常为内因，饮食、情志为外因，内外因相合而致T2 DM。T2 DM病位在五脏，以脾（胃）、肝、肾为主，涉及心肺；阴虚或气虚为本，痰浊血瘀为标，多虚实夹杂。

4.1 诊断

4.1.1 西医

详见第9页“2.1.1 西医”诊断内容。

4.1.2 中医

参照中国医师协会中西医结合医师分会内分泌与代谢病专业委员会发布的2型糖尿病病证结合诊疗指南。具体内容：①口渴多饮、多食易饥、尿量频多、形体突然消瘦等特征性的“三多一少”症状，是诊断消渴病的主要依据。②也有患者“三多一少”症状并不明显，但若于中年以后发病，且嗜食膏粱厚味、醇酒煎炸炙烤，病久并发眩晕、肺痨、胸痹心痛、中风、雀目、疮痈等病，应考虑消渴病的可能性。③本病与禀赋不足关系密切，故消渴病的家族史可供参考。④相关检查：空腹血糖、餐后 2 h 血糖及尿糖、葡萄糖耐量试验等有助于明确本病诊断。

4.1.3 中医证候诊断

4.1.3.1 痰（湿）热互结证

形体肥胖，腹部胀大，口干口渴，喜冷饮，饮水量多，脘腹胀满，易饥多食，心烦口苦，大便干结，小便色黄，舌质淡红，苔黄腻，脉弦滑。适用于 2 型糖尿病早期（隐匿期）患者，一般血糖稍高，“三多一少”症状不明显，尚无并发症出现。

4.1.3.2 热盛伤津证

口干咽燥，渴喜冷饮，易饥多食，尿频量多，心烦易怒口苦，溲赤便秘，舌干红，苔黄燥，脉细数。适用于 2 型糖尿病早期病程患者。一般血糖发现时数值较高，临床症状较少，可有明显“三多一少”现象，一般尚未出现血管和神经的并发症。证型以热盛证候为主，兼有阴虚证，病位脏腑在肺、胃、肝、心。

4.1.3.3 气阴两虚证

咽干口燥，口渴多饮，神疲乏力，气短懒言，形体消瘦，腰膝酸软，自汗盗汗，五心烦热，心悸失眠，舌红少津，苔薄白、干或少苔，脉弦细数。适用于 2 型糖尿病中期、病程时间较长的患者，其可由早期不治疗或治疗不彻底或老年糖尿病就诊，临床表现的“三多一少”症状不明显，并发症多但尚不严重。证型以气虚证候为主，兼有阴虚证，病位脏腑在脾、心、肾、肝。

4.1.3.4 阴阳两虚证

腰膝酸软，气短乏力，口干、饮水不多，畏寒肢冷，颜面或下肢水肿，食欲减退，大便溏泻，或泄泻、便秘交替出现，小便混浊如膏，面色苍黄晦暗，耳轮干枯，齿摇发脱，阳痿，舌淡暗，苔白干，脉沉细无力。适用于糖尿病晚期的患者，糖尿病病程长且并发症多，病情复杂，脏腑功能受损严重。证型以阳虚证候为主，兼有阴虚证，病位脏腑在肾、脾、心，但关键在肾。

4.1.3.5　兼夹证

（1）兼痰浊：形体肥胖，嗜食肥甘，脘腹满闷，肢体沉重，呕恶眩晕，恶心口黏，头重嗜睡，舌质淡红，苔白厚腻，脉弦滑。临床可分为湿热、寒湿、痰湿证，多分布于糖尿病中晚期。

（2）兼血瘀：肢体麻木或疼痛，下肢紫暗，胸闷刺痛，中风偏瘫，或语言謇涩，眼底出血，唇舌紫暗，舌有瘀斑或舌下青筋显露，苔薄白，脉弦涩。多见于糖尿病并发心、脑、肾、视网膜、肢体等血管神经病变者，以糖尿病中晚期为主。

4.2　治疗

4.2.1　辨证论治

4.2.1.1　痰（湿）热互结证

治法：清热化痰。

方药：小陷胸汤（《伤寒论》）加减。瓜蒌 20 g、半夏 12 g、黄连 6 g、枳实 10 g。

加减：口渴喜饮加生石膏、知母；腹部胀满加炒莱菔子、焦槟榔。偏湿热困脾者，治以健脾和胃、清热祛湿，用六君子汤加减治疗。

常用中成药：金芪降糖片，一次 7~10 片，一日 3 次。

4.2.1.2　热盛伤津证

治法：清热生津止渴。

方药：消渴方（《丹溪心法》）或白虎加人参汤（《伤寒论》）加减。天花粉 10 g、石膏 30 g、黄连 6 g、生地黄 15 g、太子参 10 g、葛根 10 g、麦冬 15 g、藕汁 50 mL、甘草 10 g。

加减：肝胃郁热，大柴胡汤（《伤寒论》）加减；胃热，三黄汤（《备急千金要方》）加减；肠热，增液承气汤（《温病条辨》）加减；热盛津伤甚，连梅饮（《温病条辨》）加减。

常用中成药：降糖胶囊，一次 4 ～ 6 粒，一日 3 次。

4.2.1.3　气阴两虚证

治法：益气养阴。

方药：玉泉丸（《杂病源流犀烛》）或玉液汤（《医学衷中参西录》）加减。天花粉 10 g、葛根 10 g、麦冬 10 g、太子参 10 g、茯苓 15 g、乌梅 10 g、黄芪 15 g、甘草 10 g。

加减：倦怠乏力甚，重用黄芪；口干咽燥甚，重加麦冬、石斛。

常用中成药：天麦消渴片，一次 2 片，一日 2 ～ 3 次。

4.2.1.4　阴阳两虚证

治法：育阴温阳，补肾活血。

方药：金匮肾气丸（《金匮要略》）合水陆二仙丹（《洪氏经验集》）加减。熟地 15 g，山药 15 g，山萸肉 12 g，泽泻 15 g，猪苓 15 g，茯苓 15 g，芡实 15 g，金樱子 15 g，桂枝 6 g，附片 8 g，丹参 30 g，葛根 15 g。

加减：肾阳虚明显，右归饮（《景岳全书》）加味；脾胃阳虚，大、小建中汤（《伤寒杂病论》）加减；心阳虚衰，真武汤（《伤寒论》）合保元汤（《博爱心鉴》）加减；脾肾阳虚，四神丸（《证治准绳》）合四君子汤（《太平惠民和剂局方》）加减；胸闷心悸，喘息不能平卧者加核桃肉、女贞子、莱菔子以补肾纳气；水肿尿少甚者加车前子、大腹皮、姜皮、冬瓜皮、桑白皮等利水消肿；胸闷憋气甚者加全瓜蒌、枳实以宽中理气。

常用中成药：金匮肾气丸，大蜜丸一次 1 丸，一日两次。

4.2.1.5　兼证

（1）兼痰浊

治法：理气化痰。

方药：二陈汤（《太平惠民和剂局方》）加减。姜半夏 9 g、陈皮 15 g、茯苓 10 g、炙甘草 6 g、生姜 7 片、大枣 4 枚。

加减：脘腹满闷加广木香、枳壳；恶心口黏加砂仁、荷叶。

常用中成药：二陈丸，一次 10 g，一日两次。

（2）兼血瘀

治法：活血化瘀。

方药：一般瘀血选用桃红四物汤（《医宗金鉴》）加减，也可根据瘀血的部位选用王清任五个逐瘀汤（《医林改错》）加减。桃仁 9 g、红花 6 g、当归 9 g、生地黄 10 g、川芎 9 g、枳壳 10 g、赤芍 15 g、桔梗 10 g、炙甘草 10 g。

加减：瘀阻经络加地龙、全蝎；瘀阻血脉加水蛭。

常用中成药：芪蛭降糖胶囊，一次 6 粒，一日 3 次。

4.2.2 病证结合治疗

在 2 型糖尿病的治疗过程中坚持以中医辨证治疗为主，同时借鉴现代药理学的研究成果以及西医病因病理的知识，辨证的基础上加减选用具有降糖作用的中药，发挥中药降糖、改善症状、减少西药用量、改善理化指标、延缓或逆转并发症的优势。

4.2.2.1 以辨证论治为基础，配合少量西药降糖

在以上辨证论治的基础上，配合选用以下一种或两种药物联合治疗，以减少西药用量、减轻西药不良反应及提高疗效。①促胰岛素分泌剂：包括磺脲类药物和格列奈类药物，刺激胰岛 β 细胞分泌胰岛素增加体内胰岛素的水平；②双胍类药物：主要抑制肝脏葡萄糖的产生，还可能有延缓肠道吸收葡萄糖和增强胰岛素敏感性的作用；③ α－糖苷酶抑制剂：延缓肠道对淀粉和果糖的吸收，降低餐后血糖；④格列酮类药物：胰岛素增敏剂，可通过减少胰岛素抵抗而增强胰岛素的作用。T1 DM 要及时应用胰岛素治疗，T2 DM 可用胰岛素补充治疗，根据病情与经济条件适当选用动物或人胰岛素。

注意：结合以上辨证分型论治，可减少单纯西药治疗的剂量；肥胖、不良反应、过敏反应、年龄及其他的健康状况如肾病、肝病可影响药物选择；联合用药宜采用不同作用机制的降糖药物；口服降糖药物联合治疗后仍不能有效地控制高血糖，应采用胰岛素治疗；严重高血糖的患者应首先使用胰岛素降低血糖，减少 DM 急性并发症的发生。待血糖得到控制后，可根据病情重新制定治疗方案。

4.2.2.2　宏微结合，加减应用靶向药

根据情况加减应用靶向药，既可以改善疾病的证候与症状，又兼顾到疾病的理化指标。

（1）血糖偏高：①黄芪。每日用量 15 ～ 30 g。黄芪具有免疫调节、保护 β 细胞、改善胰岛素抵抗的作用，同时对持续低血糖有保护作用。②人参。每日用量 10 ～ 20 g。人参具有降血糖功效的成分，包括人参皂苷、人参多糖、人参提取物、人参多肽等，其中人参皂苷在治疗和改善 T2 DM 及其并发症方面最具显著效果。③黄连。小檗碱是其主要成分，降糖作用明显，调节糖脂代谢的疗效确切。不同阶段黄连用量不同：早中期火热炽盛时用量宜大，一般 30 ～ 45 g；后期火热不甚用量宜小或可不用；血糖控制达标后，可改为丸、散剂，以小剂量长期缓慢调理，平均每日用量 3 ～ 6 g（大剂量应用时注意配伍，去性取用，如配伍一些辛温药物，减少不良反应）。④生地黄。每日用量 15 ～ 30 g。地黄中含有多种化学成分，其中梓醇可以体外调节脂肪细胞的糖脂代谢，抑制糖异生，从而降低血糖，且地黄中多种成分对糖尿病慢性肾脏疾病（DKD）具有良好的治疗作用。⑤鬼箭羽。每日用量 10 g。鬼箭羽具有降血糖、调血脂及延缓动脉粥样硬化等作用，临床对于治疗 T2 DM、高脂血症、动脉硬化等效果显著。

（2）血脂偏高：①鸡内金。每日用量 10 ～ 15 g。鸡内金富含蛋白质、氨基酸、多糖等生物活性物质，在降血脂、抗血栓、降血糖、提高机体免疫力等方面疗效显著。②泽泻。每日用量 10 ～ 15 g。泽泻具有多种生物活性，利尿、降血脂、抗动脉粥样硬化、免疫调节、降血糖、保护肝、抗炎等；泽泻水提取物降血糖及抗胰岛细胞损伤作用显著。③大黄。每日用量 6 ～ 10 g。多糖是大黄中重要有效部位，具有降糖、降脂、抗动脉粥样硬化功效，对糖尿病的血管并发症有一定的改善作用。

4.2.2.3　中成药治疗

（1）消渴丸

组成：葛根、地黄、黄芪、天花粉、玉米须、南五味子、山药。每 10 丸含格列本脲 2.5 mg。

功用：滋肾养阴，益气生津。

适应证：2 型糖尿病之气阴两虚证。

用法用量：1 次 5 ～ 10 丸，每日 2 ～ 3 次，饭前温开水送服，或遵医嘱。

禁忌证：① 孕妇、哺乳期妇女不宜服用；② 1 型、2 型糖尿病患者伴有酮症酸中毒、昏迷、严重烧伤、感染、严重外伤和重大手术者禁用；③肝、肾功能不全者，对磺胺类药物过敏者，白细胞减少者禁用。

临床证据：Ⅰa 级，强推荐。

（2）参芪降糖颗粒

组成：人参、黄芪、麦冬、覆盆子、天花粉、地黄、茯苓、枸杞子、泽泻、五味子、山药等。

功用：益气养阴，滋脾补肾。

适应证：2 型糖尿病之气阴两虚证。

用法用量：每次 1 g，每日 3 次，1 个月为 1 个疗程，疗效不显著或者治疗前症状较重者，每次可用 3 g，每日 3 次。

禁忌证：有实热证禁用，待实热证退后可服用。

临床证据：1 a 级，强推荐。

（3）参芪降糖胶囊

组成：人参茎叶皂苷、五味子、黄芪、山药、地黄、覆盆子、麦冬、茯苓、天花粉、泽泻、枸杞子。

功用：益气养阴，滋脾补肾。

适应证：主治消渴病，用于 2 型糖尿病。

用法用量：每次 3 粒，每日 3 次。1 个月为 1 个疗程，疗效不显著或者治疗前症状较重者，每次用量可达 8 粒，每日 3 次。

临床证据：Ⅱb 级，弱推荐。

（4）麦芪降糖丸

组成：麦冬、黄芪、地黄、党参、天花粉、五味子、女贞子、牡丹皮、白茅根。

功用：益气养阴，生津除烦。

适应证：2 型糖尿病气阴两虚证。

用法用量：每次 6 g，每日 4 次。

临床证据：Ⅱ b 级，弱推荐。

（5）振源片

组成：人参果总皂苷。

功用：滋补强壮，延年益寿，抗疲劳，抗应激，抗乏氧。

适应证：头晕，疲劳，早衰与神经衰弱，内分泌失调等。

用法用量：每次 4 片，每日 3 次。

临床证据：Ⅱ b 级，弱推荐。

4.2.2.4 药膳

（1）山药薏苡仁粥

处方：山药 60 g，薏苡仁 30 g。

功用：健脾固肾。

适应证：2 型糖尿病之脾肾亏虚证的辅助治疗。

制作方法：山药去皮切块，薏苡仁洗净，共入锅中加水煮熟即可食用。

食用方法：每份合主食 50 g，按量食用。

临床证据：Ⅲ b 级，弱推荐。

（2）燕麦饼

处方：燕麦粒 50 g，白面 200 g，胡萝卜 100 g，蒜苗 20 g，鸡蛋 60 g，牛奶 10 mL，食用盐 5 g，清水 130 g，胡椒粉适量。

功用：益气健脾，滋阴敛汗。

适应证：2 型糖尿病之气阴两虚证的辅助治疗。

制作方法：燕麦粒煮熟出锅备用；蒜苗、胡萝卜切碎，加燕麦、鸡蛋、面粉、盐、胡椒粉、牛奶搅拌均匀；面团分五份，压扁，放入电饼铛烙至两面金黄即可。

食用方法：每份合主食 50 g，按量食用。

临床证据：Ⅲ b 级，弱推荐。

4.2.2.5 传统功法

（1）八段锦：可改善患者的糖、脂代谢水平，尤其对改善空腹血糖、糖化血红蛋白、胰岛素抵抗、胆固醇、高密度脂蛋白胆固醇有一定疗效。八段锦还可改善2型糖尿病患者的抑郁、焦虑状态和生活质量，提示在患者的心理健康状态方面有积极的作用（Ⅰa级，强推荐）。

（2）太极拳：对2型糖尿病患者的空腹血糖、糖化血红蛋白有明显的改善作用。24式太极拳对空腹血糖的改善最为明显，同时可改善糖脂代谢、改善生活质量（Ⅰa级，强推荐）。

4.2.3 并发症治疗

糖尿病急性并发症包括糖尿病酮症酸中毒、高渗性非酮症高血糖性昏迷综合征和糖尿病乳酸酸中毒等，一旦发病，病情危急，均有生命危险。病证结合诊疗急性并发症在临床上亦有报道，主要原因是单纯西医补液、补充胰岛素和对症治疗效果仍不满意，尤其是存在难治因素时，例如高龄患者、肾功能衰竭、感染、败血症、休克、大动脉血栓栓塞等。病证结合诊疗急性并发症总的原则是：急则治其标。糖尿病酮症酸中毒是由于脂肪大量分解产生酮体并在体内堆积，引发酸碱平衡失调而导致的一种急性并发症。其发病有缓急之分，1型糖尿病发病较为急骤，2型糖尿病多为慢性，由酮体在体内慢慢积累而致。中医依据症状将其分为：燥火伤肺证、浊毒中阻证、浊毒闭窍证、邪毒内陷证、阴脱阳亡证。高渗性非酮症高血糖性昏迷综合征是由于血浆渗透压明显升高导致脑细胞内脱水而表现出中枢神经功能受损的症状。本病好发于中老年2型糖尿病患者，起病缓慢，从开始发病到出现神志障碍一般为1～2周，但也有急性发病的。中医依据症状将其分为：肺燥津枯证、痰浊中阻证、热入心包证、阴虚风动证、阴脱阳亡证。糖尿病乳酸酸中毒是由于糖尿病患者组织缺氧、药物使用不当、肝肾功能不全等情况，造成体内乳酸堆积而出现的代谢性酸中毒，尤以老年人多见。本病发病率低，易误诊，但一旦发病，预后差，死亡率高达50%，尤其需要中西医结合治疗。中医依据症状将其分为：痰浊中阻证、痰浊蒙蔽证、阴脱阳亡证。以上3种急性并发症的治疗均需以西医治疗为基础，在此基础上辨证用药。糖尿病急性并发症多是由痰浊引起，最终的证候均是阴脱阳亡。

4.2.4 外治法

4.2.4.1 中药熏洗熏蒸方

主要药物：生地、黄芪、赤芍、威灵仙、伸筋草、透骨草等。

4.2.4.2 中药足浴

中药足浴具有活血通络、散寒除湿、改善局部血液循环的作用，可防治糖尿病足和糖尿病周围神经病变的发生，使活化瘀的作用贯穿糖尿病治疗的始终。尤其下肢麻木和（或）凉和（或）痛和（或）水肿者，可采用汤剂泡脚。水温 37 ～ 40℃为宜，每次约半小时，每天 1 ～ 2 次，10 ～ 14 天为 1 个疗程。足浴过程中注意观察患者有无不良反应及皮肤情况。

（1）足浴 1 号方（舒经活血止痛）：桃仁、红花、赤芍、乳香、没药、桂枝、威灵仙、伸筋草、透骨草、木瓜、丹参、黄芪、当归、路路通等适量（约 60 g）。

（2）足浴 2 号方（益气温阳通络）：生黄芪 30 g，牛膝 15 g，威灵仙 30 g，炙附片 20 g，细辛 10 g，川芎 30 g，桂枝 30 g，川椒 20 g，丹参 30 g。

（3）足浴 3 号方（清热解毒化湿）：生大黄 10 g，土茯苓 15 g，蒲公英 20 g，紫花地丁 30 g，马勃 20 g，元胡 30 g，连翘 30 个，黄精 20 g。

4.2.4.3 穴位贴敷法

主穴：神阙。

配穴：肾俞、气海、阳陵泉、太溪、三阴交及足三里。

药物：将黄芪、赤芍、丹参、茯苓、黄芩、葛根及肉桂诸药（各 10 g）研成粉末，并用姜汁调匀，外用医用无菌胶布固定，每次贴敷 12 h，每日更换 1 次，共治疗 4 周。

4.2.4.4 艾灸疗法

艾灸：取关元、气海、神阙、丰隆、三阴交、脾俞、三焦俞、足三里，每次选择 3 ～ 4 个穴位施灸。在安静、温湿度适宜的环境中，患者取仰卧位或坐位，用温灸盒施灸，以患者有热感，但无灼痛为宜，约 10 min 弹灰 1 次，每穴施灸 20 min，每周施灸 3 次。

4.2.4.5　推拿疗法

（1）腹部推拿手法：腹部推拿以任脉和足阳明胃经为主，主要手法采用揉法、摩法和颤法，1次/天，腹部操作时间为15 min，2周为1个疗程。

（2）经穴推拿手法：包括推拿和推擦两种方式。方法一：推拿手法，包括俯卧位㨰法放松腰骶部，按揉胰俞等，每穴1 min；㨰法放松双下肢后、侧面3遍；顺时针摩腹5 min；一指禅推中脘和关元，约5 min；拿法放松双下肢前、侧面3遍；按揉足三里、丰隆、太溪等穴，约5 min。1次/天，4周为1个疗程。

方法二：推擦足太阳膀胱经，反复5～6次；点按腰背部胰、脾、肾等俞穴，约10 min；按揉腹部中脘、气海等穴位，约5 min；顺时针方向摩腹，3～5 min；震颤腹部，约10 min；下肢揉拿、推擦、点按三阴交等穴，对足部采用牵拉、揉捏等按摩。干预时间2个月。

4.2.5　针灸治疗

4.2.5.1　常规治疗

常规取穴：肺俞、脾俞、胃俞、肾俞、胰俞、足三里、三阴交、阴陵泉、腕骨、然骨、承浆。痰（湿）热互结型配太冲、风池、足三里；热盛伤津型配曲池、内庭；气阴两虚型配中脘、隐白；阴阳两虚型配关元、命门、三焦俞、阳池、太溪。口渴加支沟；善食易饥加中脘、天枢；多尿加关元、气海。

操作方法：患者取仰卧位，各穴皮肤常规消毒，进针得气后行平补平泻手法，患者有酸麻胀痛感觉，留针20 min。

疗程：针灸1日1次，1个月为1个疗程。

4.2.5.2　耳穴疗法

主穴：皮质下、内分泌、糖尿病点、脾、三焦、肾；配穴：神门、心、膀胱、胰（胆）点等。

取穴：胰、三焦、肾上腺、交感、内分泌。口渴多饮者，加屏尖、肺；多食易饥者，加胃、外鼻；多尿者，加膀胱、肾、尿道；失眠者，加神门、心、肾、皮质下；便秘者，加直肠、大肠、肺、便秘点。

方法：以王不留行籽压贴穴位，每日早中晚按压各穴，每次每穴 50 次左右。时间：每 3 天换 1 次，两耳交替贴，1 个月为 1 个疗程。

4.2.5.3　*腹针疗法*

取穴：中脘、下脘、气海、关元、天枢、滑肉门双、外陵双、商丘双、气穴双；留针 30 min，隔日针灸 1 次。2 周为 1 个疗程，总共治疗 2 个疗程。

4.2.6　中医器械疗法

4.2.6.1　*磁疗治疗仪*　选穴胰俞、太溪、关元、三阴穴。选取上述穴位，每日 1 次，每次治疗 30 min。

4.2.6.2　*低频电脉冲治疗选穴*　三阴交穴、脾俞、足三里、胃俞、天枢、三焦俞、气海、肾俞、关元、胰俞、下脘、上脘以及中脘，通过脉冲电对患者穴位进行机械刺激。治疗时间是每天 30 min，2 周为 1 个疗程。

4.2.6.3　*红外线电磁波治疗*　选取患者的脊柱两侧以及胰腺对应区进行刺激，应用红外线电磁场治疗时间均是每天 30 min，2 周为 1 个疗程。

4.3　中医疗效评价

详见第 18 页“2.3 中医疗效评价”内容。

5 老年糖尿病

老年糖尿病是指年龄≥60岁（世界卫生组织标准≥65岁），包括60岁以前诊断和60岁以后诊断的糖尿病患者，具有患病率高、起病隐匿、异质性大、危害大等特点。

糖尿病属于中医“消渴”“肥胖”等范畴。老年糖尿病患者发病原因复杂，中医学认为其根源在于阴阳失调，并与先天禀赋不足、饮食不节、情志失调、劳倦太过等因素密切相关，禀赋异常为内因，饮食、情志等为外因，内外因相合而致糖尿病。多为本虚标实。本虚主要是阴阳、气血、五脏之虚，而五脏之中尤以脾肾为主，标实则为血瘀、火热、毒、气滞、湿、痰浊等，亦多为因虚致实所引发。

5.1 诊断

5.1.1 西医

参照国家老年医学中心、中华医学会老年医学分会、中国老年保健协会糖尿病专业委员会发布的《中国老年糖尿病诊疗指南（2021年版）》和世界卫生组织（World Health Organization，WHO）1999年的糖尿病诊断标准，即根据空腹血糖、随机血糖或口服葡萄糖耐量试验后2 h血糖作为糖尿病诊断的主要依据，无糖尿病典型临床症状时必须重复检测以确认诊断。老年糖尿病是指年龄≥65岁，包括65岁以前和65岁及以后诊断的糖尿病。

老年糖尿病诊断标准为：典型糖尿病症状（烦渴多饮、多尿、多食、不明原因体重下降）加上随机静脉血浆葡萄糖≥ 11.1 mmol/L；或加上空腹静脉血浆葡萄糖≥ 7.0 mmol/L；或加上口服葡萄糖耐量试验后 2 h 静脉血浆葡萄糖≥ 11.1 mmol/L。无糖尿病典型症状者，需改日复查确认（表 5-1）。WHO 建议在条件具备的国家和地区采用糖化血红蛋白（glycosylated hemoglobin A1 c，HbA1 c）≥ 6.5% 作为糖尿病的诊断切点。国内符合要求的实验室检测的 HbA1 c 也可以作为糖尿病的诊断指标。

表 5-1　老年糖尿病诊断标准

诊断标准	静脉血浆葡萄糖或糖化血红蛋白水平
有典型糖尿病症状（烦渴多饮、多尿、多食、不明原因体重下降）加上	
随机血糖	≥ 11.1 mmol/L
或加上空腹血糖	≥ 7.0 mmol/L
或加上口服葡萄糖耐量试验后 2 h 血糖	≥ 11.1 mmol/L
或加上糖化血红蛋白	≥ 6.5%
无糖尿病典型症状者，需改日复查确认	

注：随机血糖指不考虑上次用餐时间，一天中任意时间的血糖，不能用来诊断空腹血糖受损或糖耐量异常；空腹状态指至少 8 h 没有进食热量；糖化血红蛋白需在符合标准化测定要求的实验室进行检测。

5.1.2　中医

参照《中国老年糖尿病诊疗指南（2021 年版）》、中华中医药学会《糖尿病中医防治指南》（2011 年）：多饮、多食、多尿、形体消瘦，或尿糖升高等表现，是诊断消渴病的主要依据。初诊患者“三多”症状不明显，但随着病程进展，饮食不节，形体肥胖，无明显诱因出现疲乏无力、突然视力下降、创口久不愈合、妇女外阴瘙痒等临床症状时，应考虑是否已患有消渴病。

5.1.3 中医证候诊断

5.1.3.1 痰（湿）热互结证

形体肥胖，腹部胀大，口干、口渴，喜冷饮，饮水量多，脘腹胀满，易饥多食，心烦口苦，大便干结，小便色黄，舌质淡红，苔黄腻，脉弦滑。或见五心烦热，盗汗，腰膝酸软，倦怠乏力，舌质红，苔少，脉弦细数。

此证多见于糖尿病早期。

5.1.3.2 热盛伤津证

口干咽燥，渴喜冷饮，易饥多食，尿频量多，心烦易怒，口苦，溲赤便秘，舌干红，苔黄燥，脉细数。

此证多见于糖尿病早期。

5.1.3.3 气阴两虚证

咽干口燥，口渴多饮，神疲乏力，气短懒言，形体消瘦，腰膝酸软，自汗、盗汗，五心烦热，心悸失眠，舌红少津，苔薄白、干或少苔，脉弦细数。

此证多见于糖尿病早、中期。

5.1.3.4 肝肾阴虚证

小便频数，浑浊如膏，视物模糊，腰膝酸软，眩晕耳鸣，五心烦热，低热颧红，口干咽燥，多梦遗精，皮肤干燥，雀目，或蚊蝇飞舞，或失明，皮肤瘙痒，舌红少苔，脉细数。

此证多见于糖尿病中、后期，同时出现各种慢性并发症。

5.1.3.5 阴阳两虚证

小便频数，夜尿增多，浑浊如脂如膏，甚至饮一溲一，五心烦热，口干咽燥，神疲，耳轮干枯，面色黧黑；腰膝酸软无力，畏寒肢凉，四肢欠温，阳痿，下肢水肿，甚则全身皆肿，舌质淡，苔白而干，脉沉细无力。

此证多见于糖尿病晚期合并各种慢性并发症，严重者发生死亡。

5.1.3.6 兼夹证

（1）兼痰浊：形体肥胖，嗜食肥甘，脘腹满闷，肢体沉重，呕恶眩晕，恶心口黏，头重嗜睡，舌质淡红，苔白厚腻，脉弦滑。

（2）兼血瘀：肢体麻木或疼痛，下肢紫暗，胸闷刺痛，中风偏瘫，或语言謇涩，眼底出血，唇舌紫暗，舌有瘀斑或舌下青筋显露，苔薄白，脉弦涩。

5.2 治疗

5.2.1 辨证论治

5.2.1.1 痰（湿）热互结证

治法：清热化痰。

方药：小陷胸汤（《伤寒论》）加减。瓜蒌 30 g、半夏 9 g、黄连 10 g、枳实 10 g。

加减：口渴喜饮加生石膏 30 g（先煎）、知母 10 g；腹部胀满加炒莱菔子 30 g、焦槟榔 15 g。偏湿热困脾者，治以健脾和胃、清热祛湿，用六君子汤加减治疗。

常用中成药：牛黄清胃丸，一次 3 g，一日 2 次等。

5.2.1.2 热盛伤津证

治法：清热生津止渴。

方药：消渴方（《丹溪心法》）或白虎加人参汤（《伤寒论》）加减。天花粉 30 g、石膏 30 g（先煎）、黄连 10 g、生地黄 30 g、太子参 15 g、葛根 30 g、麦冬 30 g、藕汁 20 g、甘草 6 g。

加减：肝胃郁热，大柴胡汤（《伤寒论》）加减；胃热，三黄汤（《备急千金要方》）加减；肠热，增液承气汤（《温病条辨》）加减；热盛津伤甚，连梅饮（《温病条辨》）加减。

常用中成药：大柴胡颗粒，一次 1 袋，一日 3 次；天麦消渴片，一次 2 片，一日 2 次等。

5.2.1.3 气阴两虚证

治法：益气养阴。

方药：玉泉丸（《杂病源流犀烛》）或玉液汤（《医学衷中参西录》）加减。

天花粉30 g、葛根30 g、麦冬30 g、太子参15 g、茯苓10 g、乌梅15 g、黄芪30 g、甘草6 g。

加减：倦怠乏力甚重用黄芪；口干咽燥甚重加麦冬30 g、石斛15 g。

常用中成药：参芪降糖颗粒，一次1袋，一日3次；十味玉泉片，一次6片，一日4次等。

5.2.1.4 肝肾阴虚证

治法：滋补肝肾。

方药：杞菊地黄丸（《医级》）或麦味地黄汤（《寿世保元》）。枸杞子30 g、菊花10 g、熟地黄15 g、山茱萸30 g、山药15 g、茯苓15 g、牡丹皮10 g、泽泻10 g。

加减：视物模糊加茺蔚子15 g、桑椹子15 g；头晕加桑叶15 g、天麻10 g。

常用中成药：肾阴亏损见头晕耳鸣、腰膝酸软者，选用六味地黄丸（浓蜜丸），一次8粒，一日2次；肺肾阴亏见潮热盗汗者，选用麦味地黄丸（大蜜丸），一次1丸，一日2次；肝肾阴亏见眩晕耳鸣、羞明畏光者，选用杞菊地黄丸（水丸），一次3 g，一日2次等。

5.2.1.5 阴阳两虚证

治法：滋阴补阳。

方药：金匮肾气丸（《金匮要略》）加减，水肿者用济生肾气丸（《济生方》）加减。制附子10 g（先煎）、桂枝10 g、熟地黄15 g、山茱萸15 g、山药15 g、泽泻10 g、茯苓10 g、牡丹皮10 g。

加减：偏肾阳虚，选右归饮加减；偏肾阴虚，选左归饮加减。

常用中成药：金贵肾气丸（水丸），一次3 g，一日2次等。

5.2.1.6 兼夹证

（1）兼痰浊

治法：理气化痰。

方药：二陈汤（《太平惠民和剂局方》）加减。姜半夏9 g、陈皮10 g、茯苓15 g、炙甘草6 g、生姜10 g、大枣10 g。

加减：脘腹满闷加广木香10 g、枳壳10 g；恶心口黏加砂仁6 g（后下）、荷叶10 g。

常用中成药：二陈丸，一次3 g，一日2次等。

（2）兼血瘀

治法：活血化瘀。

方药：一般瘀血选用桃红四物汤（《医宗金鉴》）加减，也可根据瘀血的部位选用王清任血府逐瘀汤（《医林改错》）加减。桃仁10 g、红花10 g、当归10 g、生地黄15 g、川芎10 g、枳壳10 g、赤芍10 g、桔梗10 g、炙甘草6 g。

加减：瘀阻经络加地龙10 g、全蝎6 g；瘀阻血脉加水蛭10 g。

常用中成药：血府逐瘀口服液（无糖），一次1支，一天3次等。

5.2.2 病证结合治疗

老年糖尿病多见慢性并发症。病证结合在诊疗糖尿病慢性并发症领域中应用广泛，其辨证论治的特点是参照病期进行辨证论治。糖尿病慢性并发症包括肾病、视网膜病变、周围神经病变、胃肠病变、冠心病、脑血管病变等多种并发症，可以出现在糖尿病的各个阶段，并可同时出现。如糖尿病肾病是糖尿病主要微血管并发症之一，可与其他微血管病变同时出现。临床上将其分为5期：Ⅰ期：肾小球高滤过期；Ⅱ期：正常蛋白尿期；Ⅲ期：微量蛋白尿期；Ⅳ期：大量蛋白尿期；Ⅴ期：终末肾病期。杨丽平等对350例2型糖尿病肾病Ⅲ～Ⅴ期患者进行调查研究，发现本虚证Ⅲ期以气虚、阴虚为主，Ⅳ期以阴虚、阳虚为主，Ⅴ期以阴虚、阳虚和血虚为主，而各期的标实证均以血瘀证为主。吴增利对105例糖尿病肾病Ⅳ期、Ⅴ期患者进行研究分析，得出的结果与杨氏的研究结果相近。将这些研究结果应用到临床上，有助于辨证用药。糖尿病冠心病是糖尿病主要大血管并发症之一，可与其他大血管病变同时出现。临床上冠心病可分为急性期和恢复期两大类，医家常根据这两个不同阶段进行辨证，急性期：心血瘀阻证、心阳暴脱证、水气凌心证；恢复期：气滞血郁证、痰瘀互结证、寒凝血瘀证、阴虚血瘀证、气阴两虚证。糖尿病慢性并发症单纯应用西医治疗，目前效果并不理想，仅依据症状辨证，则不能从时间上掌握疾病的发展脉络、了解疾病的发展趋势，而病证结合模式在西医治疗的基础上，参照疾病的分期分型进行辨证论治，更有利于疾病的诊治。

5.2.3 并发症治疗

5.2.3.1 老年糖尿病周围神经病皮肤瘙痒

治法：滋肾养肝。

方药：内服选取杞菊地黄汤加减：枸杞子、菊花、生地、山萸肉、丹皮、山药、泽泻、茯苓、当归、鬼箭羽、陈皮各 10 g，蝉衣 3 g。

加减：便秘者加大黄 5 g，枳实 10 g；不寐者加远志、枣仁各 12 g；纳差者加炒鸡内金、焦神曲各 10 g。1 天 1 剂，水煎 2 次分服。

中药外洗方：芒硝、地肤子各 15 g，红花 10 g，乳香、没药各 12 g，仙鹤草、大黄各 20 g，桂枝 10 g，白鲜皮、徐长卿各 12 g，水煎，局部擦洗或浸泡，每次 20 min，1 天 2 次，再用清水冲洗，不用沐浴乳、肥皂等。

5.2.3.2 老年糖尿病高危足

治法：温经活血，宣痹通络，缓急止痛。

方药：糖痛外洗方，具体方药如下：透骨草 30 g，生艾叶、苏木、木瓜、白芥子各 9 g，桂枝、红花、川芎、白芷、川乌、生麻黄各 10 g，川椒 6 g，赤芍 12 g，草乌 3 g。加水煎煮成 300 mL，加入 4000 mL 的温开水，37 ～ 40℃恒温浸泡双足，30 分 / 次，1 次 / 天。连续治疗 2 个月。

常用中成药：生肌玉红膏。源自明代外科医家陈实功专著《外科正宗》，组方：当归 60 g、白芷 15 g、紫草 6 g、血竭 12 g、甘草 36 g、白蜡 60 g、轻粉 12 g。

5.2.3.3 老年糖尿病便秘

腹部推拿治疗：①嘱患者餐后 1 ～ 2 h 后，排空小便，取平卧位，在保护患者隐私和保暖的前提下，将润滑剂均匀涂抹于患者腹部推拿部位皮肤；②推结肠：用大鱼际或小鱼际或掌根以顺时针方向推 5 min；③回拨结肠：沿结肠走向逆时针缓慢推拿 5 min；④穴位按摩：取天枢、大横、腹结、气海、关元穴，用指腹点按穴位，出现酸、麻、胀等得气感后继续按压 1 ～ 2 min，从上而下，从左到右；⑤同第一步推揉结肠，沿结肠走向顺时针缓慢推动 20 圈。每天 1 次，每周 5 次，共治疗 2 周。疗程结束后随访 1 个月。

5.2.4 外治法

5.2.4.1 *足浴治疗* 予以患者温水足浴，联合使用活血通络的中药，如 50 g 鸡血藤、40 g 桂枝、20 g 桑枝、50 g 灵仙、20 g 地龙、50 g 丹参、30 g 伸筋草、40 g 红花、30 g 透骨草、30 g 桃仁等，将上述中药加水熬煮成 400 mL，放置于专用袋中，每次使用 1 袋，将踝关节及以上 10 cm 置于药水中，建议 30 min/ 次为宜，2 次 / 天，最佳足浴温度为 38 ～ 40 ℃，持续治疗 3 周。

5.2.4.2 *穴位贴敷治疗* 取穴：双侧胰俞、脾俞、肾俞、曲池、三阴交、足三里为主穴，并依据中医辨证适当辅以配穴。阴虚燥热加肺俞、太溪；气阴两虚加气海、关元；脾虚湿阻加胃俞、中脘；脾虚血滞加膈俞。选定穴位后应用穴位敷贴治疗贴外敷，每 24 h 更换，10 天为 1 个疗程，疗程间隔 1 天，连续使用 3 个疗程。

5.2.4.3 *穴位按摩治疗* 取中脘穴、天枢穴、关元穴涂按摩油后用摩法和推法，由中脘穴顺时针推至左侧天枢穴至气海穴至右侧天枢穴，再回到中脘穴进行环形按摩约 5 min，然后用揉法分别按摩中脘穴、两侧天枢穴、气海穴各 30 次。10 天为 1 个疗程，疗程间隔 1 天，连续使用 3 个疗程。

5.2.5 针灸、按摩、耳针疗法

5.2.5.1 体针

糖尿病患者进行针法治疗时要严格消毒，一般慎用灸法，以免引起烧灼伤。针法调节血糖的常用处方如下。

（1）热盛津伤证

主穴：肺俞、脾俞、胰俞、尺泽、曲池、廉泉、承浆、足三里、三阴交。

配穴：烦渴、口干加金津、玉液。

（2）痰（湿）热互结证

主穴：脾俞、胃俞、胰俞、足三里、三阴交、内庭、中脘、阴陵泉、曲池、合谷。

配穴：大便秘结加天枢、支沟。

（3）气阴两虚证

主穴：脾俞、肾俞、关元、三阴交、足三里。

（4）肝肾阴虚证

主穴：肾俞、关元、三阴交、太溪。

配穴：视物模糊加太冲、光明。

（5）阴阳两虚证

选穴：气海、关元、肾俞、命门、三阴交、太溪、复溜。

5.2.5.2　耳针

耳针、耳穴贴压以内分泌、肾上腺等穴位为主。

主穴：胰、内分泌、肾上腺、缘中、三焦、肾、神门、心、肝。

配穴：偏上消者加肺、渴点；偏中消者加脾、胃；偏下消者加膀胱。

5.2.5.3　按摩

肥胖或超重患者可腹部按摩中脘、水分、气海、关元、天枢、水道等。点穴减肥常取合谷、内关、足三里、三阴交；也可推拿面颈部、胸背部、臀部、四肢等部位配合摩、揿、揉、按、捏、拿、合、分、轻拍等手法。

5.2.5.4　艾灸治疗　取穴：取八风、三阴交、足三里、涌泉、昆仑、太溪、太冲、照海、巨虚、解溪等穴位，点燃艾条的一端，依次对准上述穴位，以距皮肤 2 ～ 3 cm 为宜，确保艾灸处皮肤有温热感而不至灼伤，每个穴位艾灸 3 min，总艾灸时间为 30 min，1 次 / 天。治疗 2 周为 1 个疗程，治疗 2 个疗程。

5.2.6　中医器械疗法

（1）中药眼雾化治疗：对糖尿病患者早期眼干、眼涩、视物模糊等症状进行有效的中药超声眼雾化治疗。

（2）低频脉冲经络治疗仪：予低频脉冲经络治疗仪刺激双侧胃俞、脾俞、肾俞、足三里及三阴交穴位，30 分 / 次，第 1 周每天 1 次，之后每 3 日 1 次，至 1 个月。

（3）中药熏蒸仪：熏蒸配方为鸡血藤 30 g、丹参 20 g、三七粉 10 g、水蛭 10 g、蒲公英 25 g、金银花 24 g、艾叶 10 g、花椒 10 g，将上述药物混合研磨成粉末，放入中药熏蒸仪加热器贮液缸中，患者将双足放入足熏蒸舱内，使用温控电路控制熏蒸温度在 50 ～ 55℃，熏蒸时间为 30 min，1 次 / 天。治疗 2 周为 1 个疗程，治疗 2 个疗程。

（4）红外线治疗仪：对照组在观察组的基础上，使用特定红外线电磁波治疗器（神灯）照射局部，2 次 / 天，每次 20 min。红外线治疗仪距肢体 20 ～ 25 cm，以防烫伤。

5.3 中医疗效评价

（1）症状改善：参考《糖尿病中医症状积分方法》评定。

（2）降低血糖：观察中药、中成药等辨证使用对患者血糖的影响，计算分析治疗后血糖变化。

（3）其他代谢指标的控制：根据“亚洲－西太平地区 2 型糖尿病政策组控制目标”进行计算。

（4）减少西药用量：以降糖药物种类数、剂量变化、减药时间等计算。

6 妊娠合并糖尿病

妊娠糖尿病是在孕期发生的一种血糖升高现象，包括孕前糖尿病、妊娠期糖尿病及妊娠期显性糖尿病三类。

传统中医并没有“妊娠糖尿病”这一病名，糖尿病属于中医“消渴”范畴，“消渴”首见于《黄帝内经》，根据发病因素及临床表现不同而有“消瘅”“消渴”“肺消”“膈消”“消中”等不同名称。妊娠糖尿病发生在妊娠这一特定时期，故将其称之为“妊娠消渴”。《灵枢·五变》曰：“五脏皆柔弱者，善病消瘅。”《灵枢·本脏》云：“心脆则善病消瘅热中……肺脆则苦病消瘅易伤……肝脆则善病消瘅易伤……脾脆则善病消瘅易伤……肾脆则善病消瘅易伤”可见先天禀赋不足、后天失调是本病基本病机。

6.1 诊断

6.1.1 西医

参照中华医学会妇产科学分会产科学组和中华医学会围产医学分会妊娠合并糖尿病协作组编著的《妊娠合并糖尿病诊治指南（2014）》及中华医学会糖尿病学分会编著的《中国 2 型糖尿病防治指南（2020 版）》中的妊娠合并糖尿病诊断标准。

6.1.1.1　孕前糖尿病

孕前糖尿病指孕前确诊的1型糖尿病（T1 DM）、T2 DM或特殊类型糖尿病，约占孕期高血糖的7.9%。符合以下两项中任意一项者，可确诊为孕前糖尿病。

（1）妊娠前已确诊为糖尿病的患者。

（2）妊娠前未进行过血糖检查的孕妇，尤其是存在糖尿病高危因素者，首次产前检查时需明确是否存在糖尿病，妊娠期血糖升高达到以下任何一项标准应诊断为PGDM：①空腹血浆葡萄糖（FPG）≥ 7.0 mmol/L（126 mg/dL）；②75 g口服葡萄糖耐量试验（OGTT），服糖后2 h血糖≥ 11.1 mmol/L（200 mg/dL）；③伴有典型的高血糖症状或高血糖危象，且随机血糖≥ 11.1 mmol/L（200 mg/dL）；④糖化血红蛋白（HbAlc）≥ 6.5%，但不推荐妊娠期常规用HbAlc进行糖尿病筛查。

6.1.1.2　妊娠期糖尿病

妊娠期糖尿病是指妊娠期间发生的糖代谢异常，但血糖未达到显性糖尿病的水平，占妊娠期高血糖的83.6%。妊娠期首次发现且血糖升高已经达到糖尿病标准，应将其诊断为孕前期糖尿病而非妊娠期糖尿病。妊娠期糖尿病诊断方法和标准如下：孕期任何时间行75 g口服葡萄糖耐量试验（OGTT），5.1 mmol/L ≤空腹血糖< 7.0 mmol/L、OGTT 1 h血糖≥ 10.0 mmol/L、8.5 mmol/L ≤ OGTT 2 h血糖< 11.1 mmol/L，任一个点血糖达到上述标准即诊断为妊娠期糖尿病。由于空腹血糖随着孕期进展逐渐下降，孕早期单纯空腹血糖> 5.1 mmol/L不能诊断为妊娠期糖尿病，需要随访。

6.1.1.3　妊娠期显性糖尿病

妊娠期显性糖尿病也称妊娠期间的糖尿病，指在孕期任何时间被发现且达到非孕人群糖尿病诊断标准，约占孕期高血糖的8.5%。妊娠期显性糖尿病诊断方法和标准如下：空腹血糖≥ 7.0 mmol/L，或OGTT后2 h血糖≥ 11.1 mmol/L，或随机血糖≥ 11.1 mmol/L。

6.1.2　中医

中医对于妊娠合并糖尿病的定义指患者在妊娠这一特殊时期出现口干渴，多饮、多尿、多食，消瘦，疲乏，尿甜等“消渴病”表现，多见失眠、健忘、尿频、头晕、腰酸、自汗、水肿、大便干结等孕期症状。

6.1.2.1 主证

（1）肺热津伤证：孕妇表现为烦渴多饮，尿频量多，口干舌燥，大便干燥，消瘦疲乏，也有形体肥胖者，舌质红，苔薄黄，脉弦滑或弦数。

（2）胃热炽盛证：孕妇以多食善饥、口渴多饮、尿黄尿多为主要症状、伴见形体消瘦、大便干燥、舌红苔黄、脉滑数有力等。

（3）脾胃气虚证：孕妇有神疲乏力，纳呆食少，脘腹胀满，恶心呕吐，大便溏泄，面色无华，四肢欠温，舌质淡，苔薄白，脉细弱。

（4）肾阴亏虚证：孕妇尿频量多，尿液混浊或有明显的甜味，头晕耳鸣，腰酸腿软，口干唇燥，皮肤干燥瘙痒，舌红，苔少，脉细数。

（5）气阴两虚证：孕妇主要表现为口干渴欲饮，精神不振，倦怠乏力，或有便溏，或饮食减少。舌质淡，苔少而干，脉细弱。

（6）阴阳两虚证：孕妇出现小便频数，尿混浊如膏，甚至饮一溲一，面色黧黑，耳轮焦干，腰膝酸软，形寒肢冷，舌淡苔白，脉沉细无力。

6.1.2.2 兼证

（1）心阴虚证：孕妇主要表现为心烦、多梦、失眠、手足心热等。

（2）脾肾阳虚证：孕妇主要表现为尿频、腰酸、水肿等。

（3）脾虚湿困证：孕妇主要表现为久不欲食，经常腹泻、腹胀、嗜睡、乏力、头身困重、舌淡胖等。

6.2 治疗

6.2.1 辨证论治

6.2.1.1 主证

（1）肺热津伤证

治法：滋阴润肺，生津止渴。

方药：沙参麦冬汤（《温病条辨》）合增液汤方（《温病条辨》）加减。生地黄 20 g、天冬 15 g、麦冬 15 g、沙参 20 g、石斛 20 g、天花粉 20 g、黄芩

6 g、黄连 6 g、葛根 9 g。

加减：口渴甚者，可加玉竹、乌梅各 15 g；尿频量多者，可加五倍子、山萸肉各 6 g；善饥者，黄连加大用量，饥饿不明显则去黄连；大便秘结者，加麻仁 15 g、郁李仁 15 g。

常用中成药：养阴清肺口服液，一次 1 支，一日 3 次。

（2）胃热炽盛证

治法：清胃泻火，滋阴养液。

处方：玉女煎（《景岳全书》）或白虎人参汤（《伤寒论》）加减。生地黄 20 g、麦冬 20 g、玄参 20 g、知母 9 g、黄连 9 g、栀子 9 g、桑寄生 9 g、苎麻根 9 g。

加减：便溏乏力者，酌加葛根 15 g、藿香 10 g、山药 15 g；食少、精神不振者，去黄连、栀子，加太子参 20 g、炒白术 15 g、佛手 10 g 等。

常用中成药：栀子金花丸，口服，一次 1 袋，一日 1 次。

（3）脾胃气虚证

治法：健脾益气，和胃止呕。

处方：参苓白术散（《太平惠民和剂局方》）加减。白扁豆 30 g、白术 15 g、茯苓 15 g、炙甘草 6 g、桔梗 6 g、莲子 20 g、人参 15 g、砂仁 6 g、山药 30 g、薏苡仁 20 g。

加减：胀闷甚者，加枳壳 10 g、厚朴 10 g；胃虚气逆、心下痞硬者加旋覆花 10 g、代赭石 15 g。

常用中成药：香砂六君丸，口服，一次 12 丸，一日 3 次。

（4）肾阴亏虚证

治法：滋阴补肾，润燥生津。

处方：六味地黄丸（《小儿药证直诀》）加减。熟地黄 20 g、山茱萸 20 g、山药 30 g、茯苓 10 g、泽泻 10 g、牡丹皮 10 g、知母 10 g、黄柏 10 g、地骨皮 15 g。

加减：尿量多而混浊者，加五味子 6 g、桑螵蛸 10 g、益智仁 6 g；气短乏力者，酌加党参 15 g、生黄芪 15 g、黄精 6 g。气虚下陷者加升麻 15 g；便秘日久，且脘腹胀闷、纳差者，加莱菔子 15 g、枳实 10 g；阳虚者加制附子 6 g；血虚者加当归 15 g。

常用中成药：六味地黄丸，口服，一次 1 袋，一日 3 次。

（5）气阴两虚证

治法：益气养阴。

处方：黄芪四君子汤（《太平惠民和剂局方》）加减。炙黄芪 20 g、炒白术 10 g、石斛 9 g、太子参 6 g、生地黄 10 g、黄连 5 g、女贞子 10 g、茯苓 9 g。

加减：倦怠乏力甚，重用黄芪；口干咽燥甚，重加麦冬、石斛。

常用中成药：天麦消渴片，一次 2 片，一日 2 ～ 3 次。

（6）阴阳两虚证

治法：温补肾阳，化气行水。

处方：金匮肾气丸（《金匮要略》）加减。熟地黄 20 g、山药 30 g、山茱萸 15 g、茯苓 10 g、牡丹皮 10 g、泽泻 10 g、制附子 6 g、肉桂 6 g。

加减：肾阳虚明显，右归饮加味；脾胃阳虚，大、小建中汤加减；心阳虚衰，真武汤合保元汤加减；脾肾阳虚，四神丸合四君子汤加减；胸闷心悸，喘息不能平卧者加核桃肉、女贞子、莱菔子以补肾纳气；水肿尿少甚者加车前子、大腹皮、姜皮、冬瓜皮、桑白皮等利水消肿；胸闷憋气甚者加全瓜蒌、枳实以宽中理气。

常用中成药：金匮肾气丸，口服，一次 1 丸，一日 2 次。

6.2.2 病证结合治疗

病证结合诊疗妊娠糖尿病虽然没有像诊疗 2 型糖尿病一样被广大医家普遍接受，但是该模式已经被医家逐渐认识并应用于临床。因为病证结合诊疗妊娠糖尿病不仅可以有效控制血糖，还可以在减少先兆子痫、产褥感染、巨大儿、新生儿呼吸窘迫综合征等并发症的发生上发挥协助作用，从而改善母婴的预后，所以在临床上也开始推广应用。妊娠糖尿病多在妊娠中晚期出现，主要是由于胎盘分泌胰岛素拮抗激素，加上摄食增加、活动减少而引起的。妊娠糖尿病是糖尿病的一个特殊时期，无须再“分期辨证”，应考虑妊娠期特殊的病理生理特点。《沈氏女科辑要》中论述："妊娠病原有三大纲，一曰阴亏，人体精血有限，聚以养胎，阴分必亏；二曰气滞，腹中增一障碍，则升降之气必滞；三曰痰饮，人身脏腑接壤，腹中骤增一物，脏腑之机括为之不灵，津液聚为痰饮。"根据以上特点，妊娠糖尿病辨证多见：肺热津伤证、肝郁气滞证、阴虚肝旺证、气阴两虚证、脾肾两虚证等。付京喆对 90 例妊娠糖尿病患者证候分布进行研究，发现妊娠糖尿病证型以气阴两虚证最为多见，符合妊娠期的病理生理特点。由此可见，妊娠糖尿病的辨证方法源于 2 型糖尿病的辨证方式，两者在证型描述上较为相似，而其中最大的区别是妊娠糖尿病没有久病入络、阴阳俱损的情况。病证结合诊疗妊娠糖尿病的另一大特点是：兼顾安胎。在辨证的基础上，除了使用具有降糖作用的药物外，常使用安胎功效的药物，如黄芩、白术、砂仁、桑寄生、杜仲、阿胶等。中医治疗妊娠糖尿病应以治疗糖尿病和安胎兼顾，对使用胰岛素的患者，主要通过中药改善症状和安胎；对于不需要胰岛素治疗的患者，可以运用中药同时降糖和安胎。常用方法如下。

补肾培脾法：以补肾安胎饮加减。菟丝子 15 克、川续断 15 克、生杜仲 10 克、狗脊 12 克、补骨脂 10 克、党参 12 克、白术 10 克、阿胶 10 克（烊化）、艾叶 6 克。

养血清热法：以保阴煎加减。生、熟地黄各 12 克，白芍 12 克，黄芩 10 克，黄柏 6 克，川续断 10 克，山药 10 克，甘草 6 克，丹皮 8 克，白术 10 克。

开郁顺气法：以逍遥散加减。柴胡 8 克、当归 12 克、白芍 10 克、黄芩 10 克、白术 8 克、甘草 6 克、郁金 6 克、薄荷 6 克、香附 10 克。

6.2.3 并发症治疗

常见并发症有：先兆子痫、产褥感染、巨大儿、新生儿呼吸窘迫综合征、羊水过多、糖尿病酮症酸中毒、产后出血、胎膜早破、感染。

（1）情感支持：以家庭为基础对孕妇进行情感支持，引导家属为孕妇提供良好的亲情支持和关怀，从而帮助孕妇树立信心，并维持乐观开朗的情绪状态。向孕妇家属特别是丈夫进行讲解，良好的亲情支持有利于缓解孕妇的心理压力与负面情绪，同时鼓励并引导孕妇积极与亲属进行交流和沟通，并将内心的想法和负面情绪进行倾诉，从而帮助孕妇提升自我应对能力，帮助其平稳度过围产期。针对存在消极心态或治疗依从性较差的孕妇，可通过向其列举成功治疗病例的方式来帮助孕妇树立顺利分娩的信心。

（2）同伴辅助学习：在孕妇的护理中可以进行分组培训，并由 1 名具有良好沟通能力和学习能力的护士作为同伴教育者，护士在同伴辅助学习之前需要进行培训，确保能够掌握妊娠糖尿病、同伴引导方法以及自我学习等相关知识。在此基础上，对孕妇开展同伴辅助学习，主要的内容有健康评估、健康宣教以及相互支持。在每次活动之前可对孕妇开展健康评估，并引导孕妇积极主动地参与到活动中，制定活动大纲。由妊娠中期开始直到分娩前需要进行八次以上的活动，在每次活动中需要明确活动主题，如规范用药、血糖监测与操作方法、日常饮食控制、运动计划等。同伴教育者可通过现场操作示范的方式帮助孕妇学习和掌握，在讨论的环节中通过提出问题引导孕妇进行自由讨论，同时护士给予提示以及反馈，引导孕妇间进行经验分享，帮助孕妇逐步加深对于疾病知识的了解和掌握。

（3）饮食指导：与孕妇共同制定个体化的日常饮食方案，同时向其讲解饮食控制的目的及重要性，提升孕妇的配合度。严格计算并控制每日的总热量摄入，同时还要确保营养全面均衡，在原本三餐的基础上可改为多食多餐，如每天 5 ～ 6 餐，以帮助更好地控制血糖水平。同时鼓励孕妇对每天的饮食情况，例如进餐时间、进餐量和种类等进行记录，通过饮食日记的方式来对孕妇的孕期饮食进行调整和规划。

（4）运动指导：向孕妇讲解适当的运动有利于改善妊娠期内胰岛素抵抗，更好地维持血糖水平，并降低降糖药物的实际应用量。在对孕妇进行评估和分析的基础上，结合其运动喜好遵循个体化的原则来选择运动方式，并明确运动时间和强度等，主要以散步、孕妇体操以及瑜伽等运动方式为主，遵循循序渐进的原则，同时确保孕妇运动过程中的安全性。

6.2.4 外治法

穴位按摩：患者仰卧，治疗师站在患者一侧，首先拇指按压肾俞穴，力度以患者可耐受为宜，每次 3 ～ 5 min；之后轻柔按压天枢穴，用中间三指按顺时针方向按揉 2 ～ 3 min；接着点揉中脘、关元穴，每穴 2 ～ 3 min，每日 1 次；然后按摩足三里（双侧）、三阴交（双侧）和阴陵泉（双侧），用拇指或示指指腹依次按摩上述诸穴，每穴 3 min，以患者感觉酸、麻、胀为宜。最后俯卧位按摩胰俞、脾俞和胃俞，每穴 3 min。上述诸穴均每日治疗 1 次。

6.2.5 针灸疗法

6.2.5.1 体针

选穴：肺俞、脾俞、胃俞、足三里、中脘、膈俞、太溪、曲池。

方法：以平补平泻的手法，每次留针 20 ～ 30 分，每日或隔日 1 次。10 次为 1 个疗程，疗程间隔 5 天。

6.2.5.2 艾灸

选穴：胰俞、肺俞、脾俞、胃俞、足三里、肾俞、中脘、太溪、中脘等穴位。

方法：每次 5 ～ 6 穴位，用艾条灸 10 ～ 20 min，每日或隔日 1 次。

6.2.5.3 耳针

选穴：胰、内分泌、肺、胃、肾、足三里、饥点、渴点、膀胱，埋针。

6.2.5.4 耳穴贴压

主穴：神门、交感、内分泌、皮质下、脾、心等，配穴为胃、肾、肝等。每次选择主穴 2 ～ 3 个，配穴 1 ～ 2 个。操作者双手消毒后，一手固定耳郭，另一手用镊子夹取 2 cm × 2 cm 医用胶布粘王不留行籽 1 粒，粘贴于相应穴位，并指导孕妇用手指指腹旋转按压产生酸胀感，刺激 1 min。每天 3 次，可留置 5 ～ 7 天，对普通胶布过敏者改用脱敏胶布。

6.2.6 中医器械疗法

低频脉冲治疗仪：对患者需要进行放置电极处皮肤进行清洁，用耦合剂均匀涂抹于专用电极片上，并安置电极在患者的乳房两侧及骶尾部，使之充分与上述部位接触，同时使用固定带固定，启动仪器，分别调整各个通道的治疗强度，以患者未出现不适为宜，逐步从 0 Hz 调整至 180 ～ 230 Hz，连续治疗 30 min，1 次 / 天，3 天为 1 个疗程。

高压氧治疗采用三舱七门式大型空气加压舱，治疗压力 0.12 MPa，升压时间 20 min，减压时间 30 min，高压下使用面罩吸纯氧，吸氧时间为 60 min，中间休息 10 min，每天 1 次，7 次为 1 疗程，间隔 1 周。

6.3 中医疗效评价

（1）改善症状：采用中医证候量表评价症状改善情况。

（2）减少西药的用量：联合西药使用，可降低胰岛素等西药用量。

（3）改善孕产妇结局及新生儿结局：减少母婴并发症发生可能性，减少孕妇剖宫产、羊水过多、产后出血、低血糖、妊娠高血压等结局，减少新生儿早产、新生儿窒息、巨大儿、胎儿宫内窘迫、死胎、高胆红素血症等发生。

（4）不良反应少，顺应性高：中医疗法对治疗消渴与安胎兼顾，无明显不良反应，孕妇接受度高、顺应性高。

7 糖尿病周围神经病变

糖尿病周围神经病变（diabetic peripheral neuropathy，DPN），是糖尿病所致神经病变中最常见的一种，是指在排除其他原因的情况下，糖尿病患者出现周围神经功能障碍相关的症状和（或）体征，在临床中占有很高的比例，在糖尿病患者中超过60％。其主要临床特征为四肢远端感觉、运动障碍，表现为肢体麻木、挛急疼痛、肌肉无力和萎缩、腱反射减弱或消失等。

本病属中医“痹证”“痿证”等范畴。大多由先天禀赋不足、饮食失节、情志失调、劳欲过度所致。DPN以凉、麻、痛、痿四大主症为临床特点。DPN病机关键是气阴两虚，发病的关键病理环节是痰瘀阻络，瘀血贯穿始终。DPN病机是动态演变的过程，随着糖尿病的发展按照气虚夹瘀或阴虚夹瘀→气阴两虚夹瘀→阴阳两虚夹瘀的规律而演变。

7.1 诊断

7.1.1 西医

参照中华医学会糖尿病学分会编著的《中国2型糖尿病防治指南（2020版）》

（1）诊断依据：①明确的糖尿病病史；②诊断糖尿病时或之后出现的神

经病变；③临床症状和体征与远端对称性多发性神经病变（distal Symmetric Polyneuropathy，DSPN）的表现相符；④排除以下情况：尤其当存在病情进展迅速、病变部位不对称、运动功能损伤明显重于感觉功能损伤等情况时，需排除其他病因引起的神经病变，如颈腰椎病变（神经根压迫、椎管狭窄、颈腰椎退行性变）、脑梗死、吉兰-巴雷综合征、严重动静脉血管性病变（静脉栓塞、淋巴管炎）等、维生素 B_{12} 缺乏、感染（如人类免疫缺陷病毒等）、药物尤其是化疗药物引起的神经毒性作用以及肾功能不全引起的代谢毒物对神经的损伤。神经肌电图检查并非诊断糖尿病神经病变的必要手段，但其在糖尿病合并神经病变的鉴别诊断中具有重要价值。

（2）诊断分层：① 确诊的 DSPN：有 DSPN 的症状或体征，同时神经传导速度降低；② 临床诊断的 DSPN：有 DSPN 的症状和 1 项阳性体征或有 2 项以上（含 2 项）阳性体征伴或不伴症状；③ 疑似 DSPN：有 DSPN 的症状但无体征或无症状，但有 1 项阳性体征；④ 亚临床 DSPN：无症状和体征，仅神经传导速度降低。

（3）临床诊断流程：主要根据临床症状和体征，临床诊断有疑问时，可以做神经传导功能检查等。

DSPN 的诊断流程图见图 7-1。

7.1.2 中医

参照中华医学会糖尿病学分会制定的《中国 2 型糖尿病防治指南（2020 版）》、中国医师协会中西医结合医师分会内分泌与代谢病学专业委员会制定的《糖尿病周围神经病变病证结合诊疗指南》。

DPN 由糖尿病病久耗伤气阴、阴阳气血亏虚、血行瘀滞、脉络痹阻所致，属本虚标实病证。病位在肢体、脉络，涉及肝、肾、脾等脏腑，以气血阴阳亏虚为本，痰浊瘀血痹阻脉络为标。DPN 病机随着糖尿病的病程进展动态演变，可分为以麻木为主期、以疼痛为主期和以肌肉萎缩为主期，基本按照气虚血瘀或阴虚血瘀、气阴两虚夹瘀、阴阳两虚夹痰瘀、阳虚寒凝、肝肾亏虚的规律动态演变。

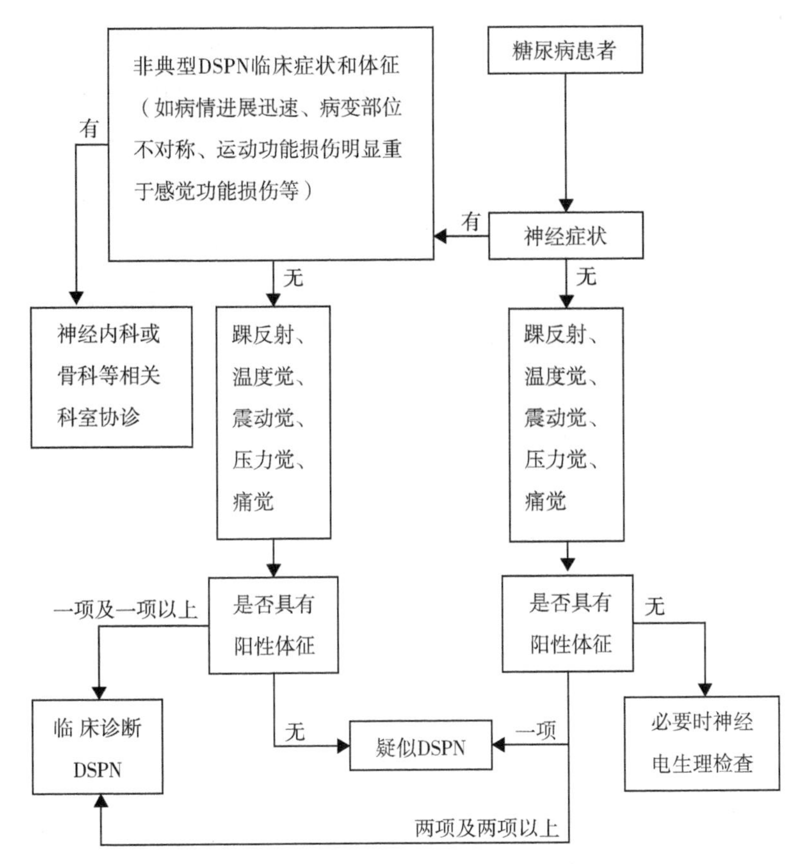

图 7-1 远端对称性多发性神经病变的诊断流程

7.1.3 中医证候诊断

7.1.3.1 气虚血瘀证

肢体无力、麻木，如有蚁行，肢末时痛，多呈刺痛，下肢为主，入夜痛甚，神疲倦怠，气短懒言，动则汗出，腹泻或便秘，舌质淡暗，或有瘀点，苔薄白，脉细涩。

7.1.3.2 阴虚血瘀证

腿足挛急，酸胀疼痛，肢体麻木，或小腿抽搐，夜间为甚，五心烦热，失眠多梦，腰膝酸软，头晕耳鸣，口干少饮，多有便秘，舌质嫩红或暗红，苔花剥少津，脉细数或细涩。

此两证见于 DPN 初期，早期主要是气阴两伤、脉络瘀阻，表现多以“麻、胀、汗”为主，具体表现为肢体麻木酸胀感、范围较小（以指端、手足为主）、程度轻（如蚁行感）、发作频率不高（偶尔发作），对生活和工作能力影响较小。肌电图表现正常或轻度异常。

7.1.3.3　痰瘀阻络证

麻木不止，常有定处，足如踩棉，肢体困倦，头重如裹，昏蒙不清，体多肥胖，口黏乏味，胸闷纳呆，腹胀不适，大便黏滞，舌质紫暗，舌体胖大有齿痕，苔白厚腻，脉沉滑或沉涩。

7.1.3.4　阳虚寒凝证

肢体麻木不仁，肢末冷痛，得温痛减，遇寒痛增，下肢为著，入夜更甚，神疲懒言，腰膝乏力，畏寒怕冷，舌质暗淡或有瘀点，苔白滑，脉沉紧。

此两证见于DPN中期，中期主要是阴损及阳，出现痰瘀阻络证和阳虚寒凝证，表现多以“麻、胀、凉”为主，表现为身体麻木、疼痛加重、范围扩大（以手足、四肢为主）、程度重（可出现麻木灼热感）、感觉障碍（可出现手套、袜套样感觉）、发作频率较高（阵发或频发），对生活和工作能力有影响。肌电图表现异常。

7.1.3.5 肝肾亏虚证

肢体关节屈伸不利、痿软无力，甚者肌肉萎缩、腰膝酸软、骨松齿摇、头晕耳鸣，舌质淡，少苔或无苔，脉沉细无力。

此证见于DPN中后期，此期为气阴阳俱伤，痰瘀阻滞，表现为“麻、胀、凉、痛、酸、痿”，具体表现为身体麻木、疼痛甚、范围较大（以四肢为重）、程度重（可出现肌肉萎缩、肢体废用、溃烂，如糖尿病足）、发作频率高（疼痛不止、夜不能寐），基本丧失工作能力。肌电图表现异常。

7.2　治疗

7.2.1　辨证论治

7.2.1.1　气虚血瘀证

治法：补气活血，化瘀通痹。

方药：补阳还五汤（《医林改错》）加减。生黄芪 30 g，当归尾 6 g，赤芍 5 g，地龙（去土）、川芎、红花、桃仁各 3 g。

加减：气虚明显者可加重黄芪用量至 60 ～ 120 g；气短自汗明显，加太子参 9 ～ 30 g、麦冬 6 ～ 12 g；易于感冒者加白术 6 ～ 12 g、防风 4.5 ～ 9 g；血虚明显者加熟地黄 10 ～ 30 g、阿胶 5 ～ 15 g；病变以上肢为主者加桑枝 9 ～ 15 g、防风 4.5 ～ 9 g、羌活 3 ～ 9 g；以下肢为主者加川牛膝 6 ～ 15 g、木瓜 6 ～ 9 g、威灵仙 6 ～ 9 g 等。

常用中成药：木丹颗粒，口服，一次 1 袋，一日 3 次；通心络胶囊，口服，一次 2 ～ 4 粒，一日 3 次；糖脉康颗粒，口服，一次 1 袋，一日 3 次。

7.2.1.2　阴虚血瘀证

治法：滋阴活血，柔筋缓急。

方药：芍药甘草汤（《伤寒论》）合桃红四物汤（《医宗金鉴》）加减。芍药 12 g，甘草 12 g，当归、熟地、川芎、白芍、桃仁、红花各 15 g。

加减：腿足挛急、时发抽搐者加全蝎 3 ～ 6 g、蜈蚣 3 ～ 5 g；头晕耳鸣、失眠多梦者加生龙骨 15 ～ 30 g、生牡蛎 9 ～ 30 g、柏子仁 3 ～ 9 g、炒酸枣仁 9 ～ 15 g；五心烦热者加地骨皮 9 ～ 15 g、胡黄连 1.5 ～ 9 g；大便秘结者加玄参 10 ～ 15 g、麦冬 6 ～ 12 g、生地黄 10 ～ 15 g；口苦咽干、目眩者加柴胡 3 ～ 9 g、黄芩 3 ～ 10 g 等。

常用中成药：津力达颗粒，口服，一次 1 袋，一日 3 次。

7.2.1.3　痰瘀阻络证

治法：化痰活血，宣痹通络。

方药：双合汤（《杂病源流犀烛》）加减。当归、川芎、白芍、生地、陈皮、半夏（姜汁炒）各一钱，白茯苓（去皮）一钱，桃仁（去皮、去尖）八分，红花三分，白芥子一钱，甘草三分。

加减：胸闷呕恶、口黏者加藿香 5 ～ 10 g、佩兰 5 ～ 10 g、石菖蒲 3 ～ 9 g，枳壳易枳实 3 ～ 9 g，加大用量可至 30 g；肢体麻木如蚁行较重者加独活 3 ～ 9 g、防风 4.5 ～ 9 g、僵蚕 5 ～ 9 g、全蝎 3 ～ 6 g；疼痛部位固定不移者加禹白附（白附子）3 ～ 5 g、延胡索 3 ～ 10 g、鸡血藤 10 ～ 30 g、制川乌 1.5 ～ 3 g 等。

常用中成药：血塞通软胶囊，口服，一次 2 粒，一日 2 次；葛酮通络胶囊，口服，一次2粒，一日2次；血府逐瘀胶囊，口服，一次6粒，一日2次。

7.2.1.4　阳虚寒凝证

治法：温经散寒，通络止痛。

方药：当归四逆汤（《伤寒论》）加减。当归 12 g，桂枝 9 g，芍药 9 g，细辛 3 g，通草 6 g，大枣 8 枚，炙甘草 6 g。

加减：阴寒凝滞明显者加制川草乌（先煎）1.5 ～ 3 g，甘草宜用炙甘草 1.5 ～ 9 g；若肢体持续疼痛，入夜更甚者加附子 3 ～ 15 g、水蛭 1.5 ～ 3 g。以下肢，尤以足疼痛为甚者，可酌加川断 9 ～ 15 g、牛膝 6 ～ 15 g、鸡血藤 10 ～ 30 g、木瓜 6 ～ 9 g 等；内有久寒，兼有水饮呕逆者加吴茱萸 1.5 ～ 4.5 g、生姜 3 ～ 9 g。

常用中成药：金匮肾气丸，口服，一次 5 g，一日 2 次；当归四逆丸，口服，一次 5 g，一日 2 次。

7.2.1.5　肝肾亏虚证

治法：滋补肝肾，益精填髓。

方药：六味地黄丸(《小儿药证直诀》)加减或虎潜丸(《丹溪心法》)加减。虎胫骨 30 g，牛膝 60 g，陈皮 60 g，熟地 90 g，锁阳 45 g，龟板 120 g，干姜 30 g，当归 45 g，知母 90 g，黄柏 90 g，白芍 60 g。

加减：肾精不足、腰膝酸软明显，加牛骨髓、龟甲各 9 ～ 24 g，菟丝子 10 ～ 20 g；阴虚明显、五心烦热，加白芍 5 ～ 15 g，加大剂量可至 15 ～ 30 g、女贞子 6 ～ 12 g、银柴胡 3 ～ 9 g 等。

常用中成药：六味地黄丸，口服，大蜜丸一次 1 丸，一日 2 次。

7.2.2　病证结合治疗

针对西医诊断明确的 DPN，在服用西医对因、对症治疗药物后，配合中医辨证论治、膳食疗法以及其他非药物疗法，既能减少西药的服用量，又能增效解毒，比单纯用西药或中药效果更好。

7.2.2.1　一般治疗　积极控制血糖，酌情合理选用口服降糖药及胰岛素，使血糖控制在正常或接近正常，同时配合降压、调脂药物。

7.2.2.2　常规治疗　神经营养药物：甲钴胺、神经生长因子；改善神经循环药物：前列腺素 E_2 脂质体等；抗氧化药物：α－硫酸锌；其他药物：醛糖还原酶抑制剂、抗变态反应药物等。

7.2.2.3　针对疼痛的治疗　抗抑郁药；抗惊厥药；麻醉性阵痛药物。

7.2.2.4　药膳食膳疗法　可调整体质而改善 DPN 症状，五味各有所偏，气味和而食之，则补精益气，有利于健康。

（1）参苓山药瘦肉汤：处方为党参 10 g，茯苓 10 g，山药 10 g，瘦肉 300 g。功用：补脾益气。适应证：DPN 气虚血瘀证的辅助治疗。制作方法：混合炖煮，温服。

（2）田七五汁饮：处方为三七粉 6 g，鲜芦根、雪梨、荸荠、鲜藕各 50 g。功用：滋阴益气，活血通络。适应证：DPN 气阴两虚夹瘀证的辅助治疗。制作方法：混合榨汁，温服。

（3）杞参兔肉：处方为兔肉 200 g，枸杞子 20 g，熟地黄 10 g，丹参 10 g，生姜 10 g。功用：滋补肝肾，活血止痛。适应证：DPN 肝肾亏虚证的辅助治疗。制作方法：兔肉洗净切块，药材浸泡；同下炖盅，加热水 1500 mL，加盖隔水炖约 3 h；温服。

7.2.2.5　传统功法

（1）八段锦：动作轻柔舒缓，节奏顺畅，再配合腹式呼吸，长期练习可以起到外调经络、内畅气机、强筋骨、安神志的功效，有效缓解肢体麻木、疼痛、乏力等症状，改善外周神经传导功能，降低足底胼胝发生率，适用于各期 DPN 患者。推荐每日练习文八段锦 1 组或 2 组，每组 30 min，热身准备及结束后身体牵伸练习各 5 min。

（2）太极拳：作为中等强度的运动方式，动作均匀缓慢，长期练习对于肌肉、骨骼、关节和机体的平衡能力均有改善，可以舒缓情绪，提高肌肉力量，增加关节活动度，改善骨密度，缓解肢体麻木、疼痛、乏力等症状，有效提高运动能力，适用于各期 DPN 患者。推荐每日练习 24 式太极拳 1 组或 2 组，每组 30 min，热身准备及结束后身体牵伸练习各 5 min。

7.2.3 并发症

7.2.3.1 皮肤瘙痒

中医认为皮肤瘙痒属阴虚血少，经脉痹阻证型，临床表现为皮肤瘙痒，尤其在四肢末端明显，口干咽燥，头晕耳鸣，腰膝酸软无力，手足麻木，五心烦热，皮肤蚁行感，舌暗红，苔薄黄或少苔，脉弦细数或沉细数；杞菊地黄汤加减：枸杞子、菊花、生地、萸肉、丹皮、山药、泽泻、茯苓、当归、鬼箭羽、陈皮各 10 g，蝉衣 3 g。加减：便秘者加大黄 5 g，枳实 10 g；不寐者加远志、枣仁各 12 g；纳差者加炒鸡内金、焦神曲各 10 g。1 天 1 剂，水煎 2 次分服。

中药外洗方：芒硝、地肤子各 15 g，红花 10 g，乳香、没药各 12 g，仙鹤草、大黄各 20 g，桂枝 10 g，白鲜皮、徐长卿各 12 g，水煎，局部擦洗或浸泡，每次 20 min，1 天 2 次，再用清水冲洗，不用沐浴乳、肥皂等。

7.2.3.2 麻木发凉疼痛

针对这一并发症可使用足浴康Ⅱ号（麻黄、桂枝、制附子、细辛、鸡血藤、当归、牛膝、木香）进行足浴治疗，我院中药房统一煎药，每剂中药取药液 200 mL，于睡觉前 2 h 用温水浸泡足部 20 min。

7.2.3.3 糖尿病足

中医内治各证候采用的方剂、疗法由循证的临床证据决定，并参考了现有的共识或标准。目前普遍存在临床上常用但缺乏大样本对照研究或病例系列研究的情况，导致循证证据级别较低，推荐级别不高。但本推荐并不意味着其临床重要性的下降。

（1）湿热毒盛证

治法：清热利湿，活血化瘀。

推荐方药：四妙勇安汤（《验方新编》）：元参、金银花、当归、甘草等，随证加减。水煎服，1 剂 / 天，分 2 ～ 3 次服用（证据级别：Ⅲ a）。奚氏清消方（奚九一经验方）：茵陈、苦参、黄芩、大黄、甘草等，随证加减。水煎服，1 剂 / 天，分 2 ～ 3 次服用（证据级别：Ⅲ a）

（2）血脉瘀阻证

治法：活血祛瘀，通络止痛。

推荐方药：桃红四物汤（《医垒元戎》）：熟地、当归、白芍、川芎、桃仁、红花等，随证加减。水煎服，1剂/天，分2～3次服用（证据级别：Ⅲa）。血府逐瘀汤（《医林改错》）：当归、生地、桃仁、红花、枳壳、赤芍、柴胡、甘草、桔梗、川芎、牛膝等，随证加减。水煎服，1剂/天，分2～3次服用（证据级别：Ⅲa）。

（3）热毒伤阴证

治法：清热解毒，养阴活血。

推荐方药：顾步汤（《外科真诠》）：黄芪、人参、石斛、当归、银花、牛膝、菊花、甘草、公英、紫花地丁等，随证加减。水煎服，1剂/天，分2～3次服用（证据级别：Ⅲa）。

（4）气血两虚证

治法：益气补血，活血通络。

推荐方药：人参养荣汤（《三因极一病证方论》）：人参、白术、茯苓、甘草、陈皮、黄芪、当归、白芍、熟地黄、五味子、桂心、远志等，随证加减。水煎服，1剂/天，分2～3次服用（证据级别：Ⅲa）。补阳还五汤（《医林改错·卷下·瘫痿论》）：生黄芪、当归尾、赤芍、地龙、川芎、红花、桃仁等，随证加减。水煎服，1剂/天，分2～3次服用（证据级别：Ⅲa）。八珍汤（《正体类要》）：当归、川芎、熟地、白芍、人参、白术、茯苓、甘草等，随证加减。水煎服，1剂/天，分2～3次服用（证据级别：Ⅲa）。

推荐意见1：湿热毒盛证的患者，可以使用四妙勇安汤、奚氏清消方作为主方化裁。血脉瘀阻证的患者，可以桃红四物汤、血府逐瘀汤等作为主方化裁使用。热毒伤阴证的患者，可以使用顾步汤作为主方化裁。气血两虚证的患者，可以用人参养荣汤、八珍汤、补阳还五汤作为主方化裁（推荐强度：B）。

（5）中医外治

糖尿病足溃疡是一种难治性疾病，采用中医综合外治方案可提高创面临床痊愈率、创面闭合指数、疾病疗效及中医证候疗效（证据级别：Ⅰa）。

推荐意见2：中医综合治疗是促进糖尿病足溃疡愈合的有效方案（推荐强度A）。

1）祛腐期：临床以患足灼热、肿胀破溃、毒浸迅速、脓腐量多、筋腐成疽等为主要表现，创面床理论中的黑期（组织坏死期）、黄期（炎性渗出期）；糖尿病足筋疽重症等可参考此分期治疗。外治法以清创术、中药熏洗或溻渍疗法、箍围疗法为主。

第1种，清创术：包括祛腐清创术、蚕食清创术、奚氏祛腐清筋术。

祛腐清创术：适用于糖尿病足溃疡Ⅱ～Ⅳ级创面，处于祛腐期阶段，侵及筋膜、肌腱、骨组织，以及大量坏死腐肉组织难以脱落或引流不畅者。通过手术治疗起到减压、通畅引流、尽量保护已不健康但尚未完全失活的组织的作用（证据级别：Ⅰa）。

蚕食清创术：适用于糖尿病足溃疡Ⅱ～Ⅳ级创面，处于祛腐期或生肌期早期，创面坏死组织及腐肉较少、组织较软化但难以脱落者；或患者生命体征不稳定、全身状况不良、预知一次性清创难以承受者。手法治疗只清除已经坏死尚未脱落的组织（证据级别：Ⅰa）。

奚氏祛腐清筋术：适用于糖尿病足筋疽重症（证据级别：Ⅱa）。

推荐意见3：及时恰当祛除腐肉，是糖尿病足溃疡治疗的关键（推荐强度A/B）。

第2种，中药熏洗疗法或溻渍疗法：使药物作用于肌体后，其挥发性成分经皮肤吸收，局部可保持较高的浓度，能长时间发挥作用，对改善血管的通透性和血液循环、加快代谢产物排泄、促进炎性致痛因子吸收、提高机体防御及免疫能力、促进功能恢复具有积极的作用。

熏洗疗法：用于脓水多而臭秽重、引流通畅，或创面腐肉已尽、新肌难生者的熏洗治疗（证据级别：Ⅰa）。

溻渍疗法：用于脓液量较多，以及创面周围红肿的创面的湿敷治疗（证据级别：Ⅱa）。

推荐意见4：中药熏洗疗法或溻渍疗法是治疗糖尿病足溃疡的有效方法（推荐强度A/B）。

第3种，箍围疗法：借助箍围药的截毒、束毒、拔毒作用而起到清热消肿、散瘀定痛、温经化痰等治疗效应的一种敷贴方法。主要适用于湿热毒蕴证（证据级别：Ⅰa）。

推荐意见5：箍围疗法有助于糖尿病足溃疡红肿消退（推荐强度A）。

2）生肌期：临床以患足略肿、皮温正常、腐肉已尽或将尽、肉芽色红或伴皮缘渐长为主要表现。创面床准备理论中的红期、粉期可参考此分期治疗。外治以生肌长皮为主，多应用生肌类中药外敷，如生肌橡皮膏、一效膏、京万红软膏等（证据级别：Ⅰa/Ⅱa）。

推荐意见6：生肌类中药的使用对糖尿病足溃疡愈合有关键作用（推荐强度A/B）。

7.2.3.4　下肢动脉闭塞

中药熏洗疗法：将药物煎煮成汤液，趁热熏蒸患处，待温度合适再浸浴患处，通过药物本身的药效和汤液的热力，达到疏通腠理、散寒温阳、行气活血、通络止痛作用的一种内外并治疗法，适用于下肢动脉硬化闭塞症的各种证型，尤其是寒凝筋脉证及气滞血瘀证，能有效改善患肢临床症状，现代研究亦发现其具有扩血管、抗炎、杀菌、改善血液循环等作用。

气虚血瘀型选方脉络通洗剂（丹参、川芎、红花、透骨草、虎杖），外用塌渍患处。血瘀型活血通络洗剂（透骨草、威灵仙、苏木红花、川楝子、当归等）中药熏洗。

7.2.3.5 单味中药的研究

近年来随着中药药理学研究的发展，关于单味中药治疗的实验和临床研究资料不断更新。研究最多的中药及中药提取物有：水飞蓟素、牛蒡子、葛根素、灯盏花素、银杏叶、川芎嗪、水蛭注射液。

水飞蓟素是从植物水飞蓟中提取的有效成分，有动物实验研究表明、水飞蓟素能将糖尿病大鼠红细胞的山梨醇含量明显降低、抑制醛糖还原酶活性，进而可提高糖尿病大鼠的神经传导速度。

牛蒡子主要有效成分为牛募甙、脂肪油、维生素A、生物碱等。动物实验证明，牛蒡子有减少糖基化终末产物、镇痛抗炎、降血脂、抗动脉硬化的功能，这些功能对于治疗都有一定的辅助作用。

葛根素是从中药野葛中提取的单体，动物实验证明，葛根素能降低糖基化产物水平、抑制醛糖还原酶活性、提高糖尿病大鼠血液含量、维持神经内膜血管张力、抑制血小板凝集，达到保护周围神经的作用。临床研究发现，葛根素注射液可以通过扩张血管、改善血小板凝集状态，进而改善神经组织的缺血缺氧，提高周围神经的传导速度。

灯盏花素是从中药灯盏细辛中提取的。动物实验表明，灯盏花素具有扩张血管、降低血液黏滞度等作用，临床实验证明该药可以改善患者坐骨神经传导速度。

银杏叶的提取物主要包括银杏黄酮苷、银杏苦内酯、白果内酯等，相关研究显示银杏叶注射液能扩张血管、抗血栓、清除氧自由基、改善神经组织缺血缺氧。

川芎嗪是中药川芎的提取物，抗血小板凝集、改善微循环是川芎嗪注射液的主要作用，因此该药可以用于治疗。

水蛭主要含有多种生物活性物质。水蛭注射液能起到加快微循环的灌注、抗血小板凝集、扩张微血管的作用。患者在常规治疗的基础上加用水蛭注射液静脉滴注可使神经传导速度明显提高。

7.2.4　外治法

7.2.4.1 中药熏蒸疗法

中药熏洗疗法是通过热蒸气和药液对肢端熏蒸和浸泡，刺激血管和神经，引起肢端血管扩张，从而起到疏通经络、调整气血、活血止痛的作用。常用五皮五藤饮（丹皮、地骨皮、白鲜皮、海桐皮、桑白皮、青风藤、海风藤、钩藤、夜交藤、天仙藤等）来疏通经络；血痹汤（透骨草、桂枝、艾叶、红花等）来活血化瘀通络。搪瓷盆中，加水 5000 mL 浸泡 100 ～ 200 min，文火煮沸后，再煮 30 min，离火后先熏手足，待药液温度降至 38 ～ 42℃时，再将手足入药液中浸泡 30 min。

7.2.4.2　穴位注射

黄芪注射液用于气虚血瘀证、痰瘀阻络证、阳虚寒凝证。丹红注射液用于气虚血瘀证、痰瘀阻络证。

7.2.4.3 穴位贴敷疗法

穴位贴敷法源于上古，在《五十二病方》中发现部分外治药方多为贴敷制剂，虽未见腧穴记载，但见或直接贴于创面，或贴于局部刺激点处，是中医外治的重要组成部分。常用药物（当归、桂枝、木通、细辛、白芍、甘草诸药研磨，生姜汁调糊）行中脘、天枢、足三里、脾俞、肾俞等穴位贴敷。常用药物（黄芪、乳香、延胡索、玄参、鸡血藤、紫草、防风、威灵仙、海风藤、络石藤、鸡血藤等药物研成细粉混匀，用时热水调糊）行足三里、丰隆、三阴交穴位贴敷。每天 1 次，每次敷药 4 h，连续 14 天为 1 个疗程。

7.2.4.4 溻渍疗法

溻渍疗法是中医特色的外治法，是用敷料直接将药物通过皮肤表面渗透进入组织内，发挥活血化瘀、通络止痛、益气固表等功效。常用药物温通方加减（红花、艾叶、乳香、没药、路路通），熏洗时间 20 min，每日一次，疗程为 10 天。

7.2.4.5 蜡疗法

使用蜡疗机所制作的蜡饼进行蜡疗法，制作蜡饼温度为 48℃，厚度为 10 mm，每次蜡疗时间为 30 min。

7.2.5 针灸、耳针、按摩等疗法

针灸疗法包括针法和灸法，中医学认为，针灸具有调整阴阳平衡、调和脏腑、疏通经络、扶正祛邪等作用。现代医学证明，针刺不仅能直接改善糖尿病周围神经病变的症状，还能有效地控制血糖、调整血脂、延缓糖尿病周围神经病变的发展。

7.2.5.1 体针

气虚血瘀证取穴内关、气海、合谷、血海、足三里、三阴交、胰俞、肺俞等。

阴虚血瘀证取穴肝俞、肾俞、胰俞、足三里、三阴交、太溪、曲池、合谷等。

痰瘀阻络证取穴合谷、曲池、脾俞、胰俞、血海、足三里、三焦俞、三

阴交、丰隆、解溪、太冲、梁丘等。

阳虚寒凝证取穴外关、曲池、肾俞、命门、腰阳关、关元、环跳、阳陵泉、阴陵泉、绝骨、照海、足临泣、胰俞、手三里等。

肝肾亏虚证取穴肝俞、脾俞、肾俞、胰俞、足三里、三阴交、承山、伏兔等。

7.2.5.2　梅花针

取穴以脊柱两侧为主，病变在上肢加刺臂内、外侧、手掌、手背及手指端点刺放血。病变在下肢加刺小腿内、外侧，足背以及足趾端点刺放血。手法：中度或重度刺激。

7.2.5.3　粗针

取穴为神道透至阳、命门透阳关、中府、足三里、手三里、合谷、环跳、绝骨。手法：神道透至阳、命门透阳关用 0.8 mm 直径粗针，留针 2 h，余穴强刺激不留针。每日 1 次，10 日为 1 个疗程。

7.2.5.4　耳针

取穴为肝、脾、肾、臀、坐骨神经、膝、神门、交感。每次选 2 ～ 3 穴。手法：中强刺激，留针 15 ～ 30 min。每日 1 次，10 日为 1 个疗程。

7.2.5.5　电针

取穴为髀关透伏兔、风市透中渎、风市透伏兔、阳陵泉。手法：用 26 号长针从髀关穴，斜向伏兔穴，进针 3 ～ 4 寸；从风市穴斜向中渎穴，进针 3 ～ 4 寸；从风市穴斜向伏兔穴进针 3 ～ 4 寸，阳陵泉直刺；并接上脉冲电流，选用疏密波，电流温度以患者能忍受为止，通电 15 ～ 20 min。每日 1 次，10 日为 1 个疗程。

7.2.5.6　艾灸　取穴太溪、三阴交、足三里、合谷、曲池、涌泉、承山、委中、太冲、行间等用于气虚血瘀证、痰瘀阻络证。

7.2.5.7　按摩

上肢麻痛者拿肩井肌，揉捏臂臑、手三里、合谷部肌筋，点肩髃、曲池等穴，搓揉肩肌来回数遍。每次按摩时间 20 ～ 30 min，每日 1 ～ 2 次。

下肢麻痛者拿阴廉、承山、昆仑肌筋，揉捏伏兔、承扶、殷门部肌筋，点腰阳关、环跳、足三里、委中、承山、解溪、三阴交、涌泉等穴，搓揉腓肠肌数十遍，手劲刚柔相济，以深透为度。每次按摩时间 20 ～ 30 min，每日 1 ～ 2 次。

7.2.6 中医器械疗法

（1）电磁波谱治疗仪：物理疗法中特定电磁波谱治疗仪在各证型中均可使用。

（2）血管神经治疗仪：血管神经治疗仪在各证型均可选用。

（3）红光治疗仪：采用红光治疗仪（北京蓝讯时代科技有限公司，MPET-400/800 型），选择自定义 B 模式，基本参数为 4696 Hz、1172 Hz、586 Hz、292 Hz，循环切换，照射 30 分 / 次，1 次 / 天，15 天为 1 个疗程。

（4）低频脉冲治疗仪：选取双侧脾俞、肾俞、足三里、三阴交、涌泉等穴位，予以低频脉冲治疗仪刺激穴位治疗，每日 1 次，每次 15 min。

（5）光子治疗仪：将光子治疗仪的照射点对准患者的足背部，调整光源与皮肤的距离至 15 cm 左右，每次照射时间为 10 min，1 h 后再次照射，间隔连续照射 6 次。

（6）中医定向透药：将电极贴片贴在治疗部位或穴位（足三里、委中、三阴交）。调节输出强度和热疗强度，以患者耐受良好为宜。每次治疗 20 min，1 次 / 天，连续治疗 10 天。

7.3 中医疗效评价

7.3.1 改善症状

采用《临床症状积分表》《Toronto 临床评分系统评定》评定。

（1）证候判定标准：参考《糖尿病中医防治指南》（中华中医药学会糖尿病分会，2011 年）。

临床痊愈：肢体麻、凉、疼、痿症状、体征消失或基本消失，证候积分减少≥ 70%。

显效：肢体麻、凉、疼、痿症状、体征明显改善，证候积分减少≥ 70%。

有效：肢体麻、凉、疼、痿症状、体征均有好转，证候积分减少≥30%。

无效：肢体麻、凉、疼、痿症状、体征均无明显改善，甚或加重，证候积分减少不足30%。

注：计算公式（尼莫地平法）为：[（治疗前积分－治疗后积分）÷治疗前积分]×100%。

（2）症状判定标准：参考《糖尿病中医防治指南》（中华中医药学会糖尿病分会，2011年）。

显效：治疗前患者的症状明显改善，积分减少≥70%。

好转：治疗前患者的症状减轻，积分减少≥30%。

无效：治疗前患者的症状未减轻或加重，积分≤30%。

7.3.2 减少西药用量，减毒增效

以营养神经药物使用剂量变化、减药时间、停药时间计算。

7.3.3 改善神经功能

采用肌电图评价、神经反射评价，可以参考密歇根州糖尿病性周围神经病评分（MDNS），计算治疗前后神经功能评分。

7.3.4 缩短病程

记录减药、停药时间，与单纯西药标准治疗对比。

8

糖尿病视网膜病变

糖尿病视网膜病变（diabetic retinopathy，DR）是由于长期高血糖以及与糖尿病有关的其他异常（如高血压、高血脂等）引起的以视网膜微血管损害为特征的慢性、进行性视力损害的眼病，常导致视力下降、视野缺损、玻璃体积血，严重者甚至出现牵拉性视网膜脱离，最终失明。DR是成年人视力损害的主要原因。

本病可归属于中医“视瞻昏渺”“云雾移睛”“暴盲”“血灌瞳神”等内障眼病范畴，统称为“消渴目病”。其病机以消渴病本病阴虚燥热、气阴两虚、阴损及阳、阴阳两虚为基础。与肝肾阴亏、气阴耗伤、脉络瘀阻、痰瘀互结等相关，病性多为虚实夹杂。

8.1 诊断

8.1.1 西医

8.1.1.1 诊断标准

参照《AAO临床指南（2019）》，首次病史采集应包括：糖尿病病程；既往HbAlc控制情况；用药史；病史，如肥胖、肾病、系统性高血压、血脂水平、怀孕、神经病变；眼部病史，如外伤、其他眼病、眼部注射、手术、视网膜激光治疗及屈光手术等。

首次检查应包括：①视力；②裂隙灯显微镜检查；③眼压；④扩瞳前应

进行房角检查，扩瞳前虹膜新生血管容易辨认，当虹膜出现或怀疑有新生血管形成，或眼压升高时，房角镜可用于检测前房角处的新生血管形成；⑤瞳孔对光反射评估视神经功能障碍；⑥完整的眼底检查，包括对视网膜后极部的检查（首选扩瞳）；⑦视网膜周边及玻璃体检查。

辅助检查包括：①彩色无赤光眼底照相；②光学相干断层扫描（optical coherence tomography，OCT）；③荧光素血管造影：有临床意义的黄斑水肿（clinically significant macular edema，CSME）可指导患者做激光治疗，检测不明原因的视力下降以及明确新生血管；④ Angio-OCT：具有非侵入性，可在不同水平视网膜中显示毛细血管水平异常，为黄斑缺血提供定量评估，但不能检测到渗出；⑤ B 型超声：可以评估玻璃体积血，确定玻璃体视网膜牵拉的严重程度，并在屈光介质不透明的情况下诊断糖尿病视网膜脱离。

8.1.1.2 分级标准

2002 年全球糖尿病视网膜病变项目组（the Global Diabetic Retinopathy Project Group）根据糖尿病视网膜病变早期治疗研究（ETDRS）和 Wisconsin 糖尿病视网膜病变流行病学研究（WESDR）两个大样本多中心临床研究证据制定了糖尿病视网膜病变及糖尿病性黄斑水肿国际分级标准（表 8-1、表 8-2）。

表 8-1 糖尿病视网膜病变国际临床分级

分级	病变严重程度	散瞳眼底检查所见
1	无明显视网膜病变	无异常
2	轻度非增生性糖尿病视网膜病变	仅有微动脉瘤
3	中度非增生性糖尿病视网膜病变	除微动脉瘤外，还存在轻于重度非增生性糖尿病视网膜病变的改变
4	重度非增生性糖尿病视网膜病变	出现以下任一改变，但无增生性视网膜病变的体征： 在四个象限的每一象限中出现多于 20 处视网膜内出血 在两个或以上象限出现静脉串珠样改变 至少有 1 个象限出现明显的视网膜内微血管异常
5	增生性糖尿病视网膜病变	出现下列一种或一种以上改变新生血管玻璃体出血或视网膜前出血

表 8-2 糖尿病性黄斑水肿国际临床分级

程度	散瞳眼底检查所见
无	在后极部无明显视网膜增厚或硬性渗出
轻	后极部存在部分视网膜增厚或硬性渗出，但远离黄斑中心
中	视网膜增厚或硬性渗出接近，但未累及黄斑中心凹
重	视网膜增厚或硬性渗出累及黄斑中心凹

8.1.2 中医诊断标准

（1）消渴病史。

（2）不同程度视力减退，眼前黑影飞舞，或视物变形。

（3）眼底出血、渗出、水肿、增殖，晚期可致血灌瞳神后部、视衣脱离而致暴盲甚至失明。

（4）可并发乌风内障、青风内障及金花内障等内障眼病。

8.1.3 中医证候诊断

8.1.3.1 气阴两虚，脉络不利证

视力减退，目睛干涩，口干咽燥，神疲乏力，少气懒言，眠少汗多，大便干结，或头晕耳鸣，或肢体麻木，舌淡红，苔薄白或舌红少苔，脉细。

此证见于糖尿病视网膜病变轻、中度非增殖期，眼底可见视网膜微血管瘤、小点片状出血、黄白色硬性渗出。

8.1.3.2 气阴两虚，脉络瘀阻证

视物模糊，目睛干涩，或视物变形，或眼前黑花飘舞，甚至视力严重障碍，神疲乏力，气短懒言，口干咽燥，自汗，头晕耳鸣，腰膝酸软，肢体麻木，大便干燥与稀溏交替出现，舌胖嫩、紫暗或有瘀斑，脉细无力。

此证见于糖尿病视网膜病变重度非增殖期，或由非增殖期向增殖期发展，眼底可见视网膜微血管瘤、新旧杂陈的点片状和火焰状出血、黄白色硬性渗出及灰白色棉絮斑，或黄斑水肿渗出，或视网膜新生血管，或视网膜前出血，或玻璃体积血。

8.1.3.3 阴损及阳，血瘀痰凝证

视力模糊，或严重障碍，神疲乏力，心慌气短，失眠健忘，记忆力减退，腰膝酸软，手足麻凉，下肢水肿，大便溏结交替；舌淡胖、少津或有瘀点，或唇舌紫暗，脉沉细无力。

此证见于糖尿病视网膜病变增殖期，除具有气阴两虚、脉络瘀阻型眼底表现外，可见视网膜玻璃体纤维增生，甚至纤维膜或条带收缩牵引视网膜脱离。

8.1.3.4 阴阳两虚，痰瘀互结证

视力严重障碍，甚至盲无所见，面色晦暗，气短乏力，腰膝酸软，畏寒肢冷，颜面或下肢水肿，大便溏结交替，夜尿频数，浑浊如膏，舌淡苔白，脉沉细无力。

此证见于糖尿病视网膜病变增殖期，眼底表现同阴损及阳、血瘀痰凝型。

8.2 治疗

8.2.1 辨证论治

8.2.1.1 气阴两虚，脉络不利证

治法：益气生津，滋阴补肾，活血通络。

方药：生脉散（《内外伤辨惑论》）合六味地黄丸（《小儿要证直诀》）加减。党参、麦冬、五味子、熟地、山萸肉、山药、茯苓、泽泻、丹皮。

加减：选加知母、天花粉、墨旱莲清热养阴、生津润燥；茺蔚子、丹参、牛膝、生蒲黄活血通络。

常用中成药：芪明颗粒，口服，一次1袋，一日3次。

8.2.1.2 气阴两虚，脉络瘀阻证

治法：益气养阴，化瘀通络。

方药：生脉散（《内外伤辨惑论》）合杞菊地黄丸（《医级》）加减。党参、麦冬、五味子、枸杞、菊花、熟地、山萸肉、山药、茯苓、泽泻、丹皮。

加减：眼底出血量多，甚至玻璃体出血，出血期宜滋阴凉血、化瘀止血，可用生蒲黄汤（《眼科六经法要》）方：生蒲黄、旱莲草、荆芥炭、生地、丹皮、郁金、丹参、川芎加减；出血静止期治以活血化瘀为主，可用桃红四物汤（《医宗金鉴》）加减。

常用中成药：芪灯明目胶囊，口服，一次 4 粒，一日 3 次。

8.2.1.3　阴损及阳，血瘀痰凝证

治法：补肾益脾，化瘀散结。

方药：补阳还五汤(《医林改错》)和肾气丸(《金匮要略》)加减。生黄芪、当归尾、赤芍、地龙、川芎、红花、桃仁、干地黄、山药、山茱萸、泽泻、茯苓、牡丹皮、桂枝、附子。

加减：选加瓦楞子、海藻、昆布化痰散结；三七、生蒲黄化瘀止血，以减少反复出血；枸杞、淫羊藿、白术、薏苡仁等增强补肾益脾之效。

常用中成药：复方血栓通胶囊，口服，一次 3 粒，一日 3 次。

8.2.1.4　阴阳两虚，痰瘀互结证

治法：滋阴补阳，化痰祛瘀，软坚散结。

方药：偏阴虚者需选左归丸（《景岳全书》）加减，熟地、鹿角胶、龟板胶、山药、枸杞、山萸肉、川牛膝、菟丝子。偏阳虚者选右归丸（《景岳全书》）加减，附子、肉桂、鹿角胶、熟地、山萸肉、枸杞、山药、菟丝子、杜仲、当归、淫羊藿。

加减：选加太子参、茯苓益气健脾；菟丝子、淫羊藿等补肾；三七、生蒲黄等化瘀止血；海藻、昆布等软坚散结。

常用中成药：左归丸，口服，一次 9 g，一日 2 次；或右归丸，口服，一次 1 丸，一日 3 次。

8.2.2　病证结合治疗

根据 DR 基本病机演变为气阴两虚、肝肾亏虚、阴阳两虚的转化特点及虚、痰、瘀 3 个重要致病因素，可分为早、中、晚三期，轻或中度 NPDR 可采用中医辨证治疗或中成药，重度 NPDR 及 PDR 则可以考虑光凝治疗、玻璃体切割等。

8.2.2.1　早中期

早中期可按照上述辨证论治方法使用中药及中成药治疗。

8.2.2.2　晚期

糖尿病视网膜病变进展到晚期（视网膜病变呈增生型 DR 改变）时，应尽快于眼科治疗，考虑行光凝治疗、玻璃体切割等。

8.2.3　并发症治疗

8.2.3.1　眼底渗出

眼底病变以渗出为主，常累及黄斑区，伴身乏沉重，口中黏腻，舌淡暗胖苔厚腻，脉弦滑，多为痰湿犯目证，可选五苓散或二陈汤合四物汤加减。

8.2.3.2　眼底出血

出血期常予滋阴凉血、化瘀止血，可用生蒲黄汤加减；出血静止期，瘀血尚未吸收时，治宜活血化瘀为主，常用桃红四物汤加减。

8.2.3.3　玻璃体积血

辨证属气阴两虚者可选清亮饮、糖网汤或滋肾祛瘀方；辨证属络脉瘀阻证可选用生蒲黄汤。

8.2.4　外治法

8.2.4.1　中药雾化熏眼疗法

在眼部施加雾化的灯盏花素注射液，1 次 / 天，15 ～ 20 min/ 次；选取睛明、四白、丝竹空依次按摩，治疗 14 天。

8.2.4.2　中药热敷疗法

可使用中药热奄包（由太子参、黄芪、熟地黄、丹皮、蒲公英、金银花、菊花、丹参、当归、黄芩、红花、茯神、决明子等药物组成）眼罩治疗，1 次 / 天，20 min/ 次。

8.2.5　针灸疗法

对于糖尿病视网膜病变非增殖期、出血较少者，可慎用针刺疗法，取太阳、阳白、攒竹、足三里、三阴交、光明、肝俞、肾俞等穴，可分两组轮流取用，每次取眼区穴 1 ～ 2 个，四肢及背部 3 ～ 5 个，平补平泻。

8.2.6　中医器械疗法

电离子导入：采用电离子导入的方式，使中成药制剂直接到达眼部的病灶组织，从而促进视网膜出血、渗出和水肿的吸收。该法具有方便、创伤小作用直接等特点。对于糖尿病性视网膜病变引起的眼底渗出、机化及增殖可选昆布、丹参、三七注射液作电离子导入，每日1次，每次15 min，10次为1个疗程，间隔2～5天再做第2个疗程。对于糖尿病视网膜病变引起的玻璃体视网膜出血可选用三七、丹参、普罗碘铵等作电离子透入，每日1次，10次为1个疗程，但对存在新近出血者应避免使用。

8.3 中医疗效评价

（1）疗效标准：可参考2002年颁布的《中药新药治疗糖尿病视网膜病变的临床研究指导原则》，评定治疗前后的视力、眼底镜、FFA、OCT检测结果。

（2）减少终点事件发生：终点事件考虑致盲事件。以致盲事件发生率计算。

（3）延缓疾病进展：疾病进展以目前国际或国内对DR的分级或分期为诊断标准，根据眼底检查结果判断DR分级或分期进展情况，结果报告时详细报告DR治疗后分级或分期变化情况。

（4）不良反应：严格记录不良事件发生情况，以评价药物安全性。

9 糖尿病肾脏疾病

糖尿病肾脏疾病是指由糖尿病所致的慢性肾脏疾病，通常是根据尿白蛋白升高和（或）预估肾小球滤过率下降，同时排除其他慢性肾脏疾病而做出的临床诊断。

中医称之为消渴肾病，指继发于“消渴”的肾脏疾病，包括“消渴”继发的“水肿”“肾劳”“关格”等，与古代文献中的“肾消”密切相关。本虚标实是消渴病肾病证候的基本特征，本虚以脾肾气阴两虚为主，标实尤以血瘀普遍存在。

9.1 诊断

9.1.1 西医

参考《糖尿病肾脏疾病临床诊疗中国指南》（2021 年）诊断标准：有明确的 DM 病史，同时与尿蛋白、肾功能变化存在因果关系，并排除其他原发性、继发性肾小球疾病与系统性疾病，符合以下情况之一者，可诊断糖尿病肾脏疾病。①随机尿白蛋白 / 肌酐比值（urinary albu min-to-creatinine ratio，UACR）≥ 30 mg/g 或尿白蛋白排泄率（urinary albu min excretion rate，UAER）≥ 30 mg/24 h，且在 3 ～ 6 个月内重复检查 UACR 或 UAER，3 次中有 2 次达到或超过临界值；排除感染等其他干扰因素。②估算肾小球滤过率（estimated glomerular filtration rate，eGFR）< 60 mL/（min · 1.73 m^2）13 个月以上。③肾

活检符合糖尿病肾脏疾病病理改变。

9.1.1.1　合并视网膜病变有助于糖尿病肾脏疾病的诊断

确诊为1型糖尿病的糖尿病肾脏疾病患者常合并视网膜病变，但视网膜病变并非诊断2型糖尿病患者糖尿病肾脏疾病的必备条件，部分2型糖尿病患者可在起病时即出现肾病，但不伴有视网膜病变。研究显示，对于尿白蛋白阴性的糖尿病肾脏疾病患者，合并糖尿病视网膜病变的风险可能低于尿白蛋白阳性的糖尿病肾脏疾病患者。

9.1.1.2　鉴别诊断

以下情况需考虑非糖尿病肾病，应注意鉴别诊断：①1型糖尿病病程短（＜10年）或未合并糖尿病视网膜病变；②eGFR迅速下降；③尿蛋白迅速增加或出现肾病综合征；④顽固性高血压；⑤出现活动性尿沉渣（红细胞、白细胞或细胞管型等）；⑥合并其他系统性疾病的症状或体征；⑦给予血管紧张素转化酶抑制剂（ACEI）或血管紧张素受体拮抗剂（ARB）治疗后2～3个月内eGFR下降大于30%；⑧肾脏超声发现异常。

病因难以鉴别时可行肾穿刺病理检查。肾穿刺病理检查是诊断糖尿病肾脏疾病的金标准，有助于鉴别糖尿病肾脏疾病与非糖尿病肾病，指导临床治疗，改善预后。确诊糖尿病肾脏疾病后，可以Mogensen分期（表9-1）为参考，在出现蛋白尿及肾功能受损时可结合白蛋白尿分期（表9-2）及慢性肾脏疾病分期（CKD分期，见表9-3）进行分期。

表9-1　Mogensen分期表

分期	表现
I	肾小球高滤过期，肾脏体积增大，无蛋白尿，无病理组织损害，肾血流量和肾小球毛细血管灌注压升高
II	正常白蛋白尿期，尿蛋白排泄率正常，肾小球基底膜增厚、系膜基质增加，eGFR多高于正常
III	早期糖尿病肾病，尿白蛋白/肌酐比（UACR）在30～300 mg/g，小球基底膜增厚、系膜基质增加更加明显，出现肾小球结节、弥漫样病变及肾小血管玻璃样变性

续表

分期	表现
IV	临床期糖尿病肾病，尿白蛋白 / 肌酐比（UACR）＞ 300 mg/g，尿蛋白定量＞ 0.5 g/24 h，肾功能损伤进行性发展，eGFR 正常或开始下降
V	终末期肾衰竭

表 9-2　白蛋白尿分期表

分期	尿白蛋白 / 肌酐比（UACR）（mg/g）
A1	＜ 30
A2	30 ～ 300
A3	＞ 300

表 9-3　慢性肾脏疾病分期表（CKD 分期）

分期	eGFR[mL（min · 1.73 m^2）]
1 期（G1）	≥ 90
2 期（G2）	60 ～ 89
3 a 期（G3 a）	45 ～ 59
3 b 期（G3 b）	30 ～ 44
4 期（G4）	15 ～ 29
5 期（G5）	＜ 15 或透析

9.1.2　中医

参考《消渴病肾病（糖尿病肾病）中医诊疗方案》（2017 年版）和《糖尿病及其并发症中西医诊治学（第 3 版）》（吕仁和、于秀辰主编，人民卫生出版社，2016 年），可从以下三方面考虑诊断：①有明确的消渴病病史。②出现泡沫尿、水肿、眩晕、视瞻昏渺（糖尿病视网膜病变）、乏力等症状及体征。③实验室检查发现：尿白蛋白和（或）肾功能损害，都应考虑到消渴病肾病（糖尿病肾病）。

同时应注意排除淋证和肾风、肾水、支饮、心悸、眩晕等病症（泌尿系感染和多种原发性、继发性肾脏疾病以及心功能衰竭、高血压病）引起的尿蛋白升高、肾功能损伤的原因。

9.1.3 中医证候诊断

9.1.3.1 主证

（1）胃热伤肾证：烦渴善饥，口干舌燥，尿频量多，尿中多泡沫或混浊，下肢软弱，舌红苔少，或苔薄黄，脉滑数。

（2）心肾不交证：口苦咽干，腰膝酸软，心烦心悸，夜寐欠安，气短乏力，尿频或赤，或心前区隐痛，或月经不调，舌红，苔薄黄或干，脉细数或弦细。

（3）肝肾阴虚证：腰酸膝软，头晕耳鸣，心烦口渴，手足心热，舌燥咽干，饮不解渴，或遗精早泄，形瘦神疲，或足面微肿，夜寐不安，多梦惊扰，舌淡紫少津，无苔，脉细数或弦。

以上三个证候相当于 Mogensen 分期Ⅲ期，尿白蛋白 / 肌酐比（UACR）为 30～300 mg/g（A2 期），尿蛋白定量＜0.5 g/24 h，预估肾小球滤过率（eGFR）≥ 60 mL（min・1.73 m^2）。

（4）脾肾阳虚　面浮身肿，腰以下尤甚，按之没指，畏寒肢冷，头晕目眩，少气懒言，胸闷腰酸，腹胀食少，时或腹中冷痛，肠鸣便溏，口淡不渴，尿量减少，面色少华，舌淡青而胖，苔白腻，脉沉细。

此证候相当于 Mogensen 分期Ⅳ期肾功能未受损者，预估肾小球滤过率（eGFR）≥ 60 mL（min・1.73 m^2），尿白蛋白 / 肌酐比（UACR）＞300 mg/g（A3 期），尿蛋白定量＞0.5 g/24 h。

（5）阴阳两虚，浊毒内蕴证　恶心呕吐，头晕目眩，周身水肿，小便不利，或尿少便秘、神倦乏力，甚或恍惚，甚或抽搐、出血，舌质暗淡，或紫暗瘀斑，苔白厚腻或浊腐，脉沉滑或弦，或沉细无力。

此证候相当于 Mogensen 分期Ⅳ期肾功能不全和Ⅴ期患者，肾功能进行性下降，预估肾小球滤过率（eGFR）＜60 mL（min・1.73 m^2）。

9.1.3.2 兼证

（1）膀胱湿热证：尿频、尿急、灼热、涩痛，或腰腹胀痛或坠痛，舌黄或腻，苔黄腻或浊，脉滑数或濡（此证为并发尿路感染）。

（2）肝阳上亢证：肝肾阴虚证进一步加剧可兼见头晕头痛，口苦目眩，脉弦有力（此证多合并高血压）。

（3）血瘀证：双下肢皮肤干燥皲裂粗糙，皮肤色暗红，舌色暗，舌下静脉迂曲，瘀点瘀斑，脉沉弦涩（此证为糖尿病日久损害涉及周围血管）。

9.2 治疗

9.2.1 辨证论治

9.2.1.1 主证

（1）胃热伤肾证

治法：清胃益肾，敛精止渴。

方药：白茯苓丸（《证治准绳》）加减。茯苓 9 ～ 15 g、黄连 3 ～ 12 g、天花粉 9 ～ 15 g、萆薢 9 ～ 15 g、玄参 15 ～ 30 g、人参 6 ～ 9 g、熟地 15 ～ 30 g、覆盆子 15 ～ 30 g、丹参 15 ～ 30 g、鸡内金 6 ～ 12 g、石斛 9 ～ 15 g、蛇床子 6 ～ 9 g。

加减：五心烦热加知母、黄柏；口干、目干加女贞子、决明子。

常用中成药：知柏地黄丸，口服，一次 8 丸，一日 3 次。

（2）心肾不交证

治法：交通心肾，化浊固精。

方药：莲子清心饮（《和剂局方》）加减。太子参 9 ～ 15 g、茯苓 9 ～ 15 g、石莲子 9 ～ 15 g、黄芩 6 ～ 9 g、柴胡 9 ～ 15 g、生甘草 3 ～ 9 g、生黄芪 15 ～ 30 g、车前子（包煎）15 ～ 30 g、地骨皮 9 ～ 15 g、丹参 15 ～ 30 g、芡实 15 ～ 30 g、麦冬 9 ～ 15 g、赤芍 9 ～ 15 g、益母草 9 ～ 15 g。

加减：气虚甚者，加白术、北沙参、党参；阴虚甚者，加二至丸，或合用六味地黄汤；兼瘀者，加水红花子、苏木、姜黄。

常用中成药：乌灵胶囊，口服，一次 3 粒，一日 3 次。

（3）肝肾阴虚证

治法：滋补肝肾，清热固精。

方药：杞菊地黄丸（《医级·杂病类方》）加减。生地 9 ～ 15 g、山茱萸 9 ～ 15 g、山药 15 ～ 30 g、茯苓 9 ～ 15 g、牡丹皮 6 ～ 15 g、泽泻 9 ～ 15 g、枸杞子 15 ～ 30 g、菊花 6 ～ 9 g、石莲子 9 ～ 15 g、玄参 15 ～ 30 g、赤芍 9 ～ 15 g、益母草 9 ～ 15 g。

加减：兼瘀血者，加丹参、赤芍、水红花子、苏木、姜黄等；肿甚者，加猪苓、泽兰等；热甚者，加知母、花粉、黄芩。

常用中成药：百令胶囊，口服，一次 10 粒，一日 3 次；金水宝胶囊，口服，1 次 6 粒，1 日 3 次。

（4）脾肾阳虚证

治法：温肾健脾，化气行水。

方药：实脾饮（《重订严氏济生方》）或真武汤（《伤寒论》）加减。茯苓 15 ～ 30 g、白术 9 ～ 30 g、赤芍 10 ～ 15 g、附子 9 ～ 30 g（随用量增加先煎时间）、干姜 6 ～ 15 g、木瓜 6 ～ 15 g、太子参 10 ～ 15 g、桂枝 9 ～ 15 g、益母草 9 ～ 15 g。

加减：肿甚者，加葶苈子、猪苓、薏苡仁、泽兰，或五皮饮；脾虚甚者，加附子理中汤化裁；瘀甚者，加丹参、泽兰、水红花子、苏木、姜黄。

常用中成药：慢肾宁合剂，口服，一次 25 ～ 35 mL，一日 3 次。

（5）阴阳两虚，浊毒内蕴证

治法：化浊解毒，活血通络，兼以扶正。

方药：解毒活血汤（《医林改错》）加减。葛根 9 ～ 30 g、桃仁 6 ～ 15 g、红花 6 ～ 9 g、连翘 6 ～ 15 g、熟大黄 3 ～ 15 g、制何首乌 9 ～ 30 g、黄连 3 ～ 15 g、生地 9 ～ 15 g、丹参 9 ～ 30 g、佩兰 9 ～ 15 g、丹皮 9 ～ 15 g、赤芍 9 ～ 15 g、生甘草 3 ～ 9 g、益母草 9 ～ 15 g、水红花子 6 ～ 15 g、苏木 3 ～ 9 g、姜黄 6 ～ 15 g 等。

加减：呕甚者，加半夏、生姜、苏叶、黄连、竹茹；脾虚甚者，加白术、生黄芪、太子参。

常用中成药：肾衰宁胶囊，口服，一次 4 ～ 6 粒，一日 3 ～ 4 次。

9.2.1.2 兼证

（1）膀胱湿热证

治法：清热利湿理气。

方药：八正散（《和剂局方》）加减。车前子 9 ～ 15 g、瞿麦 9 ～ 15 g、萹蓄 9 ～ 15 g、滑石 9 ～ 15 g、栀子 9 ～ 15 g、生甘草 6 ～ 9 g、木通 9 ～ 15 g、大黄 3 ～ 9 g。

加减：反复发作者，合清心莲子饮化裁；伴血尿者，合用小蓟饮子化裁；热甚者，加黄柏、猪苓、败酱草。

常用中成药：黄葵胶囊，口服，一次 5 粒，一日 3 次。

（2）水不涵木，肝阳上亢证

治法：镇肝熄风，滋水涵木。

方药：镇肝熄风汤（《医学衷中参西录》）加减。白芍 15 ～ 30 g、天冬 9 ～ 15 g、麦冬 9 ～ 15 g、玄参 9 ～ 30 g、龟板 15 ～ 30 g、生麦芽 9 ～ 30 g、牛膝 15 ～ 30 g、川楝子 9 ～ 15 g、生龙牡 15 ～ 30 g。

加减：头晕明显者加天麻、钩藤；口苦目眩者加夏枯草、黄芩、龙胆草；腰膝酸软，头重脚轻者加生地黄、山萸肉、鳖甲等。

常用中成药：脑立清胶囊，口服，一次 3 粒，一日 2 次。

（3）血瘀证

治法：活血化瘀。

方药：抵挡汤（《伤寒论》）加减。水蛭 3 ～ 6 g、虻虫 3 ～ 9 g、桃仁 6 ～ 15 g、大黄 3 ～ 15 g。

加减：气虚明显者加生黄芪；血分瘀热者加生地黄、玄参等。

常用中成药：渴络欣胶囊，口服，一次 4 粒，一日 3 次。

9.2.2 病证结合治疗

根据病证结合原则，在糖尿病肾病治疗过程中，早中期以中医治疗为主，突出中医中药在改善临床症状、体征及肾功能保护方面的作用，逆转早期或延缓中期糖尿病肾病向晚期进展。晚期以肾脏替代治疗为主，配合中医中药扶正解毒，改善生活质量。

9.2.2.1　早中期治疗

可在上述辨证论治基础上，配合综合治疗，如优化降糖、降压，合理使用ACEI/ARB等，减少或延缓ESRD的发生，发挥中医在早中期糖尿病肾病的防治优势。

若早期无明显症状可辨，但实验室检查发现尿微量白蛋白。根据病证结合原则。可在早期气阴两伤病机基础上，加用生黄芪30～90 g、丹参30 g、水蛭3～6 g、大黄3～15 g、金樱子15～30 g，研究表明黄芪具有改善肾小球高灌注及修复足细胞、抗氧化、改善肾脏微循环、抗肾小球硬化、改善肾间质纤维化作用，可以减轻患者体内相关微炎症状态，以改善糖尿病肾病蛋白尿症状；水蛭提取物、活血化瘀类药物均不同程度对于改善肾脏功能起到良性作用；大黄提取物大黄醇对于改善肾脏功能起到良性作用，服用大黄煎剂可降低慢性肾功能衰竭大鼠的血清肌酐、尿素氮水平，稳定肾功能；金樱子对肾脏有较强大保护功能，可改善糖尿病肾病氧化应激及炎症反应。

9.2.2.2　晚期治疗

晚期DKD在综合治疗（包括ESRD的肾脏替代治疗）的基础上，配合中医中药治疗，防治ESRD相关并发症，减少心血管事件的发生，降低死亡风险，改善生活质量，延长寿命。

9.2.3　并发症治疗

9.2.3.1　水肿

水肿是糖尿病肾病中晚期常见症状，多以下肢水肿为主，甚者可见四肢及颜面水肿。主要是在辨证论治基础上，加用茯苓15～60 g、车前子10～30 g、泽兰10～15 g、泽泻10～15 g等。药理研究表明这些利尿药大多含有四环三萜或甾体类成分，它们的母核结构与醛固酮母核结构相似，其利尿作用机制可能是通过竞争醛固酮受体来抑制肾小管不同部位的重吸收，从而增加排尿量。

9.2.3.2　血尿酸高

针对血尿酸升高，主要是在辨证论治基础上，加用土茯苓30～60 g、虎杖15～30 g、萆薢10～15 g。三者均有黄嘌呤氧化酶活性抑制作用，能够减少尿酸生成。萆薢总皂苷可以调节肾小管中负责尿酸分泌和重吸收的转运体表达，还可增加尿酸排泄。

9.2.3.3　低蛋白血症

蛋白属于人体精微物质，选用具有补、固作用的药物是治疗低蛋白血症的基础，如黄芪 30 ～ 60 g、当归 6 ～ 15 g、山茱萸 15 ～ 30 g、怀山药 15 ～ 30 g 等。可从促进蛋白质合成，减少蛋白质经肾脏流失两方面发挥作用。

9.2.3.4　高脂血症

患者常伴有脂质代谢异常，高脂血症尤其是低密度脂蛋白升高可直接损伤肾脏，加速肾间质纤维化。治疗多在上述辨证论治基础上，加用红曲 10 ～ 15 g、葛根 15 ～ 30 g、山楂 10 ～ 15 g、绞股蓝 15 ～ 30 g。该四味药物的降脂作用已被广泛认可，有降胆固醇作用的洛伐他汀即为红曲的代谢产物之一。

9.2.4　外治法

9.2.4.1　中药保留灌肠

晚期肾衰竭患者可配合中药保留灌肠，促进血液及肠管周围组织向肠腔内分泌代谢产物，减轻氮质潴留。

推荐灌肠方：熟大黄、丹参、蒲公英、地榆炭、煅龙骨等。

方法：将药液袋放入 42℃温水中浸泡 5 min，患者左侧卧位，屈膝成 80 度，润滑肛管后用灌肠器连接肛管，排气，夹管，嘱患者做排便动作，将肛管插入 10 ～ 15 cm。松开止水夹，缓缓灌入药液，灌入完毕，夹管，再次抽吸药液，如此反复，灌入全部药液以后再注入温开水 5 ～ 10 mL。抬高肛管末端，使管内药液全部灌入后夹管，用卫生纸包住肛管轻轻拔出，放入弯盘中，擦净肛门。

9.2.4.2　中药熏洗治疗

通过药液对足底反射区和穴位的刺激及渗透作用，以疏通经脉、促进气血运行、调理阴阳平衡，从而起到改善糖尿病肾病症状及临床指标的作用。选药有制附子、菟丝子、黄芪、川芎、丹参、当归、白术、山药、茯苓等。

9.2.5 针灸、耳针治疗

9.2.5.1 体针治疗

心肾不交：神门、百会、三阴交、内关、四神聪、太溪。补泻兼施，每日 1 次。

肝肾阴虚：太溪、肾俞、三阴交。补法，每日 1 次。

脾肾阳虚：中脘、关元、足三里、大椎。艾灸或温针灸，每日 1 次。

膀胱湿热：水道（双）、归来（双）、足三里（双）、三阴交（双）、阴陵泉（双）。除足三里用补法外，其余用泻法，每日 1 次。

肝阳上亢：太冲、肝俞、曲池、太溪。太溪补法，其余泻法，每日 1 次。

血瘀证：血海、合谷、内关、太冲、膈俞、三阴交、气海。补泻兼施，每日 1 次。

9.2.5.2 耳针治疗

予王不留行籽耳穴敷贴，取穴内分泌、三焦、肾、肾上腺、胰、胆、肝、失眠点、耳迷根，可降低 24 h 尿微量白蛋白水平。

9.2.6 中医器械疗法

空气波压力治疗仪是一种物理性、非介入性治疗仪器，它采用加压泵增加神经血液灌注和氧合作用，通过提高神经的耗氧量达到改善功能的目的。压力选择 20 ～ 120 mmHg，治疗 2 次 / 天，每次 30 min，7 日为 1 个疗程，共治疗 2 个疗程。

9.3 中医疗效评价

（1）改善症状：参考 CDE 发布的《中药新药用于糖尿病肾脏疾病临床研究技术指导原则》（征求意见稿）及《证候类中药新药临床研究技术指导原则》，采用中医证候积分、患者报告结局指标（PRO 量表）进行评价。

（2）改善客观指标：观察能够反映证候疗效的客观应答指标，包括尿白蛋白 / 肌酐比值（UACR）、24 h 尿蛋白定量和估算的肾小球滤过率（eGFR）等，对比治疗前后效果进行评价。

（3）延缓疾病进展：观察疾病进展至终末期肾病的时间，与单纯西药标准治疗对比。

（4）减少不良反应：记录治疗期间不良事件，计算不良事件发生率。

10 糖尿病性心脏病

糖尿病性心脏病是指糖尿病并发或伴发的心血管系统病变，涉及心脏的大、中、小、微血管损害，主要包括与糖尿病有关的冠状动脉粥样硬化性心脏病（冠心病）、糖尿病性心肌病，以及微血管病变和自主神经功能紊乱所致的心率、心律和心功能异常，其中以冠心病发生率最高。

传统中医文献并没有与其对应的病名，但有其相关论述，如《灵枢·本脏》言："心脆则善病消瘅热中。"《灵枢·邪气脏腑病形》曰："心脉微小为消瘅。"巢元方在《诸病源候论》载有："消渴重，心中痛。"《医宗己任篇·消症》曰："消之为病，源于心火炎炽"。根据众多临床表现，将其归属于"消渴病胸痹""消渴病心痛""消渴病心悸"等范畴。目前，多数学者认为，本病以气血阴阳两虚为本，气滞、痰浊、血瘀、寒凝为标。

10.1 诊断

10.1.1 西医

10.1.1.1 糖尿病合并冠心病诊断标准

参照《糖尿病中西医结合诊疗规范（2010）》及2011年《糖尿病合并心脏病中医诊疗标准》，糖尿病合并冠心病诊断标准为：①糖尿病诊断明确；

②有心绞痛、心肌梗死、心力衰竭或心律失常等发生；③心电图示 ST 段呈水平或下斜型压低，且幅度≥ 0.05 ～ 0.1 mV，T 波低平、倒置或双相；急性心肌梗死 ST 段抬高、病理性 Q 波或无 Q 波、心动过速、心房纤颤、多源性室性早搏、房室传导阻滞等心律失常改变；④心脏超声提示左室舒张和收缩功能减退，室壁节段性运动减弱；⑤冠状动脉造影提示至少有一支心外膜下血管管腔狭窄＞ 50%，此为诊断冠心病最准确的方法；⑥放射性核素检查示心肌灌注缺损，结合单光子发射计算机断层显像（SPECT）或正电子发射计算机断层显像（PET），可发现心肌代谢异常，有助于提高诊断的准确性；⑦磁共振成像（MRI）可提示心脏大血管病变和心肌梗死部位；⑧排除其他器质性心脏病。

10.1.1.2　糖尿病性心肌病诊断标准

参考《糖尿病合并心脏病中医诊疗标准》①糖尿病诊断明确；②有心律失常、心脏扩大或心力衰竭等发生，心力衰竭表现为左心功能不全或全心功能不全；③胸部 X 线显示心脏增大，可伴有肺瘀血；心电图可正常，也可呈多种心律失常；④超声心动图：左心室扩大，并有舒张末期和收缩末期内径增大，室壁运动呈阶段性减弱、消失或僵硬，对心肌病变具有诊断价值；⑤心内膜心肌活检发现微血管病变及 PAS 染色阳性可确定诊断；⑥心功能检查：收缩前期（PEP）延长，左室射血时间（LVET）及 PEPLVET 比值增加；⑦放射性核素或 MRI 提示心肌病存在；⑧除外其他器质性心肌病。

10.1.1.3　糖尿病心脏自主神经病变诊断标准

该病缺乏特异性标准，以下内容可作为诊断参考：①糖尿病诊断明确；②静息时心率大于 90 次 / 分，或心率快而固定，且不受其他各种条件反射的影响，排除其他干扰因素，如心功能不全、贫血和发热等；③直立性低血压：立位时收缩压降低≥ 30 mmHg 和舒张压降低≥ 20 mmHg；④深呼吸时每分钟心率差≤ 10 次；立卧位每分钟心率差≤ 10 次；Valsalva 动作反应指数≤ 1；立位时第 30 次心搏 R-R 间距与第 15 次心搏的 R-R 间距比值＜ 1.03。

10.1.2　中医

参照 2007 年《糖尿病中医防治指南》糖尿病合并心脏病诊断标准：在排

除了其他器质性心脏病的前提下，消渴患者伴发心悸、胸闷、胸痛、气短、乏力等症状即可诊断，如有以下证据可进一步明确诊断：曾出现心绞痛、心肌梗死或心力衰竭，心电图有缺血表现，具有严重的心律失常，X线、心电图、超声心动图和心向量提示心脏扩大，CT检查心脏形态、心功能、心肌组织检查和心肌灌注的定量分析确定有冠心病，MRI提示大血管病变和清楚的心肌梗死部位，放射性核素可明确心梗部位并早期诊断冠心病。

10.1.3 中医证候诊断

10.1.3.1 糖尿病合并冠心病

（1）气滞血瘀证：胸闷憋气，郁闷善叹息，头晕目眩，心烦易怒，两胁刺痛，痛引肩背，发无定时，每于情志不遂而加重，舌淡红或黯红，苔薄白或薄黄，脉弦或弦数。

（2）痰瘀互结证：心胸疼痛，引及肩背，胸闷气短，头晕倦怠，肢体重着，舌体胖质黯淡，苔白腻，脉弦滑。

（3）寒凝血瘀证：心胸疼痛，甚则胸痛彻背，四肢厥逆，胸闷气短，舌紫黯，苔薄白，脉沉迟或结代。

（4）阴虚血瘀证：心胸作痛，痛引肩背，心悸怔忡，失眠口干，五心烦热，舌质嫩红，边有瘀点，苔少，脉细数或结代。

（5）气阴两虚证：胸闷胸痛不舒，心悸气短，自汗乏力，口干少津，舌黯红，脉虚细。

10.1.3.2 糖尿病性心肌病

（1）气虚血瘀证：胸闷自汗，气短懒言，倦怠乏力，舌体胖大，舌质黯淡，苔薄白，脉细涩。

（2)气阴两虚证：心悸气短，自汗乏力，胸闷不舒，咽干思饮，舌黯红，少苔，脉虚细。

（3）心肾阳衰证：胸闷憋气，心悸怔忡，气喘不得卧，大汗淋漓，四肢厥冷，头晕目眩，甚则晕厥，尿少身肿，唇舌紫黯或有瘀斑，苔白，脉沉细。

10.1.3.3 糖尿病心脏自主神经病变

（1）阴虚血瘀证：心悸怔忡，五心烦热，失眠多梦，口干舌燥，耳鸣腰酸，舌质黯红，少苔，脉细或结代。

（3）心脾两虚证：心悸怔忡，心中空虚，失眠健忘，体倦乏力，面色萎黄，唇甲色淡，舌淡，脉虚细或细数。治法：益气补血，健脾养心。

10.2 治疗

10.2.1 辨证论治

10.2.1.1 糖尿病合并冠心病

（1）气滞血瘀证

治法：疏肝理气，宣痹止痛。

方药：血府逐瘀汤加减。生地、当归、桃仁、红花、枳壳、赤芍、柴胡、桔梗、川芎、牛膝、生甘草等。

加减：若气郁日久化热、心烦易怒、口干便秘、舌红苔黄、脉数者，加牡丹皮 10 g、栀子 10 g、夏枯草 15 g 以疏肝清热；若气滞日久，兼有血瘀，胸闷心痛甚者，加檀香 5 g、丹参 15 g、砂仁 16 g 以活血化瘀止痛。

常用中成药：心可舒片，口服，一次 4 片，一日 3 次。

（2）痰瘀互结证

治法：燥湿化痰，活血通痹。

方药：温胆汤合失笑散加减。法半夏、茯苓、陈皮、枳壳、竹茹、生蒲黄、五灵脂、红花、赤芍、白芍、生甘草等。

加减：痰热口苦加黄连。

（3）寒凝血瘀证

治法：通阳宣痹，化瘀止痛。

方药：瓜蒌薤白半夏汤合丹参饮加减。全瓜蒌、薤白、桂枝、姜半夏、芍药、生姜、丹参、檀香、甘草等。

加减：心痛甚加三七、延胡索、丹参；脉结代可加炙甘草、人参、桂枝。

常用中成药：冠心苏合丸，口服，一次 2 粒，一日 3 次。

（4）阴虚血瘀证

治法：滋阴活血，宣痹止痛。

方药：一贯煎合桃红四物汤加减。北沙参、麦冬、当归、生地黄、枸杞子、川楝子、桃仁、红花、川芎、白芍等。

加减：肾阴虚、腰膝酸软、加熟地黄 12 g、桑椹子 12 g、女贞子 12 g 以滋肾养阴清热；阴虚阳亢、风阳上扰、头晕目眩、肢体麻木者，加珍珠母 30 g、磁石 30 g、石决明 15 g 以重镇潜阳熄风；胸闷刺痛、痛有定处者，加五灵脂 10 g 以活血通络止痛。

常用中成药：灯盏生脉胶囊，口服，一次 2 粒，一日 3 次。

（5）气阴两虚证

治法：益气养阴。

方药：生脉散、二至丸合失笑散加减。五味子、麦冬、人参、女贞子、旱莲草、五灵脂、蒲黄等。

加减：口干甚虚烦不得眠加天冬、酸枣仁；气短加黄芪、炙甘草。

常用中成药：步长稳心颗粒，一次 1 袋，一日 3 次，开水冲服。

10.2.1.2　糖尿病性心肌病

（1）气虚血瘀证

治法：益气健脾，活血化瘀。

方药：归脾汤加减。人参、黄芪、白术、茯神、当归、丹参、远志、枣仁、郁金、木香、龙眼肉、大枣、甘草等。

加减：兼见痰浊之象，可重用茯苓、白术，加白蔻仁；兼见纳呆、失眠等心脾两虚者，可重用茯苓、远志，加茯神、半夏、柏子仁、酸枣仁。

常用中成药：通心络胶囊，口服，一次 2 ～ 4 粒，一日 3 次。

（2）气阴两虚证

治法：补心气，养心阴。

方药：生脉散加减。人参、麦冬、五味子、生黄芪、当归、元参、生地、赤芍、郁金、丹参等。

加减：失眠明显，加炒酸枣仁 10 g，合欢皮 10 g，柏子仁 12 g 以养心安神；盗汗明显，加浮小麦 15 g，胡黄连 10 g，山茱萸 12 g 以敛阴止汗；瘀血阻滞、胸痛重，加丹参 15 g，红花 12 g，鸡血藤 15 g 以活血通脉止痛。

常用中成药：天王补心丹，口服，一次 1 丸，一日 3 次。

（3）心肾阳衰证

治法：温阳利水。

方药：真武汤加减。炮附子、炒白术、茯苓、赤芍、丹参、郁金、人参、车前子、泽泻、苏木、桂枝、干姜等。

加减：面色苍白、四肢厥逆重用人参、制附子；大汗淋漓加黄芪、煅龙骨、煅牡蛎。

常用中成药：参附注射液 40 ～ 60 mL 加入 5% 葡萄糖注射液 250 ～ 500 mL 中静脉点滴，可增强疗效。

10.2.1.3 糖尿病心脏自主神经病变

（1）阴虚血瘀证

治法：滋阴活血。

方药：参芪麦味地黄汤合四物汤加减。人参、生黄芪、麦冬、五味子、山萸肉、丹皮、生地、赤芍、白芍、当归、知母、炙甘草等。

加减：若口燥咽干、口舌生疮者，酌加石斛 12 g、莲子心 9 g 以增强养阴清心之效；汗多者，加浮小麦 15 g、麻黄根 12 g 以养心敛汗；脉弱者，加黄芪 30 g 以补气生脉。

（2）心脾两虚证

治法：益气补血，健脾养心。

方药：归脾汤加减。人参、炙黄芪、白术、炙甘草、茯神、远志、枣仁、龙眼肉、当归、木香等。

加减：心悸加五味子、麦冬；舌质瘀滞加丹参、川芎。

常用中成药：归脾丸，口服，一次 1 袋，一日 3 次。

10.2.2 病证结合治疗

治疗方面首先要控制危险因素，包括糖代谢紊乱、血压、血脂、吸烟等。

10.2.2.1　辨症状

（1）失眠：加合欢皮、夜交藤、五味子、柏子仁、莲子心。

（2）胸痛：加乳香、没药、五灵脂、蒲黄、三七粉。

（3）水肿：合用真武汤加黄芪、防己、猪苓、车前子。

10.2.2.2 辨指标

（1）高脂血症：加丹参、山楂、葛根、神曲、三七粉。

（2）高血压：加茯苓、葛根、天麻。

（3）颈动脉斑块：加灵芝、丹参、山楂、姜黄、蒲公英、土鳖虫。

10.2.2.3　专病专方

（1）生脉饮：由人参、麦冬、五味子组成的具有益气养阴作用的经典方剂，现已广泛地应用于临床。研究结果表明，生脉饮可通过多条途径抑制糖尿病大鼠心肌纤维化，减少心肌细胞凋亡，延缓糖尿病心肌病的发生发展的进程。生脉饮能够抑制糖尿病引起的心肌肥厚，可能通过 PPAR 途径参与保护心脏收缩功能。

（2）通络玉液汤：由生晒参、生黄芪、生山药、麦冬、知母、花粉、葛根、五味子、鸡内金等组成，具有良好的益气养阴的功效。研究通络玉液汤对糖尿病性心肌病大鼠心功能的影响，结果表明通络玉液汤能降低 LVISD、FPG、MDA 水平，同时升高 EF 和 FS 水平，减轻心肌病理学改变，还能降低 TC、TG、LDL-C、TGF 水平，提高 SOD 活性，表明通络玉液汤可能通过抗氧化作用调节糖脂代谢紊乱和抗纤维化，从而对糖尿病心肌病大鼠心脏起到保护作用。

（3）降糖舒心方：由黄芪、人参、麦冬、五味子、山药、山茱萸、地黄、黄连、大黄、丹参组成，具有滋阴益气、活血解毒的功效。研究降糖舒心方对糖尿病心肌病大鼠心脏的影响，研究结果表明降糖舒心方能够提高胰岛素敏感性，降低 CRP、TNF、IL-6 表达水平，下调内质网凋亡信号分子 Casepase-12 及 CHOP 的蛋白表达和转录水平，减少心肌细胞凋亡；还能减轻心肌纤维化，改善心室形态学指标，提高心功能。此外，降糖舒心方还能提高 SOD、GSH-Px 水平，降低 T G 、LDL-C、 c -JNK，降低心肌细胞凋亡指数，改善糖尿病代谢紊乱，提高抗氧化应激能力，抑制内质网应激细胞凋亡通路，从而改善心肌重构。

（4）黄芪保心汤：复方黄芪保心汤由黄芪、党参、丹参、当归、鳖甲、连翘、桂枝、茯苓、麦冬、五味子组成，具有益气养阴、活血祛瘀的作用。研究发现，黄芪保心汤能在常规治疗的基础上显著改善 DCM 临床症状，参与调节 FFA、糖化血红蛋白，发挥减轻氧化应激损伤和抑制炎症反应的心肌保护作用。黄芪保心汤可能通过其调控氧化应激损伤、减轻炎症反应的作用，改善气阴两虚、血瘀脉络型糖尿病心肌病患者的临床症状及心功能，抑制心肌重构。

10.2.3 并发症治疗

10.2.3.1 心绞痛

抗血小板治疗，首选水杨酸类药物；在无禁忌的情况下用 β 受体阻滞剂；舌下含服硝酸酯类或硝酸酯类喷雾剂，随后静脉滴注缓解心绞痛；应用钙离子拮抗剂，必要时采用冠状动脉重建术。

中草药加用人参、三七粉、乳香、没药、血竭、冰片。

10.2.3.2 心肌梗死

糖尿病急性心肌梗死的患者均应进入 CCU 病房，给予吸氧、心电图和血压监测，解除焦虑；首选麻醉镇痛药缓解疼痛；有溶栓适应证者应尽早使用纤维蛋白溶解剂和组织型纤溶酶原激活剂，同时减少再梗死；前壁梗死应尽早使用 ACE 抑制剂、β 受体阻滞剂以降低死亡率；严重心律失常、心力衰竭或心源性休克时应及时处理；伴有左心室收缩功能不全者宜用血管扩张素转换酶抑制剂。

10.2.3.3 心衰

限制体力活动，低盐饮食；心衰者选用利尿剂和（或）硝酸酯类药物，若出现窦性心动过速加钙通道阻滞剂，快速房颤可使用洋地黄类药物，避免使用血管扩张剂。

加用益母草、猪苓、泽兰、牛膝等。

10.2.4 针灸疗法

针刺疗法以“盛则泻之，虚则补之，热则疾之，寒则留之，陷下则灸之”的基本理论为原则，采取体针分型施治。

（1）心律失常：主穴为心俞、巨阙、内关、神门。手法：平补平泻。每日 1 次，10 ～ 15 天为 1 个疗程。

（2）冠心病心绞痛：主穴巨阙、檀中、心俞、厥阴俞、膈俞、内关。手法：捻转手法，久留。每日 1 次，10 ～ 15 天为 1 个疗程。

（3）慢性心力衰竭：主穴为心俞、厥阴俞、膏肓俞、檀中、大椎、内关。手法：先泻后补或配灸法。每日 1 次，10 ～ 15 天为 1 个疗程。

10.3 中医疗效评价

（1）改善症状：采用中医证候量表评定。

（2）减少西药用量：以心脏相关药物使用剂量变化、减药时间、停药时间计算。

（3）改善血糖：记录空腹血糖、餐后 2 h 血糖、糖化血红蛋白变化。

（4）改善心律：与单纯西药标准治疗对比，对治疗前心电图心律失常情况进行疗前疗后对比分析。

（5）改善心脏供血：与单纯西药标准治疗对比，对心电图、动态心电图缺血性改变进行疗前疗后对比分析。

（6）缩短病程：记录减药、停药时间，与单纯西药标准治疗对比。

11 糖尿病合并胃肠功能紊乱

糖尿病合并胃肠功能紊乱是糖尿病常见的并发症之一，病变可发生在食管至直肠的消化道各个部分，包括食管功能障碍、糖尿病胃轻瘫、糖尿病合并腹泻或大便失禁、糖尿病性便秘等。

本病可归属于中医“痞满”“呕吐”“便秘”“泄泻”等范畴。多为素体脾虚胃强或肝郁脾虚，糖尿病迁延日久，耗气伤阴，五脏受损，挟痰、热、郁、疲等致病。其多以中气虚衰、升降失和为主，本虚标实，多为虚实夹杂之证。

11.1 诊断

11.1.1 西医

11.1.1.1 糖尿病性胃轻瘫

临床表现见以下几点。①病史：病程较长的糖尿病病史。②症状：有或无典型“三多一少”的症状，伴有恶心、呕吐、嗳气、早饱、上腹部不适或疼痛、食欲不振等消化道症状。③体征：多无典型的体征，有时表现为上腹部轻压痛、体重下降。④理化检查：胃运动功能障碍；胃排空试验，目前核素扫描是金标准，可提示胃排空延迟；胃－幽门－十二指肠测压，近端胃底、胃窦压力降低，幽门长且高幅的收缩压力增加，消化间期移行性复合运动Ⅲ相减少或消失无须；胃电活动记录，胃电节律失常主要是胃电过速，其次是节律紊乱及胃电过缓；须排除胃、十二指肠器质性病变及肠道、肝、胆、胰腺病变，以及代谢紊乱（尿毒症、高钙和低血钾）、甲状腺功能减低症、多发性硬化、脊髓损伤及自主神经损伤等，以及某些影响胃排空的药物。

11.1.1.2　糖尿病性泄泻

临床表现见以下几点。①病史：病程较长的糖尿病病史，积极控制血糖及对症处理有效。②症状：大便次数增多，每日 3 次以上，便质稀溏或呈水样便，大便量增加，症状持续 1 天以上。③体征：多无典型的体征，有时表现为腹部轻压痛。④理化检查：大便常规检查正常，大便致病菌培养阴性；消化道钡餐检查可有小肠吸收不良征象，纤维结肠镜检查可有结肠黏膜充血、水肿。

11.1.1.3　糖尿病性便秘

临床表现见以下几点。①病史：病程较长的糖尿病病史；②症状：常有饮食不节、情志内伤、劳倦过度等病史，大便粪质干结、排出艰难，或欲大便而艰涩不畅、排便间隔时间超过自己的习惯 1 天以上，或两次排便时间间隔 3 天以上，常伴有腹胀、腹痛、口臭、纳差及神疲乏力、头眩心悸等症；③体征：多无典型的体征，有时表现为腹部轻压痛；④理化检查：消化道钡餐检查可有小肠吸收不良征象，肠动力检查蠕动减弱。

11.1.2　中医诊断

11.1.2.1　痞满

痞满是指胃脘部痞塞不通、胸膈满闷不舒、外无胀急之形、触之濡软、按之不痛的病症。糖尿病患者出现上述症状可归属于本病范畴。

11.1.2.2　呕吐

呕吐是指胃失和降，气逆于上，迫使胃中的食物和水液等经口吐出，或仅有干呕恶心的一种病症。糖尿病患者出现上述症状可归属于本病范畴。

11.1.2.3　便秘

便秘是指大便秘结不通、排便时间延长，或时间虽不延长，但粪质干结、排出艰难，或粪质不硬，虽有便意，但便而不畅的病症。糖尿病患者出现上述症状归属于本病范畴。

11.1.2.4 泄泻

泄泻是以排便次数增多、粪质稀溏或完谷不化，甚至泻出如水样为主症的病症。糖尿病患者出现上述症状归属于本病范畴。

11.1.3 中医证候诊断

11.1.3.1 糖尿病性胃轻瘫

（1）脾胃虚弱证：脘腹胀满不适，食后尤甚，恶心，纳呆，神倦乏力，或头身困重，舌淡胖，边有齿痕，苔薄白或润，脉濡细或细而无力。

（2）肝气犯胃证：呕吐吞酸，嗳气频繁，心烦口渴，胸胁胀痛，诸症随情志的变化而加重或缓解，舌质红，苔薄腻，脉弦。

（3）胃阴亏虚证：呕吐反复发作，脘腹胀满不适，饥不欲食，口干口渴，大便干，小便短赤，舌红，苔少或干，脉细数。

（4）脾肾阳虚证：食欲不振，泛吐清涎，澄澈清冷，朝食暮吐，完谷不化，形寒肢冷，腰膝冷痛，腹胀泄泻，神疲欲寐，舌淡苔滑，脉沉细迟。

（5）痰浊瘀滞：脘腹满闷，食后尤甚，恶心呕吐，头晕身重，困倦乏力，或咳吐痰涎，口苦而黏，舌质紫黯或淡紫，苔白腻或滑润，脉滑或沉弦。

11.1.3.2 糖尿病性腹泻

（1）脾胃气虚证：大便溏泄，水谷不化，脘腹胀满，纳呆，恶食油腻之品。

（2）肝郁脾虚证：腹痛泄泻，泻后痛缓，矢气频作，症状随情志变化而加重或缓解，胸胁胀满不适，倦怠乏力，舌淡红或边有齿痕、瘀斑，苔薄白，脉弦细。

（3）脾肾阳虚证：大便溏泄，或见五更泻，完谷不化，纳差，面色苍白，形寒肢冷，腰膝酸软乏力，舌淡胖，苔白，脉沉细无力。

11.1.3.3 糖尿病性便秘

（1）脾胃气虚证：大便并不干硬，虽有便意，但排便困难，用力努挣则汗出短气，便后乏力、面白神疲、倦怠懒言、舌淡，苔白、脉弱。

（2）津血亏虚证：大便干结，排出困难，口咽干燥，五心烦热，盗汗，头晕目眩，心悸气短，健忘，腰膝酸软，口唇色淡，舌淡，苔白少津，脉细或细数。

（3）肝郁脾虚证：大便秘结，欲便不得便，胸胁、脘腹胀满，甚者腹痛，嗳气频作，纳呆少食，舌苔薄腻，脉弦滑。

（4）脾肾阳虚证：大便秘结，小便清长，面色㿠白，四肢不温，喜热怕冷，腹中怕冷，腰膝酸软，舌淡苔白，脉沉迟。治法：温阳通便。

11.2 治疗

11.2.1 辨证论治

11.2.1.1 糖尿病性胃轻瘫

（1）脾胃虚弱证

治法：健脾益气，和中降逆。

方药：香砂六君子汤加减。木香 10 g、砂仁 6 g、陈皮 10 g 半夏 9 g、茯苓 10 g、炙甘草 6 g、党参 10 g、白术 10 g 等。

加减：胀闷甚，加枳壳 10 g、厚朴 10 g；胃虚气逆、心下痞硬，加旋覆花 10 g、代赭石 15 g。

常用中成药：香砂六君丸，口服，一次 12 丸，一日 3 次。

（2）肝气犯胃证

治法：疏肝理气，和胃降逆。

方药：半夏厚朴汤加减。半夏 9 g、厚朴 6 ～ 10 g、茯苓 10 g、生姜 10 g、苏梗 10 g、大枣 10 g、醋香附 10 g、醋柴胡 10 g、白芍 10 g 等。

加减：胀重加青皮 10 g、郁金 10 g、广木香 10 g；痛甚加川楝子 10 g、延胡索 15 g。

常用中成药：四逆散，口服，一次 9 g，一日 2 次。

（3）胃阴亏虚证

治法：滋阴益胃，降逆止哕。

方药：益胃汤加减。北沙参 10 g、麦冬 10 g、生地黄 10 g、玉竹 15 g、冰糖 10 g、党参 10 g、制半夏 6 ～ 9 g 等。

加减：阴虚甚，五心烦热，加石斛 10 g、天花粉 30 g、知母 6 ～ 10 g；

呕吐甚，加竹茹 10 g、枇杷叶 10 g；便秘重，加火麻仁 30 g、瓜蒌仁 30 g。

常用中成药：阴虚胃痛颗粒，口服，一次 1 袋，一日 3 次。

（4）脾肾阳虚证

治法：温补脾肾，和中降逆。

方药：附子理中汤加减。制附子 10 g、干姜 6 ～ 10 g、党参 10 g、白术 10 g、炙甘草 6 g、半夏 9 g、生姜 10 g 等。

加减：乏力重，加黄芪 30 g。

常用中成药：附子理中丸，口服，一次 6 g，一日 2 ～ 3 次。

（5）痰浊瘀滞

治法：除湿化痰，理气化瘀。

方药：平胃散合温胆汤加减。苍术 15 g、陈皮 10 g、姜半夏 9 g、茯苓 10 g、当归 10 g、厚朴 10 g、甘草 6 g、竹茹 10 g、薏苡仁 30 g、枳壳 10 g、生姜 10 g、大枣 10 g 等。

加减：痰浊蒙蔽清阳、头晕目眩，加白术 10 g、天麻 15 g；不欲饮食，加砂仁 6 g、白蔻仁 10 g。

常用中成药：香砂平胃丸，口服，一次 6 g，一日 1 ～ 2 次。

11.2.1.2 糖尿病性腹泻

（1）脾胃气虚证

治法：益气健脾，化湿止泻。

方药：参苓白术散加减。党参 10 g、炒白术 10 g、茯苓 10 ～ 30 g、白扁豆 15 ～ 30 g、白蔻仁 10 g、陈皮 10 g、莲子肉 15 ～ 30 g、炒山药 15 g、砂仁 6 g、薏苡仁 30 g、桔梗 10 g、炙甘草 6 g 等。

加减：脾阳不振、手足不温，加附子 10 g、干姜 10 g；气虚失运、满闷较重，加木香 10 g、枳壳 10 g、厚朴 15 g；中气下陷，兼见脱肛，加升麻 6 ～ 10 g、黄芪 30 g。

常用中成药：参苓白术散，口服，一次 6 ～ 9 g，一日 2 ～ 3 次。

（2）肝郁脾虚证

治法：疏肝理气，健脾止泻。

方药：痛泻药方加减。陈皮 10 g、炒白术 10 ～ 20 g、白芍 10 g、防风 10 g、醋香附 10 g、醋柴胡 10 g、党参 10 g、白蔻仁 6 ～ 10 g。

加减：上腹部胀闷、恶心欲吐，加厚朴 10 g、竹茹 10 g；泻下急迫、气味臭秽、肛门灼热，合用葛根芩连汤加减。

常用中成药：逍遥丸，口服，一次 8 丸，一日 3 次。

（3）脾肾阳虚证

治法：温肾健脾，渗湿止泻。

方药：附子理中丸加减。制附子 10 g、干姜 10 g、党参 10 g、炙黄芪 20 g、白术 10 g、茯苓 15 g、肉豆蔻 6 ～ 10 g、诃子 6 ～ 10 g、炙甘草 6 g 等。

加减：年老体弱、久泻不止 、中气下陷，加黄芪 30 g、党参 10 g、白术 10 g。

常用中成药：附子理中丸，口服，一次 6 g，一日 2 ～ 3 次。

11.2.1.3　*糖尿病性便秘*

（1）脾胃气虚证

治法：健脾益气，润肠通便。

方药：黄芪汤加减。生黄芪 30 g、火麻仁 15 g、陈皮 10 g、炒枳实 10 g、党参 10 g、升麻 6 ～ 10 g、桔梗 10 g 等。

加减：腹中冷痛、小便清长，加肉苁蓉 10 g、锁阳 10 g。

常用中成药：参苓白术散颗粒，口服，一次 1 袋，一日 3 次。

（2）津血亏虚证

治法：滋阴养血，润燥通便。

方药：润肠丸合增液汤加减。桃仁 10 g、当归 15 ～ 30 g、火麻仁 15 g、生地黄 15 ～ 30 g、玄参 30 g、麦冬 10 g、炒枳壳 10 g、何首乌 15 g 等。

加减：阴虚甚、口干渴加芍药 15 g、玉竹 20 g、石斛 10 g；胃阴不足、口干口渴加玉竹 20 g、黄精 10 g。

常用中成药：通乐颗粒，口服，一次 2 袋，一日 2 次。

（3）肝郁脾虚证

治法：疏肝健脾，顺气导滞。

方药：四磨汤加减。党参 10 g、炒槟榔 10 g、沉香 3 g、乌药 10 g、木香 10 g、炒枳壳 10 g 等。

加减：易怒目赤，加芦荟 10 g、龙胆草 6 g。

常用中成药：四磨汤口服液，口服，一次 20 mL，一日 3 次。

（4）脾肾阳虚证

治法：温阳通便。

方药：济川煎加减。当归 15 g、牛膝 10 ～ 15 g、肉苁蓉 30 g、泽泻 6 ～ 10 g、升麻 6 ～ 10 g、炒枳壳 10 g、仙茅 10 g、仙灵脾 10 g、党参 10 g 等。

加减：寒凝气滞、腹痛较甚，加肉桂 10 g、木香 10 g；胃气不和、恶心呕吐，加半夏 9 g、砂仁 6 g；老年虚冷便秘，加锁阳 10 g。

常用中成药：便通胶囊，口服，一次 3 粒，一日 2 次。

11.2.2 病证结合治疗

可根据糖尿病性胃轻瘫、糖尿病性泄泻、糖尿病性便秘按上述辨证方法使用中药、中成药治疗，在控制血糖的基础上，必要时可结合促胃动力药，中西医结合治疗可以显著增强疗效，缩短病程，减少不良反应。

11.2.2.1 糖尿病性胃轻瘫

可使用中药辨证治疗配合营养支持治疗：以少食多餐和低脂易消化食物为主，呕吐频繁者注意纠正水、电解质失衡，必要时可使用促胃动力药及止吐药。

11.2.2.2 糖尿病性泄泻

在上述中药辨证治疗基础上优化血糖控制，维持水、电解质以及酸碱平衡，给予营养支持以及药物对症治疗。

11.2.2.3 糖尿病性便秘

上述中医辨证的同时，应调整饮食结构，避免辛辣、刺激性食物，增加膳食纤维的摄入。必要时可应用促胃动力药，如莫沙必利、马来酸曲美布汀等；内服或外用导泻药，如芦荟胶囊、甘油栓、开塞露，或灌肠。

11.2.3 并发症治疗

11.2.3.1 食管

针对食管运动障碍需积极控制血糖，采用低脂、低糖、高纤维素饮食，对有上腹烧灼感者，可加用抗酸剂；上腹饱胀感者，可加用胃动力药，若并发有真菌感染需加用抗真菌药等。中药治以六味安消胶囊、保和丸、枳实导滞丸、胃康宁颗粒等。

11.2.3.2 应急性溃疡

积极去除诱因，治疗以抑酸、保护胃黏膜为主，可用抗酸类药物，病情严重者，应禁食、胃肠减压，补液对症支持治疗。有饱胀者，加用胃动力药；幽门螺旋杆菌阳性者，需根除治疗。

六味安消胶囊、保和丸、枳实导滞丸、胃康宁颗粒等中成药可用理气消胀、和胃降逆，又可抑酸，均可辅助治疗以上两种并发症。

11.2.4 外治法

11.2.4.1 中药外敷治疗

中药外敷神阙穴：五味子 50 g，或五倍子 50 g，研粉，醋调，贴神阙穴，7 天为一疗程。如脾胃虚弱者，可用党参、茯苓、白术、吴茱萸，适量贴神阙穴；脾肾阳虚者，也可用丁香、肉桂末，适量贴神阙穴，可以温中散寒。

11.2.4.2 中药熏洗治疗

可采用健脾中药汤剂直接清洗、浸泡或用仪器熏蒸足部。

11.2.4.3 中药热敷治疗

糖尿病性胃轻瘫患者可应用中药热奄包外敷中上腹部。

11.2.5 针灸、耳针、按摩等疗法

11.2.5.1 体针治疗

（1）糖尿病性胃轻瘫

取穴中脘、足三里、内关、公孙、脾俞、胃俞。配穴：肝胃不和配曲池、阳陵泉、太冲；脾胃虚弱配气海、关元、三阴交。用平补平泻法。脾胃虚弱者留针期间行艾条灸气海、关元、中脘、足三里。

（2）糖尿病性腹泻

取穴天枢、大肠俞、足三里，配以脾俞、胃俞、肝俞、胆俞、小肠俞、肾俞。辨证配穴：脾胃气虚加百会、气海；脾肾阳虚加关元、命门；肝郁脾虚加内关、太冲、公孙；湿热内蕴加阴陵泉、三阴交。虚者用补法，实者用泻法。

（3）糖尿病性便秘

取穴大肠俞、天枢、支沟、上巨虚。配穴：热结加合谷、曲池；气滞加中脘、行间；气血虚弱加脾俞、胃俞；寒秘加神阙、气海。实秘用泻法，虚秘用补法。

11.2.5.2　耳针治疗

选穴为脾、胃、大肠下段、三焦。用王不留行籽外压，以胶布固定，每隔 3 日更换 1 次，可改善糖尿病性便秘。

11.2.5.3　按摩治疗

患者平卧，左手掌顺时针方向摩脐，右手助力，可治疗糖尿病性便秘。

11.2.5.4　拔罐治疗

阳虚便秘，取大肠俞、小肠俞、左下腹，分别用闪罐法拔罐 15 min，每日 1 次。

糖尿病性腹泻，取肚脐窝处（相当于以神阙穴为中心，包括两侧天枢穴的部位）用口径 6 cm 的中型火罐拔罐，隔日 1 次。

脾胃虚寒腹泻，取穴天枢、关元、足三里、上巨虚或大肠俞、小肠俞、足三里、下巨虚。按腧穴部位选择不同口径火罐，两组腧穴交替使用，隔日 1 次。

11.2.6　中医器械疗法

可使用中医电疗，取穴：关元、中脘及两侧天枢。时间：每次 15 ～ 20 min，每日 1 ～ 2 次，7 ～ 10 天为 1 个疗程。频率：应用低频脉冲电刺激治疗仪器，视个人情况而定。

11.3 中医疗效评价

（1）改善症状：可根据临床症状积分，参照 2022 年《中药新药临床研究指导原则（试行）》，对比治疗前后的症状改善。

（2)改善检查指标：观察糖尿病性胃轻瘫患者治疗前后胃排空时间变化，糖尿病性泄泻患者大便理化检查、胃肠钡透及结肠镜检查治疗前后变化等。

（3）减少西药不良反应：完整记录治疗过程中出现的不良反应事件，计算不良事件发生率，观察中西医结合治疗能否减少西药不良反应。

（4）缩短病程：记录症状消失时间，减药、停药时间，与单纯使用西药者对比。

12

糖尿病神经源性膀胱

糖尿病神经源性膀胱（diabetic neurogenic bladder，DNB）是由于糖尿病引起的自主神经病变、膀胱括约肌功能不全及膀胱张力低下导致尿潴留或尿失禁的慢性并发症。临床多表现为小便淋漓不尽或尿频、尿急、少腹拘急等，严重者可出现小便闭塞、点滴不通。

本病属中医“癃闭”“淋证”等范畴。与湿热内生、肾阳亏虚、膀胱气化不利、气虚瘀水互结等相关。初为本虚标实并重，本虚与肺、脾、肾、膀胱、三焦相关，标实以湿热瘀血为主，日久酿毒生变；病至后期，瘀毒、湿毒、热毒互结，损伤正气。

12.1 诊断

12.1.1 西医

参照《内分泌代谢病学》（第3版）DNB诊断标准，诊断依据为：①有明确糖尿病病史。②临床症状：排尿不畅、尿急、尿无力、小便淋漓不尽、排尿时间延长或尿失禁等。③体格检查：耻骨上触诊饱满或充盈有包块，叩诊呈浊音。④辅助检查：B超检查膀胱残余尿＞150 mL。⑤尿动力学检查：膀胱收缩无力，膀胱内排尿压低于15 cmH_2O；尿流速度（最大尿流率）小于10 mL/s；逼尿肌与尿道外括约肌协调不全；最高膀胱内压1.47 kPa以下；膀胱依从性0.49 kPa以下；逼尿肌1.47 kPa以上的无抑制收缩。⑥排除由于前列腺增生、膀胱结石、肿瘤、外伤所致的尿潴留。

12.1.2 中医

参照《糖尿病神经源性膀胱中医诊疗标准》，从以下方面考虑诊断。①病史：有糖尿病病史。②主要症状：小便不利，甚或点滴不出，小腹胀满或胀痛，小便不甚赤涩，但淋漓不已或张力性尿失禁。③主要体征：耻骨上触诊饱满，或有充盈包块，叩诊呈浊音。④理化检查：B超检查，可见膀胱残余尿量增加；尿流动力学检查示最大尿流量（UF）；膀胱容量增大；膀胱收缩能力早期可见反射亢进，晚期则无反射、残余尿量增加；膀胱压力容积（cmG）测定，逼尿肌无反射，多数患者膀胱内持续低压力。

12.1.3 中医证候诊断

12.1.3.1 湿热下注证

尿频、尿急，小便点滴而出，短赤灼热，头身困重，小腹胀痛，口苦或口黏，大便不爽，舌质红，苔黄腻，脉滑数。

12.1.3.2 湿瘀蕴结证

小便点滴难出，小腹胀满疼痛，肢体困重、麻木疼痛，舌质暗或有瘀斑，苔白腻或黄腻，脉涩。

12.1.3.3 肝郁气滞证

小便不通或通而不爽，情志抑郁或多烦易怒，口苦吞酸，胁腹胀满，夜寐不安，舌质红，苔薄白或薄黄，脉弦。

12.1.3.4 中气下陷证

小腹坠胀，时欲小便，一日数十溲，滴沥不尽，疲乏无力，气短懒言，自汗，视物模糊，舌质淡或舌体胖大、有齿痕，苔薄白或少苔，脉沉细。

12.1.3.5 肾阳不足证

小便淋漓不尽，尿无力，尿失禁，畏寒肢冷，面白无华，夜尿频多，颜面、肢体水肿，失眠少寐，阳痿或性淡漠，大便干稀不调，舌体胖大暗淡、有齿痕，脉沉细无力。

12.2 治疗

12.2.1 辨证论治

12.2.1.1 湿热下注证

治法：清热泻火，利水除湿。

方药：八正散（《太平惠民和剂局方》）加减。萹蓄 15 g、瞿麦 15 g、车前子 30 g、滑石 30 g、甘草 12 g、栀子 15 g、大黄 12 g、灯心草 6 g、淡竹叶 6 g、生地黄 15 g、黄柏 12 g、王不留行 15 g。

加减：小腹拘急疼痛者，加白芍 30 g、元胡 9 g 等；血尿者，加白茅根 30 g、小蓟 12 g 等；舌红口干者，加知母 12 g、生地 12 g 等。

常用中成药：八正合剂，口服，一次 15 ～ 20 mL，一日 3 次，用时摇匀。

12.2.1.2 湿瘀蕴结证

治法：利水除湿，活血逐瘀。

方药：五苓散（《伤寒论》）合桃核承气汤加减（《伤寒论》）。茯苓 15 g、猪苓 15 g、白术 15 g、泽泻 30 g、桂枝 12 g、桃仁 10 g、酒大黄 12 g、鳖甲 18 g、水蛭 12 g。

加减：有热象者，加黄柏 12 g、栀子 12 g、车前子 30 g；小腹疼痛明显者，加白芍 30 g、元胡 9 g 等。

常用中成药：血府逐瘀口服液，口服，一次 20 mL，一日 3 次，空腹服。

12.2.1.3 肝郁气滞证

治法：疏肝解郁，行气利水。

方药：柴胡舒肝散（《景岳全书》）加减。柴胡 15 g、香附 12 g、川芎 18 g、枳壳 15 g、石韦 15 g、滑石 15 g、当归 18 g、陈皮 9 g、白芍 30 g、甘草梢 9 g、冬葵子 15 g、王不留行 12 g、川楝子 9 g、延胡索 12 g。

加减：小腹拘急疼痛者，瘀血较重者，加少腹逐瘀汤等；口苦咽干重者，加黄芩 15 g、栀子 12 g 等。

常用中成药：逍遥丸，口服，小蜜丸一次 9 g，大蜜丸一次 1 丸，一日 2 次。

12.2.1.4　中气下陷证

治法：升阳举陷，化气行水。

方药：补中益气汤（《脾胃论》）合五苓散（《伤寒论》）。黄芪 30 g、白术 12 g、太子参 15 g、甘草 9 g、当归 20 g、陈皮 12 g、升麻 9 g、柴胡 9 g、桂枝 12 g、茯苓 15 g、猪苓 15 g、泽泻 15 g。

加减：口渴多饮明显者，加石斛 12 g、玄参 30 g 等；心悸失眠者，加酸枣仁 12 g、远志 12 g 等；视物模糊者，加枸杞子 12 g、菊花 12 g 等；伴有瘀血者，加莪术 9 g、刘寄奴 12 g 等。

常用中成药：补中益气丸，口服，小蜜丸一次 9 g，大蜜丸一次 1 丸，一日 2 ～ 3 次。

12.2.1.5　肾阳不足证

治法：温补肾阳，通阳利水。

方药：济生肾气丸加减（《济生方》）。熟地黄 12 g、附子 15 g、肉桂 6 g、车前子 30 g、牛膝 15 g、山萸肉 15 g、山药 15 g、茯苓 12 g、泽泻 12 g、丹皮 12 g、猪苓 15 g、炒白术 12 g。

加减：小便失禁、咳则遗溺、倦怠乏力、畏寒肢冷、胸腹痞满、腰膝酸软、腹泻与便秘交替者，加生白术 18 g、黄芪 30 g、白扁豆 15 g 等；视物模糊者，加枸杞子 12 g、菊花 12 g 等；失眠者，加柏子仁 15 g、炒枣仁 12 g 等；伴有瘀血、肢体麻痛者，加川芎 9 g、鸡血藤 15 g、水蛭 6 g、地龙 12 g 等。

常用中成药：济生肾气丸，口服，小蜜丸一次 9 g，大蜜丸一次 1 丸，一日 2 ～ 3 次。

12.2.2　病证结合治疗

根据病证结合的原则，在 DNB 治疗过程中，坚持以中医治疗为主，恢复膀胱功能，减少相关并发症，提高患者生活质量，一般治疗及西医治疗均不能忽视。

12.2.2.1　一般治疗　血糖的控制可使高血糖产生的一系列代谢产物降低，从而使神经病变减轻。控制血糖，应依据患者血糖波动情况，选用适当降糖药物，使血糖控制在合理范围之内；训练患者定时排尿，嘱患者不论有无尿急，每 2 ～ 3 h 排尿 1 次，每次适当延长排尿时间使患者尽量排尽尿液，有意识地控制或引起排尿。

12.2.2.2 修复受损神经，改善微循环 可选用甲钴胺 500 μg、维生素 B_1 100 mg 或选用注射用胰激肽原酶 40 IU，肌内注射，1 次 / 天。

12.2.2.3 松弛平滑肌 对尿频、尿急、夜尿多、急迫性尿失禁表现为逼尿肌反射亢进患者可选用平滑肌松弛剂，如黄酮哌酯（泌尿灵），成人 0.1 ～ 0.2 g/ 次，一天 3 次。

12.2.2.4 促进膀胱排尿 排尿困难、膀胱排空不全、尿潴留患者选用促进膀胱排尿药物，如拟副交感神经类药物（氨基甲酰甲基胆碱），一次 7.5 mg，每 4 ～ 6 h，皮下注射 1 次。

12.2.2.5 清洁间歇性导尿技术 对于不能自主排尿或自主排尿不充分的行动不便、神志清楚并能主动配合的患者可应用清洁间歇性导尿技术以防止膀胱 - 输尿管反流的发生并提高患者生活质量。但需一天多次实施导尿术，易引起尿路损伤和感染，应选择合适的导尿管，严格无菌操作。DNB 患者长期尿潴留，发生泌尿系统感染的可能性较大，应注意预防及治疗。

12.2.3 并发症治疗

12.2.3.1 尿路感染

尿路感染是 DNB 患者最常见的并发症。神经源性膀胱本身导致的膀胱排空障碍、膀胱高压、膀胱输尿管反流会增加尿路感染的风险。留置尿管时间、平均间歇导尿的次数、膀胱功能再训练介入时间也会影响尿路感染的发生。对于无症状菌尿，一般不需要治疗。对于有症状的尿路感染的神经源性膀胱患者，一般应当给予 5 ～ 7 天的抗感染治疗，留置尿管的疗程一般在 7 ～ 10 天，有发热的应延长至 14 天。另外，建议患者立即更换导管，彻底排空膀胱。反复发作的尿路感染，需积极处理引起感染反复发作的原因。另外，中医在治疗尿路感染方面有不错的效果，在上述辨证论治方案基础上，辨证使用以下中成药。

（1）三金片（国药准字 Z45021645），口服，0.29 g，3 片 / 次，一日 3 次。

三金片主要有清热解毒、利湿通淋、补虚益肾等功效，临床研究证实，该药物能够有效阻止致病性大肠杆菌黏附于尿道，使尿道可以免受致病菌侵袭，提升机体免疫能力。

（2）银花泌炎灵片（国药准字 Z19991090），口服，一次 4 片，一日 4 次。

现代科学研究证实银花泌炎灵片具有抑菌、抗炎、利尿等作用，且与现代抗生素相比，传统抗菌中成药银花泌炎灵片在长时间使用不易产生细菌耐药性方面更具优势。

（3）宁泌泰胶囊（国药准字 Z20025442），口服，一次 3 粒，一日 3 次。

宁泌泰胶囊主要成分是具有清热泻火解毒作用的四季红、白茅根、大风藤、连翘、三颗针、仙鹤草、芙蓉叶七味中药材，利用现代高新技术将其制成中药制剂。全方有着清热解毒、利湿通淋、养阴止血的功效，且利湿而不伤阴、祛邪而不伤正。体外抑菌实验表明，宁泌泰胶囊有效抑制革兰阴性菌和阳性菌的生长，展现出广谱抗菌特性。临床试验报道表明，宁泌泰胶囊治疗糖尿病尿道感染的临床疗效与抗生素左克胶囊相当。

12.2.3.2 *泌尿系结石*

泌尿系结石是糖尿病神经源性膀胱患者并发症之一，其发病率是正常人群的 3 倍以上，其发生可能与神经源性膀胱患者容易发生尿路感染、长期留置导尿或膀胱造瘘、膀胱排空不全、膀胱输尿管反流、运动功能受限等因素有关。神经源性膀胱患者的结石成分以感染性结石为主。治疗上，体外震波碎石、输尿管镜碎石以及经皮肾镜碎石是常用的治疗方法。泌尿系结石治疗前首先应评估有无尿路感染，如果存在尿路感染，应抗感染治疗至少 7 天，有肾积水的患者，考虑先留置支架管引流，以减少术后脓毒血症的风险。中药在治疗泌尿系结石方面，疗效确切，在上述辨证论治方案基础上，辨证应用以下中成药。

（1）复方金钱草颗粒（国药准字 Z45021680）一次 10 g，一日 3 次，温水冲服。

金钱草作为排石要药，实验研究发现其主要成分金钱草总黄酮具有抗氧化应激、抗炎及碱化尿液的作用，降低单核细胞趋化蛋白 -1、骨桥蛋白的水平，减轻肾损伤，抑制结石的形成。

（2）结石通胶囊（国药准字 Z20060024）一次 4 粒，一日 3 次，口服。

结石通胶囊能使排尿量显著增加，具有良好的抗炎所用，对肾盂内壁、输尿管内壁等处黏膜因结石机械刺激而致的充血、水肿等有一定的保护作用及恢复黏膜正常功能作用；有良好的止血、镇痛作用。

（3）排石颗粒（国药准字 Z31020382）一次 1 袋，一日 3 次，温水冲服。

排石颗粒是较早用于治疗泌尿系结石的一种中药制剂，主要成分是金钱草、盐车前子和甘草片，其中，金钱草中的多糖成分对草酸钙单水合物的晶体生长具有抑制作用，从而有效清除结石，且有抗炎作用；盐车前子可促进粪便胆汁酸中胆固醇的消除，对于泌尿系结石的治疗效果确切。甘草可调和各种药物，发挥和中缓急和清热等作用。全方具有较强的排石作用，能够增强输尿管蠕动，增加尿量，稀释药液，降低草酸类聚结和尿酸结晶，从而将结石排出体外。

12.2.3.3　肾积水、肾功能减退

如果膀胱内残余尿明显增多，肾脏形成的尿液就不能正常地快速进入膀胱，膀胱就会有大量的尿液，膀胱尿液增多，就会引起肾脏输尿管扩张积水，最终引起肾脏的利尿功能障碍，引起肾功能减退。因高张性膀胱导致尿频、尿急引起双肾积水的患者，可通过 M 受体阻滞剂进行治疗，减少膀胱兴奋、稳定神经；晚期患者可通过扩大膀胱容量来减少肾积水和反流症状；因充溢性尿失禁引起的双肾积水的患者，可通过导尿、膀胱起搏器等进行治疗，缓解双肾积水症状。手术治疗应用于重症的患者，通过手术处理可以提高膀胱顺应性以及容量，改善患者肾脏积水的症状，减轻肾脏负担，帮助患者恢复健康。

12.2.4　外治法

12.2.4.1　中药外敷治疗

根据不同的证型选取相应的中药加入颗粒盐和葱白炒热罨包神阙穴（或关元穴）外敷治疗。

12.2.4.2　循经走罐

选取督脉、足太阳膀胱经行背部走罐，以振奋阳气、舒通经脉。

12.2.5　针灸治疗

12.2.5.1　湿热下注证

穴位：百会、中极、水道、三阴交、阴陵泉、足三里、至阴。

手法：泻法针刺。

12.2.5.2　湿瘀蕴结证

穴位：关元、气海、中极、水道、三阴交、委阳、阴陵泉、血海、足三里、至阴。

手法：泻法针刺。

12.2.5.3　肝郁气滞证

穴位：中极、水道、肝俞、三焦俞、委阳、阳陵泉、血海、太冲、解溪。

手法：泻法针刺。

12.2.5.4　中气下陷证

穴位：关元、气海、中极、水道、脾俞、次髎、足三里、三焦俞。

手法：补法针刺，得气后留针 20 ～ 30 min。或以上穴位平铺直径 1.5 厘米、高 0.1 厘米的食用盐，应用底径 0.8 厘米、高 1.0 厘米均等大小的艾炷隔盐灸，每穴 5 壮，一日 1 次。

12.2.5.5　肾阳不足证

穴位：关元、中极、水道、肾俞、次髎、足三里、三焦俞。

手法：补法针刺，得气后留针 20 ～ 30 min。或以上穴位平铺直径 1.5 厘米、高 0.1 厘米的食用盐，应用底径 0.8 厘米、高 1.0 厘米均等大小的艾炷隔盐灸，每穴 5 壮，每日 1 次。

12.2.6　中医器械疗法

可使用穴位低频脉冲电刺激，选用穴位：关元、气海、中极、水道、肾俞、次髎、膀胱俞、三焦俞、足三里、三阴交等。方法：应用低频脉冲电刺激，每次选 9 个穴位，每穴位治疗 8 分钟，一日 1 次。

12.3 中医疗效评价

（1）证候判定：采用中医证候量表、国家中医药管理局颁布的《中医内科病证诊断疗效标准》评定。

（2）主要检测指标疗效判定标准：主要有膀胱残余尿量、尿流动力检测。

（3）控制尿路感染：与单纯西药标准治疗对比，对治疗前尿路感染指标进行疗前疗后对比分析；对治疗前指标正常者，进行跟踪分析。

（4）改善尿路结石：与单纯西药标准治疗对比，对治疗前临床症状进行疗前疗后对比分析；对治疗前正常者，进行跟踪分析。

（5）缩短病程，减少复发率：与单纯西药标准治疗对比，中医治疗可以缩短病程，减少复发率。

13 糖尿病性勃起功能障碍

男性勃起过程是机体接受神经冲动的传导所引起的阴茎海绵体平滑肌舒张，动脉血流入、静脉血闭锁、阴茎内充血均会导致阴茎勃起，其中任何一个环节出现问题都会导致勃起功能障碍（erectile dysfunction，ED）。糖尿病性勃起功能障碍以糖尿病代谢异常所致男性阳事痿而不举，或临房举而不坚，或坚而不久，不能进行满意的性生活为特征。

糖尿病性勃起功能障碍基本病机为心、脾、肝、肾受损，经脉空虚，或经络阻滞，导致宗筋失养而发病。病位在宗筋。本病属中医学“阳痿”“阴痿”“筋痿”“器不用”“宗筋弛纵”等范畴。

13.1 诊断

13.1.1 西医

符合糖尿病诊断标准（表 13-1），且符合勃起功能障碍诊断，通过勃起功能障碍参照勃起功能国际问卷（international index of erectile function 5，IIEF-5）评分表，诊断程度分为正常、轻度、中度、重度，（评分≥ 22 分为正常；12 ～ 21 分为轻度 ED；8 ～ 11 分为中度 ED；5 ～ 7 分为重度 ED）。

表 13-1 糖尿病的诊断标准

典型糖尿病症状（烦渴多饮、多尿、多食、不明原因的体重下降）	静脉血浆葡萄糖
加上随机血糖	≥ 11.1（mmol/L）
或加上空腹血糖	≥ 7.0（mmol/L）
或加上葡萄糖负荷后 2 h 血糖	≥ 11.1（mmol/L）
或加上 HbA1 c	≥ 6.5%
无典型糖尿病症状者，需改日复查确认	—

注：OGTT 为口服葡萄糖耐量试验；HbA1 c 为糖化血红蛋白。典型糖尿病症状包括烦渴多饮、多尿、多食、不明原因体重下降；随机血糖指不考虑上次用餐时间，一天中任意时间的血糖，不能用来诊断空腹血糖受损或糖耐量减低；空腹状态指至少 8 h 没有进食热量。

13.1.2 中医

参照《糖尿病勃起功能障碍中医标准化诊疗》（2016 年），以糖尿病代谢异常所致男性阳事痿而不举，或临房举而不坚，或坚而不久，不能进行满意的性生活为特征。结合临床症状、理化检查及国外勃起功能指数评分（index of international erectile function，IIEF）标准，并根据近 6 个月的情况评估：总分≥ 22 分为正常，≤ 21 分诊断存在勃起功能障碍，12 ～ 21 分为轻度，8 ～ 11 分为中度，5 ～ 7 分为重度。

13.1.3 中医证候诊断

本指南证候及辨证分型参考我国《阴茎勃起功能障碍诊断与治疗指南》（2013 年）及相关文献研究。

13.1.3.1 肝脉瘀阻证

阳痿不举，精神抑郁，胸肋胀痛，急躁易怒，多疑焦虑，舌红、边有紫斑，脉弦细。

13.1.3.2 肝肾阴虚证

阳事不举或阳事可举、临房即软，形体消瘦，口干口苦、咽燥，五心烦热，头晕耳鸣，腰腿酸软，舌红，少苔，脉沉或细数。

13.1.3.3　肾虚血瘀证

阳痿不举，举而不坚，精神萎靡，头晕目眩，口唇暗紫，面色晦暗，舌有瘀斑，脉搏沉涩。

13.1.3.4　心脾亏虚证

阳痿不举，精神不振，失眠健忘，胆怯多疑，心悸自汗，纳少，面色无华，或失眠多梦，食少纳呆，腹痞满恶心，舌淡，苔薄白，脉弱。

13.1.3.5　气滞血瘀证

阳痿不举，龟头青暗，或腰、小腹、会阴部位出现刺痛或不适，舌质紫暗或有瘀斑、瘀点，脉弦涩。

13.1.3.6　气阴两虚证

阳痿不举，神倦乏力，心慌气短，头晕耳鸣，唇红咽干，手足心热，腰膝酸软，尿频量多，尿如脂膏、舌红少苔、脉细弱。

13.1.3.7　阴阳两虚证

阳事不举，遗精早泄，眩晕耳鸣，神疲，畏寒肢冷，五心烦热，心悸腰酸，舌瘦质红，少津，脉沉细数。

13.1.3.8 湿热下注证

阴茎痿软，勃而不坚，阴囊潮湿气臊，下肢酸重，尿黄，或胁肋腹闷，肢体困倦，泛恶口苦，舌红，苔黄腻，脉弦数或滑数。

13.2　治疗

13.2.1　辨证论治

13.2.1.1　肝脉瘀阻证

治法：疏肝解郁，活血起痿。

处方：四逆散（《伤寒杂病论》）加减或解郁活血起痿汤（自拟方）加减。四逆散：柴胡 15 g，枳壳 15 g，赤芍 15 g、白芍 15 g、当归 15 g、生地黄 15 g、桃仁 15 g、红花 10 g、蜈蚣 2 条。解郁活血起痿汤：蒺藜 15 g、枳壳 10 g、郁金 10 g、川芎 10 g、白芍 lOg、丹参 15 g、当归 15 g、蜈蚣 1 条、仙灵脾 10 g、锁阳 lOg、肉苁蓉 15 g、菟丝子 15 g、桃仁 6 g、红花 6 g。

加减：肝郁化火、急躁易怒、口干口苦、目赤尿黄者，加丹皮、栀子。

常用中成药：红花逍遥片，口服，一次 2 ～ 4 片，一日 3 次。

13.2.1.2　肝肾阴虚证

治法：滋补肝肾。

处方：方用六味地黄丸（《小儿药证直诀》）加减。熟地黄 20 g、山茱萸 15 g、山药 20 g、茯苓 10 g、泽泻 10 g、牡丹皮 15 g、沙苑子 10 g、枸杞子 10 g、菟丝子 6 g。

加减：乏力气短加黄芪、党参；口干口渴加麦冬、玄参。

常用中成药：五子衍宗丸，口服，水蜜丸一次 6 g，一日 2 次。

13.2.1.3　肾虚血瘀证

治法：补肾化瘀。

处方：复元活血汤（《医学发明》）加减。柴胡 15 g、瓜蒌根 9 g、当归 9 g、红花 6 g、甘草 6 g、熟大黄 6 g、桃仁 15 g。

加减：乏力气短加黄芪、党参。

常用中成药：金匮肾气丸（浓缩丸），口服，一次 8 丸，一日 3 次。

13.2.1.4　心脾亏虚证

治法：补益心脾。

处方：归脾汤（《济生方》）加减。党参 20 g、龙眼肉 15 g、白术 15 g、黄芪 15 g、当归 15 g、茯神 15 g、酸枣仁 15 g、木香 10 g、远志 15 g、炙甘草 6 g。

加减：夜寐不酣者加夜交藤 30 g、合欢皮 30 g；腹满泛恶、痰湿内盛者加半夏 10 g、厚朴 6 g、竹茹 10 g。

常用中成药：归脾丸，口服，一次 1 丸，一日 3 次。

13.2.1.5　气滞血瘀证

治法：行气活血，化瘀起痿。

处方：少腹逐瘀汤(《医林改错》)加减或补阳还五汤(《医林改错》)加减。少腹逐瘀汤：小茴香 15 g、干姜 10 g、延胡索 6 g、当归 10 g、川芎 10 g、肉桂 6 g、赤芍 15 g、生蒲黄 10 g、五灵脂 6 g。补阳还五汤：黄芪 30 g、桃仁 10 g、红花 10 g、当归 15 g、赤芍 10 g、地龙 10 g、川芎 10 g。

加减：会阴刺痛甚者加三棱 10 g、莪术 10 g；阴茎举而不坚者加九香虫 6 g、露蜂房 10 g、蜈蚣 1 条（研末冲服）、阳起石 15 g 等；阴部发冷加附子 10 g、淫羊藿 15 g、补骨脂 15 g、鹿茸 10 g。

常用中成药：血府逐瘀胶囊，口服，一次 6 粒，一日 2 次。

13.2.1.6　气阴两虚证

治法：益气养阴，阴中求阳。

处方：参芪复方（自拟方）加减。人参 20 g、黄芪 30 g、山茱萸 15 g、天花粉 15 g、丹参 15 g、山药 15 g、生地黄 10 g、大黄 10 g。

加减：腰酸加山萸肉。

常用中成药：生脉饮，口服，一次 1 支，一日 3 次。

13.2.1.7　阴阳两虚证

治法：阴阳双补，通络振痿。

处方：二仙汤（《中医方剂临床手册》）或（合）肾气丸（《金匮要略》）加减。仙茅 20 g、淫羊藿 20 g、巴戟天 10 g、当归 10 g、黄柏 15 g、知母 15 g、桂枝 10 g、附子 10 g、熟地黄 10 g、山萸肉 10 g、山药 15 g、茯苓 15 g、丹皮 10 g、泽泻 10 g。

加减：肾虚不固、滑精频繁、精薄精冷者，可合金锁固精丸（《医方集解》）及水陆二仙丹（《洪氏集验方》）加减沙苑子 10 g、蒺藜 15 g、芡实 10 g、莲须 15 g、龙骨 15 g、牡蛎 15 g、金樱子 10 g。

常用中成药：参茸丸，口服，一次 1 丸，一日 2 次。

13.2.1.8　湿热下注证

治法：清热化湿。

处方：龙胆泻肝汤（《兰室秘藏》）加减。龙胆草 15 g、黄芩 15 g、栀子 10 g、泽泻 15 g、车前子 15 g、生地 10 g、当归 10 g、柴胡 10 g。

加减：阴部瘙痒、潮湿甚者加地肤子 10 g、蛇床子 10 g。

常用中成药：龙胆泻肝丸，口服，一次 3～6 g，一日 2 次。

13.2.2 病证结合治疗

早期治疗尤为重要，主要以严格控制血糖为基础原则，同时进行心理药物和外科手术等治疗。

13.2.2.1 严格控制血糖，纠正代谢紊乱 应采取饮食控制、合理运动、应用降糖药物、血糖监测和自我管理教育等综合性措施，将血糖控制在理想或较好水平。

13.2.2.2 心理治疗 对 DM 心理性 ED 患者适用于性心理咨询，进行性功能障碍心理治疗。器质性 ED 患者，也应采用心理治疗与药物治疗相结合的办法，以改善阴茎的勃起功能，协调夫妻性生活。性心理治疗一般采用心理和行为治疗相结合的方法，夫妻双方共同参与。

13.2.2.3 口服药物 5- 磷酸二酯酶抑制剂，α 2 受体拮抗剂，5- 羟色胺受体拮抗剂，一氧化碳信号效应剂等。

13.2.2.4 经尿道药物治疗 用 MUSE 传送系统，经尿道应用前列地尔治疗。

13.2.2.5 注射疗法 阴茎海绵体注射疗法，皮下注射多巴胺受体激动剂，雄激素替代，应用钾通道调节剂等。

13.2.2.6 真空负压装置 又称为真空阴茎套或真空勃起仪，这是一种最简单、最便宜、无创、效果较好的一线治疗方法。

13.2.2.7 手术治疗 分阴茎勃起器植入术、血管外科手术等。

13.2.2.8 其他 ①戒烟，体育锻炼和减轻体重，低脂肪、高纤维素饮食。②控制伴随疾病，如冠心病、高血压、高脂血症、代谢综合征等。③规律的性生活有助于改善勃起功能。

13.2.3 外治法

13.2.3.1 熏脐疗法 麝香 0.1 g，鹿茸、蜈蚣、人参各 0.3 g，皂角、当归、白芍、甘草四味药提取物（水煎提取法）1 g，上药共 2 g 研为细末用水调成糊状敷于脐部，施艾条温和灸 5 ～ 10 min，2 天 1 次，10 天为 1 个疗程。适用于各型患者，可宣通与振奋人体元阳之气。

13.2.3.2 穴位注射 用维生素 B_1 注射液 50 mg 或丙酸睾酮 5 mg，轮流注入关元、中极、肾俞，或用鹿茸精注射液 4 mL，气海、关元、中极、曲骨、足三里（双）各 0.5 mL，命门 1 mL，进针深度以酸胀为宜。

13.2.3.3 栓剂治疗 雄起壮阳栓（淫羊藿 12 g、丹参 12 g、黑蚂蚁 9 g、九香虫 6 g、制蜈蚣 6 g、罂粟壳 9 g）。以上为 1 日剂量。将淫羊藿、丹参、罂粟壳经醇提取醇提液，并将药渣与黑蚂蚁、九香虫、蜈蚣加水煎煮过滤取滤液；再将二液混匀，挥发，浓缩，加入赋形剂喷雾取干粉后，再入基质制成一枚栓子。将栓剂在睡前纳入直肠内，每次一粒栓子。3 个月为 1 个疗程。有效改善阳痿的症状。

13.2.4 针灸、推拿、耳针等疗法

13.2.4.1 体针

取穴神阙、气海、关元、肾俞、命门、百会、太溪、足三里，前三穴用灸法，余用针刺施以补法，使腹部穴热感传至阴部，适用于各型患者。主穴取大赫、命门，配穴取足三里、气海、关元，适用于肾虚精亏者。主穴取肾俞、命门、三阴交、关元，偏肾阳虚者，加太溪、气海；偏肾阴虚者，加太溪、太冲；肝郁者加肝俞、太冲；脾虚者加脾俞、足三里。

13.2.4.2 耳针

取穴精宫、外生殖器、睾丸、屏间、脑、神门、内分泌。适用于各型患者。

13.2.4.3 电针

取腰阳关、命门、肾俞、次髎、曲泉、足三里、太溪、催欲穴（阴茎、上、下、左、右各 1 穴），用电针仪以每分钟 60 ～ 120 次频率的脉冲电波刺激 20 ～ 30 min，适用于非器质性患者。

13.2.4.4 艾灸

取气海、关元、三阴交，每穴用艾条温和灸 10 min，每日 1 次，10 次为 1 疗程。或艾炷灸关元，每次 100 ～ 200 壮。适用于肾阳虚者。

13.2.4.5 推拿

（1）腹部掌按法施于中脘、关元，每穴 5 min；再取督脉、膀胱经（近督脉侧线），从长强至大杼方向，捏脊各 1 遍；继按揉。肾俞、三阴交各 1 min，掌擦八髎 3 ～ 5 min。若命门火衰者，加按揉腰阳关、命门、太溪各

1 min；心脾受损者，加点按膻中、肝俞各 1 min；惊恐伤肾者，加点按内关、大陵、神门各 1 min；湿热下注者，加点按肝俞、大肠俞、曲泉各 1 min，用掌运法施于天枢、中极 3 ～ 5 min。

（2）穴位推拿法取穴关元、神阙、命门、肾俞、三阴交、气海、太溪、复溜、神门等。手法推、揉、按、搡等。操作：患者取仰卧位，术者蘸少许润滑剂，先在腹部施以揉、按法数分钟，然后点按中极、关元、气海，掌揉神阙穴 1 min，两侧腹部擦法数分钟。患者仰卧位，术者指压神门穴 1 min，揉按足三里、三阴交、复溜、太溪各 1 min，两腿外侧逆推数次。患者取俯卧位，术者先在肩背部施以推、按、搽法数分钟，然后依次点按肾俞、命门、腰阳关、次髎、上髎、关元俞各 1 min，接着在腰骶部施以横推法数分钟，拿提肩井，按压大椎 1 min。

（3）自我按摩法

合阴阳按摩法：夫妇互相搓、摸、按、揉对方的性敏感区即可。性敏感区主要是阴茎部、包皮系带、阴茎皮肤、唇、舌、大腿内侧、脐下腹部皮肤、乳头等。其中男子的阴茎、唇、舌等最为敏感，女子阴蒂、阴阜、乳头、唇、舌处最为敏感。若男方性欲减退，可以重点推拿肾经、膀胱经，捏揉会阴、会阳、京门、长强等穴位，搓揉阴茎的冠状沟、包皮系带，并沿尿道走行刺激阴茎皮肤。

壮阳固精按摩法：①摩涌泉法：患者平坐位或以一脚置于另一腿上盘坐，双手摩搓至热后，再用一手握持足趾，另一手旋转摩按涌泉穴，摩至发热为度，将足趾略微转动，左右足心更手握摩。②摩肾俞法：患者临睡前坐于床，垂手解衣，略作吐纳闭息，舌舐上腭，意守肚脐，提缩肛门数十次。然后两掌贴于肾俞穴，中指正对命门穴，作环形摩擦 120 次。③兜肾囊法：练习时间在 19 ～ 23 时（戌亥之时），盘膝端坐，解衣调息。先将双手搓摩至热，再用左手兜起阴囊，稍向上用力，右手摩擦脐下气海、关元等部位，兜擦 81 次，再左右互换兜擦 81 次。

13.2.5 中医器械疗法

针灸治疗仪，取腰阳关、命门、肾俞、次髎、曲泉、足三里、太溪、催欲穴（阴茎上、下、左、右各 1 穴），用电针仪以 60 ～ 120 次 /min 频率的脉冲电波刺激 20 ～ 30 min。适用于非器质性患者。

13.3 中医疗效评价

（1）改善症状：采用阳痿病中医证候积分表（表 13-2）和勃起功能国际问卷（international index of erectile function 5，IIEF-5）评分表评定。

（2）中医疗法不良反应较小、疗效稳定：西医治疗 ED 药物昂贵，且有不同程度的不良反应，药物作用短暂，只可临时改善患者症状。中医疗法不良反应小，且疗效稳定持久，患者顺应性较高。

表 13-2 阳痿病中医证候积分表

中医证候	有	偶有	时有	经常有
勃起不坚	0	2	4	6
坚而不久	0	2	4	6
腰膝酸冷	0	2	4	6
精神疲惫	0	2	4	6
少气懒言	0	1	2	3
性欲淡漠	0	1	2	3
精神抑郁	0	1	2	3
紧张焦虑	0	1	2	3
两胁胀闷	0	1	2	3
阴囊潮湿	0	1	2	3
小便频数	0	1	2	3
畏寒肢冷	0	1	2	3
总分				

14 糖尿病合并下肢动脉硬化闭塞症

糖尿病合并下肢动脉硬化闭塞症指糖尿病患者由于动脉硬化造成的下肢供血动脉内膜增厚、管腔狭窄或闭塞，病变肢体血液供应不足，引起下肢间歇性跛行、皮温降低、疼痛乃至发生溃疡或坏死等临床表现的慢性进展性疾病，常为全身性动脉硬化血管病变在下肢动脉的表现。

本病属中医“脱疽”等范畴。本病多为本虚标实，脾虚为本，寒湿外伤为标，血脉瘀阻贯穿始终。

14.1 诊断

14.1.1 西医

参考 2015 年卫生部颁布的《下肢动脉硬化闭塞症诊断标准》：①年龄＞40 岁；②有吸烟、高血压、高脂血症等高危因素；③有下肢动脉硬化闭塞症的临床表现；④缺血肢体远端动脉搏动减弱或消失；⑤ ABI ≤ 0.9；⑥彩色多普勒超声、CTA、MRA 和 DSA 等影像学检查显示相应动脉的狭窄或闭塞等病变。符合上述诊断标准前 4 条可以做出下肢 ASO 的临床诊断。ABI 和彩色超声可以判断下肢的缺血程度。确诊和拟定外科手术或腔内治疗方案时，可根据需要进一步行 MRA、CTA、DSA 等检查。

14.1.2 中医

参照中华人民共和国中医药行业标准《中医病证诊断疗效标准》（1994 年）

具体内容：①多发于下肢一侧或两侧。患者可有受冷冻、潮湿、长期过量吸烟、外伤等病史。②初起趾、指冷痛，小腿酸麻胀痛，行走多时加重，休息时减轻，呈间歇性跛行，趺阳脉减弱。继之疼痛呈持续性，肢端皮肤发凉，下垂时则皮肤暗红、青紫，皮肤干燥，毫毛脱落，趾甲变形增厚，肌肉萎缩，趺阳脉消失。甚至发生溃疡或坏疽。③多发于老年人。④超声多普勒、血流图、动脉造影、血脂等检查，除帮助诊断外，尚可了解血管闭塞的部位及程度。

14.1.3 中医证候诊断

14.1.3.1 寒凝血瘀证 肢体明显发凉、冰冷，呈苍白色，遇寒冷则症状加重，步履不利，间歇性跛行，多走疼痛加重，小腿酸胀，休息痛减。舌质淡，苔薄白，脉沉迟。

14.1.3.2 血脉瘀阻证 肢体发凉怕冷，疼痛，步履沉重乏力，活动艰难，严重者持续疼痛，夜间尤甚，彻夜不寐。肢端、小腿有瘀斑，或足紫红色、青紫色。舌有瘀斑或舌质绛，脉弦涩。

14.1.3.3 热毒内蕴证 患肢疼痛，日轻夜重，喜凉怕暖。严重者肢体坏疽感染，红肿热痛、脓多、恶臭，伴有高热，神志模糊、谵语。肢端溃疡，坏疽局限，局部红肿热痛，脓多味臭，或肢体大片瘀肿、紫红，伴有发热或高热，烦躁，口渴引饮。舌质红绛，苔黄燥，脉象洪数或弦数。

14.1.3.4 气血亏虚证 患肢皮肤干燥、脱屑、光薄、皲裂，趾（指）甲增厚、变形、生长缓慢，汗毛脱落，肌肉萎缩。出现身体消瘦而虚弱，面色苍白，头晕心悸，气短乏力。或创口肉芽灰淡，久不愈合，脓液清稀。舌质淡，苔薄白，脉沉细无力。

14.2 治疗

14.2.1 辨证论治

14.2.1.1 寒凝血瘀证

治法：温经通脉。

方药：阳和汤加减。麻黄、熟地、鹿角胶（烊化）、白芥子、炮姜炭、甘草、肉桂、鸡血藤、当归、元胡、川牛膝、红花等。

加减：阳虚甚者，可加制附子、肉桂。慎用麻黄、川草乌。

常用中成药：金匮肾气丸，口服，一次1袋，一日3次；合逐瘀通脉胶囊，口服，1次2粒，1日3次。

14.2.1.2 血脉瘀阻证

治法：活血祛瘀。

方药：桃红四物汤加减。桃仁、红花、熟地、当归、川芎、赤芍、水蛭、地龙、蜈蚣、川牛膝、鸡血藤、元胡、生甘草等。

加减：血瘀明显者可加丹参、三七。

常用中成药：逐瘀通脉胶囊，口服，一次2粒，一日3次。

14.2.1.3 热毒内蕴证

治法：清热解毒，凉血化瘀。

方药：四妙勇安汤加减。金银花、玄参、当归、甘草、川牛膝、连翘、地龙、鸡血藤、蜈蚣、赤芍、桂枝、元胡等。

加减：热毒炽盛加蒲公英、地丁、黄连；口渴欲饮加花粉、知母；湿重加土茯苓、泽泻；大便秘结加大黄、枳壳。

常用中成药：通塞脉片，口服，一次5片，一日3次。

14.2.1.4 气血亏虚证

治法：补益气血。

方药：八珍汤合补阳还五汤加减。熟地、当归尾、茯苓、党参、白术、甘草、川芎、地龙、黄芪、桃仁、红花、赤芍、牛膝等。

加减：血虚明显者可加鸡血藤；气虚明显者重用黄芪。

常用中成药：糖脉康胶囊，口服，一次6粒，一日3次。

14.2.2 病证结合治疗

本病晚期治疗难度大，疗效不佳，手术进行血管搭桥或介入治疗都有一定的适应证和局限性。因此，早期发现、早期治疗尤为重要。早期使用上述中药辨证治疗，可改善患者血管弹性，增加肢体动脉供血，促进侧支循环建立，可对阻止或延缓病情发展、防止坏疽起到积极作用。后期需配合外治及手术治疗。

14.2.2.1 早期

按上述辨证论治进行中药治疗，可配合控制血糖、调脂、降压、抗血小板聚集、改善缺血等药物。

14.2.2.2 后期

需配合下述外治法及手术治疗，如血运重建术。

14.2.3 并发症治疗

并发症多为溃疡感染，糖尿病足溃疡局部红肿、疮面溃烂、有脓腔、秽臭难闻、肉腐肌烂者，可选用复方黄柏液于患处进行湿敷或干敷治疗，可起到祛腐生肌的作用。糖尿病足溃疡疮面分泌物少、异味轻、肉芽渐红者，可选用红油膏、京万红软膏外敷。必要时可配合广谱抗生素治疗，预防感染扩散。

14.2.4 外治法

14.2.4.1 清创外敷

根据患者证候特点，湿性坏疽常选用蚕食清创法；根据患者证候特点选用祛腐化脓为主的膏药外敷等。干性坏疽常选用鲸吞清创法。如果破溃，选用益气活血生肌为主的膏药外敷等。

14.2.4.2 中药熏洗治疗

熏洗法对中医外科疾病疗效独特，可透皮而直接作用于患处，缓解症状，促进疾病痊愈，更好地发挥了中医药治疗优势。可采用协定方温足液（药用：生麻黄、干姜各15 g，白芷25 g，艾叶20 g，桂枝、白芍、苏木、鸡血藤各30 g）熏洗配合足部按摩（选穴：太冲、太溪、足三里、三阴交、委中、承山穴）。

14.2.5 针灸治疗

14.2.5.1 腹浮针

以疼痛患肢同侧少腹肚脐至髂前上棘连线中点为进针点，常规消毒，然后使用静脉留置针以针尖直向患肢，水平进针，整个针体浅置于皮下。以进针点为支点，手握针柄使针体在水平方向上做来回摆动的扇形运动，直至疼痛消失或不再减轻。进针完毕，抽出不锈钢针芯，将软套管仍留置皮下，用胶布固定露出皮外的与软套管紧密连接的管柄。留置 1 天或数天，将软套管拔出。

14.2.5.2 腧穴热敏灸

适用于脱疽病未溃期。坏死期不宜使用，局部缺血严重者禁用。定位热敏点：用点燃的艾条，手持调控，在患肢局部或相应穴位（血海、肾俞、委中、承筋、足三里、阳陵泉、三阴交等），距离皮肤表面 3 cm 左右高度施行艾条悬灸。患者感受到艾热发生透热、传热和扩热感觉的穴位，即为热敏点。重复上述步骤，探查所有热敏点。操作方式：选择患者舒适的体位，分别在每个热敏点上实施艾条悬灸，按下述步骤依次进行回旋、雀啄、往返、温和灸四步法操作；先行回旋灸 2 min 温热局部气血，继以雀啄灸 1 min 加强敏化，循经往返灸 2 min 激发经气，再施以温和灸发动感传、开通经络。以完成灸感四相过程为标准，直至透热、扩热甚至感传现象完全消失。

14.2.6 中医器械疗法

根据病情需要和临床实际，可配合应用红光照射仪、腿浴治疗器、足疗仪、磁振热治疗仪、阿是超声波治疗仪等，以改善局部血运，促进侧支循环形成。

14.3 中医疗效评价

（1）改善症状：观察治疗前后临床症状改善情况，可由跛行指数、踝臂指数及临床症状等组成。

（2）改善理化指标：观察治疗前后血糖血脂及血管炎症因子等理化指标

的变化，对比单纯西药标准治疗。

（3）改善血流情况：观察治疗前后腘动脉、胫后动脉和足背动脉血管内径及平均流速等方面，对比单纯西药标准治疗。

（4）减少终点事件发生：终点事件考虑为截肢、坏疽自然坏死脱落等。记录终点事件发生率及发生时间，与单纯西药标准治疗对比。

（5)减少不良反应：记录不良事件发生情况，计算不良反应事件发生率。

15 糖尿病足

糖尿病足（diabetic foot。DF）是指糖尿病患者由于合并神经病变及各种不同程度末梢血管病变而导致下肢感染、溃疡形成和（或）深部组织的破坏。其临床特点为早期肢端麻木、疼痛、发凉和（或）有间歇性跛行、静息痛，继续发展则出现下肢远端皮肤变黑、组织溃烂、感染、坏疽。由于此病变多发于四肢末端，因此又称为“肢端坏疽”。

糖尿病足属中医“脱疽”“消渴脱疽”范畴。发于消渴之上，其人足末端麻木无知觉、疼痛、发凉，或干黑，或破溃及筋骨者，称之脱疽，本病以脾肾亏虚为本，寒湿外伤为标，具有“本虚标实、毒浸迅速、腐肉难去、新肌难生”之特点。

15.1 诊断

15.1.1 西医

糖尿病高危足和糖尿病足溃疡，都属于糖尿病足的范畴。

糖尿病患者，目前尚无足溃疡，但是有下列发生足溃疡的高危因素之一者，即可视为糖尿病高危足：①存在糖尿病周围神经病变；②存在外周动脉病 [踝肱指数（ankle brachial index，ABI）＜ 0.9 或 ＞ 1.3]；③存在足畸形和足部压力异常；④既往有足溃疡病史或截肢、趾史。糖尿病高危足的通常表现为：足部感觉减退或消失；足趾或足的畸形；皮肤发凉，皮色发绀或苍白；异常胼胝增生等。糖尿病足溃疡是糖尿病患者踝关节以远的皮肤及其深层组织破坏，其通常因缺血和神经病变引起，不一定合并感染。溃疡的诱发因素是外伤、压力性损伤，或无明确诱因的自发性溃疡，缺血严重时也可以表现为不经过溃破而直接出现紫黯和干性坏疽。当伤口出现明确的感染征象，如溃疡边缘软组织的红肿热痛、伤口表面的脓腐和异味、病原学证据、影像学证据、血象升高等，可以进一步诊断为“糖尿病足感染”。

糖尿病足是糖尿病患者因下肢远端神经异常和不同程度的血管病变导致的足部感染、溃疡和（或）深层组织破坏。糖尿病足病一旦诊断，临床上应该进行分级评估，目前临床上广为接受的分级方法主要是 Wagner 分级（表 15-1）和 Texas 分级（表 15-2）。

（1）Wagner 分级：此分级方法首先由 Meggitt 于 1976 年提出，Wagner 后来加以推广，是目前临床及科研中应用最为广泛的分级方法。

（2）Texas 分级法：Texas 分级法是由德克萨斯大学 Lavery 等提出的，此分级方法从病变程度和病因两个方面对糖尿病足溃疡及坏疽进行评估，更好地体现了创面感染和缺血的情况，相对于 Wagner 分级在评价创面的严重性和预测肢体预后方面更好。

表 15-1　糖尿病足 Wanger 分级

分级	临床表现
0 级	有发生足溃疡的危险因素，目前无溃疡
1 级	表面溃疡，临床上无感染
2 级	较深的溃疡，常合并软蜂窝组织炎，无脓肿或骨的感染
3 级	深度感染伴有骨组织病变或脓肿
4 级	局限性坏疽（趾、足跟或前足背）
5 级	全足坏疽

表 15-2 糖尿病足病的 Texas 分级

分级	特点	分期	特点
0 级	足部溃疡史	A 期	无感染和缺血
I 级	表浅溃疡	B 期	合并感染
2 级	溃疡累及肌腱	C 期	合并缺血
3 级	溃疡累及骨和关节	D 期	感染和缺血并存

15.1.2 中医

参照《糖尿病中医防治指南·糖尿病足》《中医病证诊断疗效标准》。主要包括未溃期：趾冷痛、间歇性跛行、趺阳脉消失等，但还未发生溃疡或坏疽；已溃期：上述症状伴皮肤溃破、溃疡或坏疽形成。

15.1.3 中医证候诊断

发于消渴之上，其人足末端麻木无知觉、疼痛、发凉或干黑，或破溃及筋骨者，称之脱疽，本病以脾肾亏虚为本，寒湿外伤为标，具有“本虚标实、毒浸迅速、腐肉难去、新肌难生”之特点。中医将糖尿病高危足定义为“脱疽（糖尿病性足病 - 糖尿病肢体动脉闭塞症）未溃期”。

15.1.3.1 气阴两虚，脉络瘀阻证

患肢麻木、疼痛，状如针刺，夜间尤甚，痛有定处，足部皮肤暗红或见紫斑，或间歇性跛行；或患足肉芽生长缓慢，四周组织红肿已消；舌质紫暗或有瘀斑，苔薄白，脉细涩，趺阳脉弱或消失，局部皮温凉。

15.1.3.2 湿热毒盛证

患足局部漫肿、灼热、皮色潮红或紫红，触之患足皮温高或有皮下积液，有波动感，切开可溢出大量污秽臭味脓液，周边呈实性漫肿，病变迅速，严重时可累及全足及小腿，舌质红绛，苔黄腻，脉滑数。趺阳脉可触及或减弱，局部皮温偏高。

15.1.3.3 气血亏虚，湿毒内蕴证

神疲乏力，面色苍黄，气短懒言，口渴欲饮，患肢麻木、疼痛明显，夜间尤甚，足部皮肤感觉迟钝或消失，局部红肿，间歇性跛行，或见疮口脓汁

清晰较多或足疮面腐肉已清，肉芽生长缓慢，经久不愈，舌淡胖，苔薄白，脉细无力，趺阳脉搏动减弱或消失。

15.1.3.4　肝肾阴虚，痰瘀互阻证

腰膝酸痛，双目干涩，耳鸣耳聋，手足心热或五心烦热，肌肤甲错，局部见病变已伤及骨质、筋脉。溃口色暗，肉色暗红，久不收口。口唇舌暗，或紫暗有瘀斑，舌瘦苔腻，脉沉弦。

15.1.3.5　脾肾阳虚，经脉不通证

腰膝酸软，畏寒肢冷，耳鸣耳聋，大便溏，肌瘦乏力，肌肤甲错，局部见足发凉，皮温下降，皮肤苍白或紫暗，冷痛，间歇性跛行或剧痛，夜间尤甚，严重者趾端干黑，逐渐扩大，溃口色暗，久不收口，舌淡暗，脉沉迟无力或细涩。

15.2　治疗

15.2.1　辨证论治

15.2.1.1　气阴两虚，脉络瘀阻证

治法：行气活血，化瘀止痛。

方药：生脉饮（《内外伤辨惑论》）合血府逐瘀汤（《医林改错》）加减。太子参、麦冬、五味子、桃仁、红花、川芎、当归、生地、赤芍、枳壳、地龙、川牛膝、黄芪。

加减：局部皮肤暗红重，患肢皮肤发凉，加桂枝、细辛、延胡索；疼痛剧烈，加乳香、没药；瘀重加全蝎、水蛭。

常用中成药：通脉降糖胶囊，口服，一次 3 粒，一日 3 次。

15.2.1.2　湿热毒盛证

治法：清热利湿，活血解毒。

方药：四妙勇安汤（《验方新编》）合茵栀莲汤（奚九一验方）加减。金银花、玄参、当归、牛膝、黄柏、茵陈、栀子、半边莲、连翘、地丁、桔梗。

加减：热甚加蒲公英、冬青、虎杖：湿重加车前子、泽泻、薏苡仁；肢痛加白芍、木瓜、海桐皮。

常用中成药：通塞脉片，口服，一次 5 片，一日 3 次。

15.2.1.3　气血亏虚，湿毒内蕴证

治法：益气养血，清化湿毒。

方药：当归补血汤（《内外伤辨惑论》）合二妙散（《丹溪心法》）加减。生黄芪、当归、党参、土茯苓、贝母、黄柏、薏苡仁、天花粉、皂角刺。

加减：湿热明显加用牛膝、苍术；肢麻重加赤芍、桃仁、丹参、地龙，活血通络。疼痛剧烈，加乳香、没药。

常用中成药：八珍丸，口服，一次 6 g，一日 2 次；合脉络舒通颗粒，口服，一次 1 袋，一日 3 次。

15.2.1.4　肝肾阴虚，痰瘀互阻证

治法：调补肝肾，化瘀通络。

方药：六味地黄丸（《小儿药证直诀》）加减。熟地、山药、山萸肉、丹皮、茯苓、三七粉、鹿角片、地龙、穿山甲、枳壳。

加减：若口干、胁肋隐痛不适，加生地、白芍、沙参；腰膝酸软、舌红少苔者，加用怀牛膝、女贞子、墨旱莲。

常用中成药：六味地黄丸，口服，一次 8 丸，一日 3 次；合通塞脉片，口服，一次 5 片，一日 3 次。

15.2.1.5　脾肾阳虚，经脉不通证

治法：温补脾肾，活血通脉。

方药：金匮肾气丸（《金匮要略》）加减。熟地、山药、山萸肉、黄精、枸杞、三七粉（冲）、水蛭粉（冲）、桂枝、制附子、地龙、穿山甲。

加减：肢端不温，冷痛明显，加制川乌、制草乌、木瓜；乏力明显，重用黄芪；大便干结不通，加肉苁蓉、火麻仁。

常用中成药：桂附地黄丸，口服，一次 6 g，一日 2 次；桂枝茯苓丸，口服，一次 6 丸，一日 1 ～ 2 次。

15.2.2　病证结合治疗

以整体治本，局部治标，采取中西医结合综合治疗措施。

15.2.2.1　未溃期

可以按上述中医辨证使用中药、中成药治疗，配合控制血糖、血压、血脂，改善循环、营养神经等西药。

15.2.2.2　已溃期

在中医药辨证治疗的基础上还应采用外治疗法，减压、清除坏死组织、保持创面畅通引流、控制局部感染等，必要时可行血管重建术。

15.2.3　并发症治疗

15.2.3.1　糖尿病足骨髓炎

糖尿病足骨髓炎是糖尿病严重且复杂的并发症，其诊断及治疗难度较大。糖尿病足骨髓炎治疗的目标是尽可能多地保留正常足组织、保持足部稳定并恢复其功能、避免溃疡再发及截趾。同时需控制血糖、血压、血脂及体重等，密切注意下肢神经、血管有无损害，注意做好足部的护理，若发现损伤应及时处理，防止病情恶化，减少截肢率，提高糖尿病患者的生活质量。

（1）传统的截趾 / 截肢术：将糖尿病足骨髓炎所在的足趾、足，甚至下肢截除，该术式可直接去除感染坏死骨，但容易破坏周围健康组织，导致足部力学改变，其他部位压力升高，溃疡发生风险增加。

（2）保守的外科手术：不进行足部截肢，仅去除创面内感染的趾骨或跖骨，与传统的截趾 / 截肢术相比，足部的生物力学破坏较小，同时抗生素的使用时间相对缩短，是目前比较推崇的方法。

（3）抗生素治疗：有研究表明，长期抗生素治疗联合保守的外科手术能够有效促进糖尿病足骨髓炎患者伤口愈合并降低大范围截肢率和溃疡复发率。

保守外科术联合抗生素治疗糖尿病足骨髓炎在溃疡愈合率、愈合时间上均优于单纯抗生素治疗；此外，保守外科术联合抗生素治疗的糖尿病足骨髓炎患者抗生素使用时间明显短于单纯抗生素治疗患者。

15.2.3.2　坏疽

全身治疗：首先治疗糖尿病，用最有效的方法和药物控制和降低血糖至耐受水平；纠正水、盐及电解质紊乱，改善营养状况，输血、输液，纠正低蛋白、低钾，正确有针对性地使用抗生素；重视其他器官并发症的治疗，如糖尿病性肾病等；各型均用扩张血管和活血化瘀药物。

局部处置方法：根据不同分型采取不同处置方法：①损伤感染型：充分切开，彻底引流，尤其沿肌腱上行感染者，沿肌腱充分切开腱鞘，引流出腱鞘内脓汁。常规创面分泌物做细菌培养和药物敏感实验，选择敏感抗生素局部冲洗，抗生素纱布外敷，厌氧菌感染用过氧化氢溶液冲洗。合并脓毒血症、败血症、感染越过踝关节、全身中毒症状重者，可考虑截肢。②缺血型：治疗同非糖尿病性缺血肢体坏疽患者。疼痛是其特点，只有血运改善才能减轻疼痛，为创面愈合带来希望。③神经营养障碍型：局部常规换药，以改善神经营养状况为主，使用神经营养药的同时使用活血化瘀药改善循环，增加局部血流量，间接改善神经营养状况。④混合型：视各种病变情况综合处理。⑤局部护理：综上情况，对病足护理上，要避免压迫、烫伤、冻伤；经常用温水洗、浸泡未产生创面的足部，保持清洁；涂抹膏剂减轻皮肤干燥程度；修剪趾甲切勿伤及甲床，避免细菌侵入感染。

15.2.4 外治法

15.2.4.1 中药外敷治疗

局部红肿热痛，外用金黄膏或青黛膏外敷；腐烂发黑坏趾，外用红油膏、九一丹。另有冲和膏、蚓黄散也各有适应证。

冲和膏：荆芥 150 g，独活 50 g，赤芍 60 g，白芷 30 g，菖蒲 45 g。共研细末备用。用热酒或麻油调敷，每日1次。疏风温经，散寒活血，生肌消肿。适用于患肢发凉、麻木、破溃，气虚阴寒血瘀者。

蚓黄散：地龙 30 g，血竭 10 g，黄柏 60 g。共研细末备用。用温水调敷，每日 1 次。清热降火，破血祛腐生肌。适用于患肢麻木、疼痛，足部破溃，创面色暗、腐肉较多，脓汁黏稠、有臭味，湿热壅盛者。

15.2.4.2 中药熏洗治疗

清化湿毒法：适用于脓水多、臭秽重、引流通畅者。药用土茯苓、马齿苋、苦参、明矾、黄连、蚤休等，煎汤，待温浸泡患足。

温通静脉法：适用于肾阳亏虚、寒邪阻络者。药用桂枝、细辛、红花、苍术、土茯苓、黄柏、百部、苦参、毛冬青、忍冬藤等，煎水浸泡。

清热解毒、活血化瘀法：药用大黄、毛冬青、枯矾、马勃、元明粉等，煎汤泡足。

温经活血方：桂枝 15 g，红花 15 g，透骨草 10 g，鸡血藤 20 g，乳香 10 g，没药 10 g，花椒 15 g。将上药装布袋内，加水 1000 mL 煎汤，待药液温度适宜，淋洗、浸泡患足。每日 2 次，每次 30 ～ 50 min。本方适用于糖尿病足病变未溃者。

解毒洗药：丹皮 15 g，蒲公英 50 g，苦参 15 g，黄柏 15 g，白芷 10 g，大黄 20 g。将上药装布袋内，加水 1000 mL 煎汤，待药液温度适宜，淋洗、浸泡患足。每日 2 次，每次 30 min。本方适用于糖尿病足病变已溃者。

15.2.4.3 箍围法

应用中药散剂或膏剂，在伤口周围涂抹，达到清热解毒、控制炎症、限制创面发展的作用。大黄 30 g，蒲公英 30 g，生石膏 30 g，土茯苓 30 g，明矾 30 g。共研末，过 200 目，以水调成糊状，在伤口箍围。可清热解毒祛湿。适用于糖尿病足感染、分泌物较多者，能够明显减轻伤口红肿趋势，降低抗生素使用率，降低医疗费用。

15.2.4.4 祛腐生肌法

若疮面腐肉难脱，创口内予九一丹薄撒创面，外盖红油膏纱布以提脓祛腐；腐托新生时，用生肌散薄撒疮面，外盖白玉膏。

15.2.4.5 敷贴法

敷贴法是将药物敷贴在创口表面的一种方法。

15.2.4.6 局部清创

局部坏死组织的清除对控制感染、促进愈合十分重要，但不合理的清创反而会导致创面扩大，加重病情。若感染部位较大、较深，并且沿皮下组织或筋膜迅速扩散，此时在静脉应用足量有效广谱抗生素的同时，应尽早清创，切开引流减小张力，严重者可以多处切开减压，防止周围组织进一步坏死。并且要保持患肢下垂姿势，以充分引流。除此之外，不宜过分采用清创手术，以防止坏疽蔓延扩大。对趾或趾间有溃疡或坏疽者，清创前应分开各趾，避免渗液或脓汁浸渍邻近组织；对湿性坏疽或界限尚不清者，宜采用少量、多次清除坏死组织的蚕食清创法。

15.2.5　灸法、按摩治疗

15.2.5.1　足底按摩法

采用足底按摩法预防糖尿病足，效果明显。按摩步骤如下：首先以揉捏手法放松腿部肌肉，接着用大拇指指腹推压足底内脏反射区，由内侧至外侧；然后用示指第 2、第 3 指间关节推压足底及足背重点穴位，点穴后用掌心摩擦足底及足背产热，最后握住脚踝做放松运动。由于人的足底部有各脏腑系统的反射点，因此可通过刺激足部改善相应脏腑功能，同时改善局部血液循环，从而有效预防糖尿病性足溃疡的发生。

15.2.5.2　艾灸

艾灸可以改善糖尿病高危足的神经传导及血液循环流速，预防糖尿病足溃疡的发生。配穴组方：足三里、太溪、三阴交等，可选温和灸或者雀啄灸，每穴 10 min/ 次，以局部皮肤发红、发热为宜。必须由专业医护人员操作，避免局部烫伤。

15.2.6　中医器械疗法

15.2.6.1　中药离子蒸汽外治法

中药外洗是中医传统、有效的治疗手段，中药离子蒸汽外治具有起效快、疗效好、操作简便的特点。在缓解糖尿病下肢血管病变足部麻木、疼痛、发凉等症状方面也具有显著作用，并可明显改善踝肱指数这一下肢血管病变中药疗效判定指标。

15.2.6.2　熏蒸法

采用药物熏蒸结合护理干预的方法，将特定的中药饮片用纱布包好，放入 41℃的熏蒸机中进行熏蒸，每日 1 次，每次 30 min，连续 20 天，并在熏蒸的同时对患者进行综合护理干预。临床观察结果表明，该方法能够缓解患足麻、凉、痛等症状，同时能使患者身心愉悦进而促进康复。

15.3 中医疗效评价

（1)改善症状：可采用糖尿病足中医证候量化评分表，于治疗前后对比。

（2）延缓糖尿病足进程：在溃疡早期积极中药干预，避免截肢及尽可能保存残端功能。

（3)减少不良反应：记录不良事件发生情况，计算不良反应事件发生率。

16 高血糖危象

高血糖高渗状态（hyperglycemic hyperosmolar state，HHS）又称高血糖高渗综合征（hyperglyeemieh），临床以严重高血糖而无明显酮症酸中毒、血浆渗透压显著升高、脱水和意识障碍为特征，起病常比较隐匿，典型的糖尿病高渗性昏迷主要有严重失水和神经系统两组症状体征，多见于老年2型糖尿病患者。

本病中医属于“消渴厥”范畴，消渴厥是因消渴发展至严重阶段，脏气衰败，阴津亏损，痰湿浊毒内蕴，虚火上扰，清窍被蒙，神明失主。在消渴症状基础上，出现以神识昏蒙为主要表现的脾病及脑的厥病类疾病。

16.1 诊断

16.1.1 西医 参考《中国2型糖尿病防治指南（2020版）》。

临床表现：HHS起病隐匿，一般从开始发病到出现意识障碍需要1～2周，偶尔急性起病，30%～40%无糖尿病病史。常先出现口渴、多尿和乏力等糖尿病症状，或原有症状进一步加重，多食不明显，有时甚至表现为厌食。病情逐渐加重，出现典型症状，主要表现为脱水和神经系统两组症状和体征。通常患者的血浆渗透压＞320 mOsm/L时，即可出现精神症状，如淡漠、嗜睡等；当血浆渗透压＞350 mOsm/L时，可出现定向力障碍、幻觉、上肢拍击样粗震颤、癫痫样发作、偏瘫、偏盲、失语、视觉障碍、昏迷和阳性病理征。

实验室诊断：①血糖≥ 33.3 mmol/L；②有效血浆渗透压≥ 320 mOsm/L；③血清 HCO-3 ≥ 18 mmol/L 或动脉血 pH ≥ 7.30；④尿糖呈强阳性，而血酮体及尿酮体阴性或为弱阳性；⑤阴离子间隙＜ 12 mmol/L。

16.1.2 中医

（1）多发生于消渴严重者，亦有发病前无消渴病史者。多有饮食不节、治疗中断或不当、感受邪毒、创伤、手术、妊娠和分娩等诱因。

（2）各类诱因的原发临床表现：多饮、多尿、烦渴、乏力、纳差、呕吐等症状加重。严重者出现极度口渴、明显多尿、皮肤黏膜干燥、皮肤弹性差、眼球凹陷、舌干裂等。常有不同程度的神经、精神症状和体征，可以从嗜睡、意识模糊、偏瘫到癫痫发作甚至昏迷。

（3）实验室检查：①血糖≥ 33.3 mmol/L；②有效血浆渗透压≥ 320 mOsm/L；③血清 HCO_3^- ≥ 18 mmol/L 或动脉血 pH ≥ 7.30；④尿糖呈强阳性，而血酮体及尿酮阴性或为弱阳性；⑤阴离子间隙＜ 12 mmol/L。

16.1.3 中医证候诊断

16.1.3.1 肺燥津枯证

口干咽燥，烦渴引饮，渴欲冷饮，皮肤干瘪无弹性，小便频数，量多，大便秘结，舌红少津，苔薄黄，脉细数。

16.1.3.2 痰浊中阻证

倦怠嗜睡、恶心呕吐、脘痞纳呆，口甜或口臭、烦渴欲饮，四肢重着、头晕如蒙，舌红，苔黄腻，脉滑数。

16.1.3.3 热盛津亏、闭阻清窍证

高热昏蒙、烦躁谵语，或昏睡不语、便干溲赤、口唇干裂、皮肤干燥，或痉挛抽搐、舌红绛苔黄燥，脉弦细数。

16.1.3.4 热入心包证

神志昏蒙，或有谵语，甚则昏迷，咽部异物感如痰壅、呼吸气粗，或见手足抽搐、四肢厥冷，舌绛，少苔或苔黄燥，脉细数。

16.1.3.5　阴虚风动证

手足蠕动、强痉抽搐、头晕目眩，或口噤不开、躁动不安，或神志昏迷，大便秘结，舌红绛，苔黄或无，脉弦数或细。

16.1.3.6　阴脱阳亡证

面色苍白、目闭口开、大汗不止、手撒肢冷，甚至二便自遗，脉微欲绝。

16.2　治疗

16.2.1　辨证论治

16.2.1.1　肺燥津枯证

治法：清肺润燥，生津止渴。

方药：白虎汤合消渴方加减。生石膏 20 g，生地 15 g，麦冬、天花粉、黄芩、知母各 10 g，甘草 6 g，藕汁 50 mL。气虚汗多者可加人参；大便秘结可入增液承气汤。

加减：气虚多汗者可加入人参，大便秘结可入增液承气汤。

常用中成药：醒脑静注射液，肌内注射，一次 2 ～ 4 mL，一日 1 ～ 2 次；静脉滴注，一次 10 ～ 20 mL，用 5% ～ 10% 葡萄糖注射液或氯化钠注射液 250 ～ 500 mL 稀释后滴注。

16.2.1.2　痰浊中阻证

治法：芳香化浊，和胃降逆。

方药：温胆汤合藿香正气散加减。陈皮 6 g，茯苓 12 g，枳实、竹茹、藿香、川厚朴、半夏各 10 g，甘草 6 g。

加减：便秘者可合增液承气汤。

常用中成药：二陈丸，口服，一次 9 ～ 15 g，一日 2 次。醒脑静注射液，肌肉注射，一次 2 ～ 4 mL，一日 1 ～ 2 次；静脉滴注，一次 10 ～ 20 mL，用 5% ～ 10% 葡萄糖注射液或氯化钠注射液 250 ～ 500 mL 稀释后滴注。

16.2.1.3　热盛津亏、闭阻清窍证

治法：滋阴清热，开窍醒神。

方药：羚角钩藤汤加减。羚羊角粉 1 g（冲服），大黄 6 g，钩藤、桑叶、菊花、莲子心、丹皮、赤芍、连翘各 9 g，生地黄、麦冬各 12 g，玄参 15 g，银花、天花粉各 30 g。

加减：清窍闭阻，热盛昏厥者加鼻饲安宫牛黄丸。热甚烦躁者，加黄芩、山栀、栀子。

常用中成药：清开灵注射液，肌内注射，一日 2 ～ 4 mL。重症患者静脉滴注，一日 20 ～ 40 mL（一日 2 ～ 4 支），以 10% 葡萄糖注射液 200 mL 或氯化钠注射液 100 mL 稀释后使用。醒脑静注射液，肌内注射，一次 2 ～ 4 mL，一日 1 ～ 2 次；静脉滴注，一次 10 ～ 20 mL，用 5% ～ 10% 葡萄糖注射液或氯化钠注射液 250 ～ 500 mL 稀释后滴注。

16.2.1.4　热入心包证

治法：清热凉营，豁痰开窍。

方药：清营汤加味。生地黄 15 g，玄参、麦冬、金银花、连翘、菖蒲各 10 g，竹叶心 6 g，丹参 15 g，川黄连 6 g，水牛角 30 g（先煎）。

加减：热入心包，昏迷不醒者加服安宫牛黄丸或紫雪丹、至宝丹，灌服或者鼻饲；痰浊蒙蔽清窍、见嗜睡者加用苏合香丸。

常用中成药：醒脑静注射液，肌内注射，一次 2 ～ 4 mL，一日 1 ～ 2 次；静脉滴注，一次 10 ～ 20 mL，用 5% ～ 10% 葡萄糖注射液或氯化钠注射液 250 ～ 500 mL 稀释后滴注。鲜竹沥，口服，一次 15 ～ 30 mL，一日 2 次。安宫牛黄丸，口服，一次 1 丸，一日 1 次。紫雪丹，口服，一次 1.5 ～ 3 g，一日 2 次。苏合香丸，一次 1 丸，一日 1 ～ 2 次。

16.2.1.5　阴虚风动证

治法：滋阴清热，平肝熄风止痉。

方药：羚角钩藤汤合黄连阿胶汤加减。钩藤 10 g、生地 15 g、白芍 10 g、黄连 6 g、鸡子黄 1 枚、甘草 6 g、阿胶 10 g、山羊角 30 g（先煎）。

加减：躁动不安加生龙蛎；口噤不开、肢体强痉加至宝丹。

常用中成药：生脉注射液，肌内注射，一次 2 ～ 4 mL，一日 1 ～ 2 次。静脉滴注，一次 20 ～ 60 mL，用 5% 葡萄糖注射液 250 ～ 500 mL 稀释后使用，或遵医嘱。醒脑静注射液，肌内注射，一次 2 ～ 4 mL，一日 1 ～ 2 次；静脉滴注一次 10 ～ 20 mL，用 5% ～ 10% 葡萄糖注射液或氯化钠注射液 250 ～ 500 mL 稀释后滴注。

16.2.1.6 阴脱阳亡

治法：益气养阴，回阳固脱。

方药：生脉饮合参附汤加减。人参 10 g、制附片 6 g、五味子 10 g、生牡蛎 30 g（先煎）、麦冬 10 g、山茱萸 10 g。本证亦可用四逆汤加人参汤加味。

加减：四肢厥逆者加干姜、甘草；大汗不止者加黄芪；若阳渐复苏，则可见四肢虽冷而面赤，虚烦不安，是真阳耗竭、虚阳浮越于外的表现，可选用地黄饮子。

常用中成药：参附注射液，静脉滴注一次 20 ～ 100 mL，（用 5% ～ 10% 葡萄糖注射液 250 ～ 500 mL 稀释后使用）；静脉推注一次 5 ～ 20 mL（用 5% ～ 10% 葡萄糖注射液 20 mL 稀释后使用）。

16.2.2 病证结合治疗

强调早期诊断和治疗。治疗主要包括积极补液，纠正脱水；小剂量胰岛素静脉输注控制血糖；纠正水、电解质和酸碱失衡以及去除诱因和治疗并发症。

16.2.2.1 补液

补液原则与糖尿病酮症酸中毒相似，但补液量比酮症酸中毒多。在高度怀疑糖尿病高深昏迷后，实验室检查结果尚未回报前需静脉输入生理盐水。对高渗脱水的患者，生理盐水为低渗液。当患者化验回报后，根据结果，进一步补液治疗。血糖大于 33.3 mmol/L，血钠大于 150 mmol/L，血浆渗透压大于 330 mmol/L，血压正常，应给予低渗液，直至渗透压将至 325 mmol/L；对血压低而血钠高的患者，先输低渗液，速度不宜过快，同时给予输血。血浆渗透压小于 330 mmol/L 时，改用等渗液；当血糖将至 13.9 mmol/L 时，应改为 5% 葡萄糖液或 5% 葡萄糖水。补液速度不宜过快。

16.2.2.2 胰岛素治疗

HHS 患者对胰岛素较为敏感，胰岛素用量相对较小。推荐以 0.1 U/

(kg·h)持续静脉输注。当血糖降至 16.7 mmol/L 时，应减慢胰岛素的滴注速度至 0.02 ~ 0.05 U/(kg·h)，同时续以葡萄糖溶液静滴，并不断调整胰岛素用量和葡萄糖浓度，使血糖维持在 13.9 ~ 16.7 mmol/L，直至 HHS 缓解。

16.2.2.3　补钾

在血钾 < 5.2 mmol/L 时，并有足够尿量（> 40 mL/h）的前提下，应开始补钾。一般在每 1 L 输入溶液中加 KCl 1.5 ~ 3.0 g，以保证血钾在正常水平。发现血钾 < 3.3 mmol/L 时，应优先进行补钾治疗。

16.2.2.4　连续性肾脏替代治疗（CRRT）

早期给予 CRRT 治疗，能有效减少并发症的出现，减少住院时间，降低患者病死率，其机制为 CRRT 可以平稳有效地补充水分和降低血浆渗透压。另外，CRRT 可清除循环中的炎性介质、内毒素，减少多器官功能障碍综合征等严重并发症的发生。但 CRRT 治疗 HHS 仍是相对较新的治疗方案，还需要更多的研究以明确 CRRT 的治疗预后。

16.2.2.5　醒脑静注射液

可以给予中药醒脑静注射液治疗，其具有开窍醒神、清热解毒、行气活血等功效。主要成分为麝香、冰片、栀子、郁金等。

16.2.2.6　其他治疗

积极消除诱因和治疗并发症是极其重要的。对合并感染者需选较有效的抗生素治疗，并加强对昏迷患者的护理，伴心脏病或高龄者，应测中心静脉压。乏氧者吸氧，昏迷者应插入胃管，尤其胃扩张和呕吐者。而且，通常情况下糖尿病高渗性昏迷的患者是不需要补碱的，但一旦患者有酸中毒现象（pH < 7.1）或 HCO_3^- < 5 mmol/L，应给患者注射用水稀释至 100 mL 的 5% 碳酸氢钠溶液，使酸碱平衡。并且加用醒脑静注射液的治疗抢救可显著提高治愈率和总有效率。

16.2.3　并发症治疗

16.2.3.1　血管栓塞

采用肝素皮下注射预防此并发症或用复方丹参液静脉点滴以活血通络，防止血栓形成。

16.2.3.2 脑水肿

大量补液、静脉输注普通胰岛素基础上，给予利水渗湿中药煎剂鼻饲，药用茯苓、泽泻、猪苓、防己淡渗利湿，桑白皮、黄芪、北沙参、麦冬益气养阴，丹参理气活血，石菖蒲化湿开窍。

16.2.3.3 低血糖

输注胰岛素最常见的并发症为低血糖。许多低血糖患者并不会出现出汗、精神紧张、疲劳、饥饿等交感神经反应症状，即未觉察性低血糖，这会使高血糖危象缓解后糖尿病的治疗更为复杂。高渗性非酮症性糖尿病昏迷患者发生低血糖少见，有报道在胰岛素输注过程中，＜ 5.0% 的患者的血糖＜ 3.3 mmol/L。

16.2.3.4 低血钾

虽然高渗性非酮症性糖尿病昏迷患者入院时血钾通常是升高的，但经胰岛素治疗及纠正酸中毒后，血钾会急剧下降。严重的低钾血症可导致神经肌肉功能障碍和（或）心律失常，甚至引起死亡。为防止低钾血症的发生，当血钾降至5.2 mmol/L后，确保有足够尿量(＞40 mL/h)的前提下，应开始补钾。

16.2.4 针灸疗法

高渗性非酮症性糖尿病昏迷可针刺十二井穴、百会、水沟、涌泉、承浆、四神聪等穴，有开窍的作用，留针 15 分钟。

缓解期针刺可选取胰俞、肾俞、脾俞、足三里、三阴交穴位。其中胰俞、脾俞以 45° 向脊柱方向斜刺 0.5 ～ 0.8 寸，肾俞直刺 0.8 ～ 1 寸，足三里、三阴交直刺 0.8 ～ 1．2 寸，余穴位用 1．5 寸或 2 寸 30 号毫针快速刺入皮下，进针 0.5 ～ 1 寸时，得气后施平补平泻手法，以患者局部有酸麻胀感，或循经传导为佳，每隔 10 min 行平补平泻手法 1 次，留针 30 min。隔日治疗 1 次，每周治疗 3 次，4 周为 1 个疗程，共治疗 3 个疗程。

16.3 中医疗效评价

（1）改善实验室指标：中西医结合治疗较纯西医治疗在血糖降至

13.9 mmol/L 及以下的时间、速度以及患者在观察期间血糖正常情况与否的发生率方面均更有效。

（2）改善中医症状：多饮、多尿、烦渴、乏力、纳差、呕吐，皮肤黏膜干燥、皮肤弹性差、眼球凹陷、舌干裂及嗜睡、意识模糊等均有明显改善。

（3）减毒增效：中医药可以对抗西药不良反应，如肝毒性、胃肠道症状、肌酸、肌痛等，对患者不良反应小，具有较好的安全性；中医治疗注重整体辨证，具有作用范围广的优势，临床上可以长期服用，但应注意辨证运用，切忌盲目使用。

（4）巩固疗效：具有巩固疗效、防止复发以及综合调理等作用。对于年龄偏大，肝、肾功能基础差，经济条件受限的患者，是最佳选择。

17 糖尿病酮症（酸中毒）

是由于胰岛素严重缺乏和升糖激素不适当升高引起的糖、脂肪和蛋白代谢严重紊乱综合征。血酮体浓度超过 2 mmol/L 即为酮症，酮酸进一步集聚出现代谢性酸中毒称为酮症酸中毒，临床以高血糖、高血清酮体和代谢性酸中毒为主要表现，严重者有神志障碍，可并发休克和急性肾衰竭等导致死亡。

本病属中医“消渴”“呕吐”“昏厥”等范畴，病因多以饮食不节、湿热中阻、情志失调、内火自生、起居失常、虚火内生等为主。病机为燥热内盛，浊毒内生，耗伤气血津液，营血受煎，加之气虚无力推动，浊邪秽毒内蓄，成瘀成痰，凝滞三焦，三焦气化失常，清阳当升不升，浊阴当降不降，气血郁滞，浊毒内盛，糖毒秽浊而成，即导致 DKA 的发生。

17.1 诊断

17.1.1 西医

参照《中国 2 型糖尿病防治指南（2020 版）》（中华医学会糖尿病学分会）DKA 诊断标准：可出现不明原因的食欲减退、恶心、呕吐、腹痛、口中有烂苹果味（丙酮气味）、严重失水现象，甚至昏迷等表现。血清酮体升高（血清酮体≥ 3 mmol/L）或尿糖和酮体阳性（尿酮体阳性 2+ 以上）伴血糖升高，血 pH＜7.3 和（或）碳酸氢根＜18 mmol/L，无论有无糖尿病病史，都可诊断为 DKA。DKA 诊断明确后，需判断酸中毒严重程度。轻度：血 pH＜7.3 和（或）碳酸氢根 15～18 mmol/L；中度：血 pH＜7.25 和（或）碳酸氢根＜15 mmol/L；重度：血 pH＜7.0 和（或）碳酸氢根＜10 mmol/L。

17.1.2 中医

诊断要点：①患者有多饮、多食、多尿、体重下降、全身乏力加重等消渴病的临床表现；②患者有纳呆、恶心、呕吐、腹痛等脾胃症状；③出现皮肤干燥、眼球下陷，尿量减少等亡阴症状；④重者有脉细数或细微欲绝，气急，头晕，精神萎靡甚至嗜睡、昏迷等症状。

17.1.3 中医证候诊断

17.1.3.1 肺胃热盛证

口燥唇干，烦渴引饮，消谷善饥，尿频便结，身热心烦，恶心呕吐，头晕目眩，疲倦乏力，四肢麻木，舌红绛，少苔或苔黄燥，脉弦数或细数。

此证见于轻度 DKA，主要表现为三多一少症状加重，轻度脱水症，乏力，血糖＞13.9 mmol/L，动脉血 pH 为 7.25～7.30，血清 HCO_3^- 为 15～18 mmol/L，尿酮体、血清酮体均阳性。

17.1.3.2 浊毒闭窍证

高热，汗多而黏，渴喜冷饮，心烦不寐，烦躁不安，或嗜睡，甚则昏迷不醒，呼吸深快，肢体强痉，食欲不振，口臭呕吐，小便短赤，舌黯红而绛，苔黄腻而燥，脉细数。

此证见于中度 DKA，酮体进一步堆积，高渗性脱水明显，代谢酸中毒程度加重，消化道症状明显，烦躁不安、嗜睡，呼吸深快，有烂苹果味（丙酮气味）。血糖＞13.9 mmol/L，动脉血 pH 为 7.00～7.25，血清 HCO_3^- 为 10～15 mmol/L，尿酮体、血清酮体均阳性。

17.1.3.3 阴脱阳亡证

口干唇焦，肌肤干瘪，或面色苍白，自汗不止，四肢厥逆，神情淡漠或昏迷，气短不续，舌暗淡无津，脉微细欲绝。

此证见于重度 DKA，出现严重失水现象，尿量减少，皮肤黏膜干燥，眼球下陷，脉快而弱，血压下降，四肢厥冷，到晚期各种反射迟钝甚至消失，终至昏迷。血糖＞13.9 mmol/L，动脉血 pH ＜ 7，血清 HCO_3^- ＜ 10 mmol/L，尿酮体、血清酮体均阳性。

17.2 治疗

17.2.1 辨证论治

17.2.1.1 肺胃热盛证

治法：清泄肺胃，生津止渴。

方药：白虎汤（《伤寒论》）合玉女煎（《景岳全书》）加减。生石膏 50 g、知母 18 g、炙甘草 6 g、粳米 9 g、熟地 15 g、麦冬 6 g、牛膝 6 g。

加减：若口苦、大便秘结不行，可重用石膏，加黄连、栀子；若口渴难耐、舌苔少津，加乌梅；若火旺伤阴、舌红而干、脉细数，加竹叶、人参、半夏。

常用中成药：羚羊清肺颗粒，口服，一次 6 g，一日 3 次。

17.2.1.2 浊毒闭窍证

治法：芳香开窍，清营解毒。

方药：安宫牛黄丸（《温病条辨》）合紫雪丹（《太平惠民和剂局方》）加减。牛黄 0.5 g、郁金 10 g、黄芩 10 g、黄连、甘草各 6 g，玄参、山栀、菖蒲各 10 g， 生石膏 20 g、水牛角 30 g。

加减：若高热、躁扰发狂、抽搐者，可加羚羊角、钩藤等；若出血、吐血、衄血、便血等，可加生地、丹皮、芍药等。

常用中成药：醒脑净注射液：40 mL，加入生理盐水 250 mL 静脉滴注，每日两次。

17.2.1.3 阴脱阳亡证

治法：益气回阴，回阳救脱。

方药：生脉饮（《备急千金要方》）合参附汤（《妇人良方大全》）加减。人参 30 g、制附子 10 g、生黄芪 15 g、麦冬 10 g、五味子 15 g、生地 15 g。

加减：病轻浅者当早用大剂独参汤浓煎频服；阳随阴脱者，加大剂量山萸肉。

常用中成药：①参附注射液：40 mL，加入生理盐水 250 mL 静脉滴注；②生脉注射液：60 ～ 80 mL，加入生理盐水 500 mL 静脉滴注；③四逆注射液：每次 10 mL，加入生理盐水 500 mL 静脉滴注。

17.2.2 病证结合治疗

根据病证结合的原则，在 DKA 治疗过程中，坚持中西医结合治疗，发挥中医、西医治疗优势，达到最优治疗效果。

17.2.2.1 初患初治

以快速纠酮、降糖、恢复血容量为目的，在上述辨证论治基础上予以西医治疗。①补液：补液是治疗首要措施，能及时纠正水、电解质失衡，快速恢复血容量和肾灌注，有助于降低血糖和清除酮体。治疗原则上先快后慢，第 1 小时输入生理盐水，速度为 15 ～ 20 mL/（kg · h），一般成人输液量达 1.0 ～ 1.5 L。随后的补液速度需根据患者脱水程度，电解质水平，尿量，心、肾功能等调整，补液治疗是否奏效，要看血流动力学（如血压）、出入量、实验室指标及临床表现。对有心、肾功能不全者，在补液过程中要监测血浆渗透压，并经常对患者心脏、肾脏、神经系统状况进行评估以防止补液过多。当 DKA 患者血糖≤ 13.9 mmol/L 时，须补充 5% 葡萄糖并继续胰岛素治疗，直至血清酮体、血糖均得到控制。②胰岛素：采用连续静脉输注 0.1 U/（kg · h），重症患者可采用首剂静脉注射胰岛素 0.1 U/kg，随后以 0.1 U/（kg · h）速度持续输注。当 DKA 患者血糖降至 13.9 mmol/L 时，开始给予 5% 葡萄糖液，此后需要根据血糖来调整胰岛素给药速度和葡萄糖浓度，并需持续进行胰岛素输注直至 DKA 缓解。③纠正电解质紊乱：DKA 治疗前血钾低于正常，或血钾正常、尿量＞ 40 mL/h 时，在开始胰岛素及补液治疗同时应立即开始补钾；在开始胰岛素及补液治疗后，若患者的尿量正常，血钾低于 5.2 mmol/L 应立即静脉补钾；若发现血钾＜ 3.3 mmol/L，应优先进行补钾治疗，当血钾升至 3.5 mmol/L 时，再开始胰岛素治疗。④纠正酸中毒：DKA 患者在胰岛素治疗过程中，酸中毒可自行纠正，不必做特殊处理，但发生严重酸中毒时（pH < 7.0），需适当补充碳酸氢钠液以防止心肌受损、脑血管扩张、严重的胃肠道并发症以及昏迷等严重并发症。

17.2.2.2　已病已治

在上述辨证论治基础上，准确记录患者液体出入量、血糖及血清酮体，减少并发症的发生。

17.2.2.3　愈后防复

以抗复发为目的，采用中西医结合治疗，患者症状消失，实验室指标正常。

17.2.3　并发症治疗

17.2.3.1　休克

如休克严重，且经快速输液后仍不能纠正。应详细检查并分析原因。例如，确定有无并发感染或急性心肌梗死并给予相应措施。

17.2.3.2　严重感染

是本症常见诱因，亦可继发于本症，因 DKA 可引起低体温和血白细胞数升高，故不能以有无发热或血象改变来判断，应积极处理。

17.2.3.3　心力衰竭、心律失常

年老或合并冠心病者补液过多可导致心力衰竭和肺水肿，应注意预防。可根据血压、心率、中心静脉压、尿量等调整输液量和速度，酌情应用利尿药和正性肌力药。血钾过低、过高均可以引起严重心律失常，宜用心电图监护，及时治疗。

17.2.3.4　肾衰竭

是本症主要死亡原因之一，与原来有无肾病变、失水和休克程度及持续时间、有无延误治疗等密切相关。强调注意预防，治疗过程中密切观察尿量变化，及时处理。

17.2.3.5　脑水肿

死亡率甚高，应着重预防、早期发现和治疗。脑水肿常与脑缺氧、补碱或补液不当、血糖下降过快等有关。如经治疗后，血糖有所下降，酸中毒改善，但昏迷反而加重，或虽然一度清醒又再次昏迷，或出现烦躁、心率慢而血压偏高、肌张力增加，应警惕脑水肿的可能。可给予地塞米松、呋塞米或给予白蛋白。慎用甘露醇。

17.2.3.6 吸入性肺炎

因酸中毒引起呕吐或伴有急性胃扩张者，可用1.25%碳酸氢钠溶液洗胃，清除残留食物，预防吸入性肺炎。

17.2.4 外治法

17.2.4.1 中药热敷治疗

吴茱萸适量，打碎加黄酒和匀浸泡后蒸热或炒热，用布包热熨背部第6～8胸椎处以及前额部，用于亡阳欲脱。

17.2.4.2 中药外敷治疗

生萝卜适量，鲜藕适量，天花粉30 g。天花粉研末，生萝卜、鲜藕捣汁调天花粉面成糊。以药糊敷脐部，外盖塑料薄膜，胶布固定，每日换药1次。

石膏30 g，黄连10 g，麦冬10 g，芒硝10 g，天花粉60 g，山药60 g。前四味药共研细末，后两味药水煎取浓汁，药汁调药面如糊，药糊适量敷脐，胶布固定。每2～3日换药1次。

17.2.5 针灸、耳针治疗

17.2.5.1 体针治疗

水沟、承浆、金津、玉液、曲池、劳宫、太冲、行间、商丘、然谷、隐白，有滋阴固脱的作用，适用于神昏、烦渴、尿量多者。每次留针20 min。

17.2.5.2 耳针治疗

耳针取穴胰、屏间、肾、三焦、肝、神门、心、耳迷根，每次选2～5穴，轻刺激，留针20 min，或用耳穴埋压王不留行籽法，每日1次，并嘱患者轻轻按压。

17.2.6 中医器械疗法

针灸治疗仪：选穴中脘、内关、足三里、三阴交、内庭、胃俞、阳陵泉、胰俞、少商。每次选5～6个穴位，每日1次，每次治疗15 min。

17.3 中医疗效评价

（1）改善症状：采用中医证候量表及《证候类中药新药临床研究技术指导原则》评定。

（2）改善电解质紊乱：与单纯西药标准治疗对比，对治疗前 Na^{+}、K^{+}、Cl^{-} 进行疗前疗后对比分析。

（3）缩短病程：以 DKA 患者酮症转阴时间、血糖恢复时间、酸中毒纠正时间计算。

18
低血糖症

低血糖症是一组多种病因引起的，临床上以静脉血浆葡萄糖浓度过低、交感神经兴奋和脑细胞缺糖为主要特点的综合征。

本病属中医“汗证”“眩晕”“虚痉”“虚劳”“脱证”“厥证”等范畴。低血糖的发生与气虚血少、阴阳偏盛偏衰、脏腑功能失调、经脉失养等因素有关。如素禀脾胃薄弱、不耐饥饿及剧烈运动、饿则气馁、劳则气耗、营气耗伤；近期胃肠手术后、进食过多、过早、一则脾气受困、中气下陷、营精不散；二则气血速流胃腑、熟腐水谷、百脉血少、导致营气不足、清阳不升、脑神失养等。病性多以脾胃气虚为主，亦可为气不化阴、阴虚生热，或气损及阳，甚则阳气虚脱。

18.1 诊断

18.1.1 西医

参照《内科学（第9版）》和《中国2型糖尿病防治指南（2020年版）》低血糖症诊断标准，根据低血糖典型表现（Whipple三联征）可确定：①低血糖症状；②发作时血糖低于2.8 mmol/L（接受药物治疗的糖尿病患者血糖值＜3.9 mmol/L即属于低血糖范畴）；③补糖后低血糖症状迅速缓解。少数空腹血糖降低不明显或处于非发作期的患者，应多次检测有无空腹或吸收后低血糖，必要时采用48～72 h禁食试验。

18.1.2 中医

诊断要点：临床表现多见神疲体倦，心悸气短，胸闷气促，自汗盗汗，头晕目眩，面色苍白，四肢厥冷，痉挛，惊厥，视物不清，肢体麻木或震颤，甚则晕厥，嗜睡神昏，脉细。

18.1.3 中医证候诊断

18.1.3.1 脾虚肝郁证

面色苍白，神疲乏力，多食善饥，心烦易怒，汗出头晕，舌淡，苔白，脉弦细。

18.1.3.2 气阴两虚证

气短神疲，汗出甚多，头晕目眩，舌嫩红，苔少，脉弦细。

18.1.3.3 湿热闭窍证

嗜睡神昏，汗出黏腻，胸闷脘痞，纳呆泛恶，舌质红，苔腻，脉滑或濡数。

18.1.3.4 亡阳暴脱证

大汗淋漓，面色苍白，四肢厥冷，神志不清，躁动易怒，舌红，苔白，脉微欲绝。

18.2 治疗

18.2.1 辨证论治

18.2.1.1 肝郁脾虚证

治法：健脾疏肝。

方药：逍遥散（《太平惠民和剂局方》）加减。当归 10 g、柴胡 10 g、茯苓 10 g、白术 10 g、白芍 10 g、薄荷 6 g、甘草 6 g、生姜 5 g。

加减：气血亏虚者，加用八珍汤。

常用中成药：逍遥丸，口服，一次 6 ～ 9 g，一日 1 ～ 2 次。

18.2.1.2 气阴两虚证

治法：益气养阴。

方药：生脉散（《备急千金要方》）加减。麦冬 10 g、白芍 10 g、桑椹子 10 g、五味子 10 g、石斛 10 g、龙骨 30 g（先煎）、甘草 6 g、花旗参 10 g（另炖兑服）。

加减：若烦热、盗汗，加生地 12 g、玄参 12 g、知母 9 g。

常用中成药：生脉饮，口服，一次 10 mL，一日 3 次。

18.2.1.3 湿热闭窍证

治法：清热祛湿，开窍醒神。

方药：甘露消毒丹（《温热经纬》）加苏合香丸（《太平惠民和剂局方》）加减。滑石 20 g、茵陈蒿 10 g、黄芩 10 g、贝母 10 g、连翘 10 g、射干 10 g、薄荷 6 g、藿香 6 g（后下）、石菖蒲 6 g、木通 6 g、白蔻仁 5 g，另用苏合香丸口服或鼻饲。

加减：若呕吐不止，加黄连 3 g，半夏、竹茹各 9 g。

常用中成药：龙胆泻肝丸，口服，一次 8 丸，一日 2 次。苏合香丸，口服，一次 1 丸，一日 1 ～ 2 次。

18.2.1.4 亡阳暴脱证

治法：回阳救逆，益气固脱。

方药：参附龙牡救逆汤（《中医儿科学》）加生脉散（《备急千金要方》）。高丽参 10 g（另炖兑服）、熟附子 10 g（先煎）、白芍 10 g、麦冬 10 g、龙骨 30 g（先煎）、牡蛎 30 g（先煎）、五味子 8 g、炙甘草 6 g。

加减：若肢冷，加干姜 5 g，肉桂 2 g。

常用中成药：参附注射液，肌内注射，一次 2 ～ 4 mL，一日 1 ～ 2 次。静脉滴注，一次 20 ～ 100 mL，（用 5 ～ 10% 葡萄糖注射液 250 ～ 500 mL 稀释后使用）。静脉推注，一次 5 ～ 20 mL，（用 5 ～ 10% 葡萄糖注射液 20 mL 稀释后使用）。

18.2.2 病证结合治疗

根据病证结合的原则，在低血糖治疗过程中，坚持中西医结合治疗，发挥中医、西医治疗优势，快速纠正低血糖。

在辨证论治的基础上宜进一步通过分析症状进行治疗，结合主要病因及症状和体征，给予西医治疗以快速解除神经缺糖症状，对轻度到中度的低血糖，口服糖水、含糖饮料或进食糖果、饼干、面包、馒头等即可缓解；对于药物性低血糖应及时停用相关药物；重者和疑似低血糖昏迷的患者，应及时测定毛细血管血糖，甚至无须血糖结果，及时给予50% 葡萄糖注射液，60 ～ 100 mL 静脉注射，继以 5% ～ 10% 葡萄糖注射液静脉滴注，对于氯磺丙脲或格列本脲所致低血糖，补糖至少持续 2 ～ 3 天；静脉注射困难者可立即肌内或皮下注射胰高血糖素 0.5 ～ 1 mg；长效生长抑素衍生物奥曲肽可阻断体内胰岛素合成和分泌，可用于磺脲类药物所致的顽固性低血糖；对于昏迷时间 5 ～ 12 h 的患者应及时应用地塞米松，有利于减少脑功能的损害。神志不清者，切忌喂食以避免呼吸道窒息。

18.2.3 并发症治疗

在上述辨证论治方案基础上，辨证使用中成药、单味中药。

18.2.3.1 脑水肿

安宫牛黄丸（国药准字 Z11020959），每次 2 丸，每日 3 次，口服。安宫牛黄丸具有抗炎、抑菌、抗癌、抑制细胞代谢、强心利尿和抗真菌感染等作用。能有效减轻脑出血后脑组织含水量，减少脑系数，改善神经功能缺损症状，保护其血脑屏障，同时降低毛细血管通透性。

18.2.3.2 昏迷

麝香保心丸（国药准字 Z31020068）：具有芳香温通、益气强心的作用，每次 1 ～ 2 粒，含服。主要成分为麝香、蟾酥、冰片等提取物，能迅速透过血脑屏障而直接作用于中枢神经系统，具有增强脑组织耐缺氧的能力及抗脑水肿、镇惊等作用，使神经细胞损害减少，对脑组织具有良好保护作用。

18.2.3.3 痴呆

低血糖症未及时纠正并发痴呆时，可在复方中辨证使用以下单味药，疗效确切。

远志：用量 3 ～ 9 g，能促进神经干细胞增殖，抑制脑细胞凋亡，提高脑组织抗氧化和清除自由基能力，同时具有保护神经胆碱、促进脑内神经元修复的作用。

石菖蒲：用量 3 ～ 9 g，能减轻氧自由基的产生，并加速清除过氧化脂质，从而减轻氧自由基对脑组织的损伤。

茯苓：用量：10 ～ 15 g，茯苓中包含硬烷、麦角甾醇、纤维素等成分，三萜类、月桂酸、树胶、蛋白质、脂肪、酶、腺嘌呤、胆碱等也存在，对大脑功能有保护和改善的作用，保护神经细胞，以防发生结构变异及死亡。

人参：用量 3 ～ 9 g，人参对大脑具有双向调节作用，能加强大脑皮层的兴奋过程和抑制过程，使兴奋和抑制两种过程得到平衡，使紊乱的神经得到恢复。此外，人参具有广泛的调节内分泌、抗氧化、增加物质代谢、防治老年痴呆、提高机体免疫力等作用。

益智仁：用量 3 ～ 6 g，益智仁的活性成分白杨酸可以通过发挥抗氧化应激、抗凋亡的作用，改善认知功能，缓解脑损伤。

18.2.4 外治法

（1）药熨法：将药物加热或是放入加热的面饼中，外敷于体表，利用温热药力，将药性通过腠理输入体内，可用于气阴两虚等虚性病症的低血糖患者。

（2）推拿法：推拿是中医传统外治法之一，有调和阴阳、推行气血、疏通经络、祛邪扶正的功效，治疗低血糖昏厥患者具有简便速效的特点。朱瑞林介绍了六种推拿方法救治昏厥患者，包括提拿患者二侧或一侧的海底筋（大腿根部）；指甲掐压患者合谷穴及人中穴；一手拇指指甲掐压患者人中穴，另一手提拿患者鼻尖向上；先提拿患者二侧腋筋（胸大肌腋部），次提拿患者二侧腹筋（腹外斜肌），再次提拿患者二侧海底筋，然后重按揉二涌泉穴；提拿患者两足跟腱；一手拇、食二指提拿患者足大趾头，另一手拇、示二指提拿患者足跟腱。

18.2.5 针灸疗法

18.2.5.1 体针

（1）气虚阳脱型：可取人中、百会、足三里、内关等穴，针灸并用，针用补法，灸至病情缓解为止。

（2）低血糖昏迷：针刺十二井穴、百会、水沟、涌泉、承浆、四神聪等穴，有开窍止痉的作用，适用于低血糖昏迷。留针 15 min。

（3）低血糖之脱症：针刺水沟、素髎、神阙、关元、涌泉、足三里，有回阳固脱、调节阴阳的作用，适用于低血糖之脱症，留针 20 min。若亡阴者，可加太溪穴；若亡阳者，可加气海穴；心阳不振者，尚可加内关穴。

（4）脾气虚之低血糖症：针刺内关、足三里、三阴交，有健脾益气、补益血的作用，适用于脾气虚之低血糖症。

18.2.5.2　灸法

（1)肾阳虚衰之低血糖昏迷：灸百会、神门、中脘、关元、涌关、神阙，用药卷灸悬灸 10 ～ 20 min，适用于肾阳虚衰之低血糖昏迷。

（2）脾阳虚之低血糖症：灸中脘、关元、气海、足三里、三阴交，用艾条灸 20 min，有健脾益气的作用，适用于脾阳虚之低血糖症。

18.2.5.3　耳针疗法

针刺下屏尖、脑、枕、心，轻刺激，间歇运针，留针 1 ～ 2 h。适用阴阳虚脱者。

18.2.6 中医器械疗法

针灸治疗仪：电针能改善脑缺血后细胞的超微结构，抑制脑缺血后细胞凋亡。对于低血糖昏厥患者，可大胆尝试，针刺所取穴位一般以百会、人中、合谷、内关、十宣等为主，或采用辨证取穴的方法。

18.3　中医疗效评价

（1）改善症状：采用中医证候量表及《证候类中药新药临床研究技术指导原则》评定。

（2）改善脑功能：与单纯西药标准治疗对比，对治疗前脑功能异常的患者进行疗前疗后对比分析；对治疗前脑功能正常者，进行跟踪分析。

（3）减少复发：记录年低血糖发作次数，与单纯西药标准治疗对比。

19

糖尿病合并电解质紊乱

糖尿病合并电解质紊乱是指糖尿病患者由于饮食控制不合理、呕吐或腹泻、过度利尿、进水量不足，再加上在救治过程中不注意补充水和电解质，而发生水、电解质紊乱及酸碱失衡，严重者危及生命。

中医历代文献中并没有关于本病的直接论述，但根据其发病机制、临床表现及体征分析，该症很像“泄泻”“呕吐”“霍乱”“水肿”“臌胀”“虚劳”等病所演变而来的“伤阴”“耗气”以及“湿浊内生”等证候。而在糖尿病合并电解质紊乱患者中，其临床表现极易与消渴病相混淆，可归属于中医气血津液疾病之消渴病，以及痿证、虚劳、呕吐、泄泻、水肿、脚气病等。

19.1 诊断标准

19.1.1 西医

19.1.1.1 糖尿病诊断标准

目前国际通用的诊断标准和分类是WHO（1999年）标准（表19-1）。参见《中国2型糖尿病防治指南（2020版）》。

表 19-1　糖尿病的诊断标准

诊断标准	静脉血浆葡萄糖或 HbA_{1c} 水平
典型糖尿病症状	
加上随机血糖	11.1 mmol/L
或加上空腹血糖	> 7.0 mmol/L
或加上 OGTT 2 h 血糖	211.1 mmol/L
或加上 HbA1c	26.5%
无糖尿病典型症状者，需改日复查确认	

注：OCT 为口服葡萄糖耐量试验；HbA1c 为糖化血红蛋白。典型糖尿病症状包括烦渴多饮、多尿、多食、不明原因体重下降；随机血糖指不考虑上次用餐时间，一天中任意时间的血糖，不能用来诊断空腹血糖受损或糖耐量减低；空腹状态指至少 8 h 没有进食热量

19.1.1.2　电解质紊乱诊断标准

通常，体液中阴离子总数与阳离子总数相等，并保持电中性。当出现任何一个电解质数量超出正常值范围，表现为升高或降低时，将导致不同的机体损害，即出现电解质紊乱。临床表现为高钠血症、低钠血症、高钾血症、低钾血症、高钙血症、低钙血症、低血镁症、高血镁症等。常见电解质紊乱诊断标准及临床表现见表 19-2。

钠代谢紊乱：①血浆钠浓度降低，小于 130 mmol/L 称为低钠血症。②高钠血症：血钠浓度升高，大于 150 mmol/L 称为高钠血症。

钾代谢紊乱：①低钾血症血清钾低于 3.5 mmol/L，称为低钾血症。②高钾血症血清钾高于 5.5 mmol/L，称为高血钾症。

钙代谢紊乱：①血清钙浓度< 1.75 mmol/L 即低钙血症；②血清钙浓度> 2.75 mmol/L 即高钙血症。血清钙浓度> 4.5 mmol/L 可发生高钙血症危象。镁离子代谢异常：①血清镁浓度< 0.75 mmol/L 即低镁血症。②血清镁浓度> 1.25 mmol/L 即高镁血症。

表 19-2　常见电解质紊乱诊断标准及临床表现

类型	实验室诊断	临床表现
低钠血症	血清钠浓度降低，小于 130 mmol/L。	轻度低钠血症（血清钠浓度 120 ～ 135 mmol/L）可以出现味觉减退、肌肉酸痛；中度（血清钠浓度 115 ～ 120 mmol/L）有头痛、个性改变、恶心、呕吐等；重度（血清钠浓度＜115 mmol/L）可出现昏迷、反射消失
高钠血症	血清钠离子浓度升高，大于 150 mmol/L。	临床表现不典型，可以出现乏力，唇舌干燥，皮肤失去弹性，烦躁不安，甚至躁狂、幻觉、谵妄和昏迷。高钠血症引起的脑萎缩可继发脑出血、蛛网膜下腔出血，甚至死亡
低钾血症	血清钾离子浓度低于 3.5 mmol/L。	不仅与血清钾的浓度有关，而且与形成低血钾的速度密切相关，因此缓慢起病的患者虽然低血钾严重，但临床症状不一定明显；相反，起病急骤者，低血钾虽然不重，但临床症状很显著：①躯体症状：食欲缺乏、腹胀、口渴、恶心、呕吐、胸闷、心悸，心肌受累严重时可导致心力衰竭，心电图初期表现为 T 波低平或消失，并出现 U 波，严重时出现室性心动过速、室性纤颤或猝死。②神经肌肉症状：低血钾为最突出症状，重要表现为四肢肌力减退、软弱无力，出现弛缓性瘫痪及周期性瘫痪。③精神症状：早期表现为易疲劳、情感淡漠、记忆力减退、抑郁状态，也可出现木僵。严重时出现意识障碍、嗜睡、谵妄直至昏迷
高钾血症	血清钾离子浓度高于 5.5 mmol/L。	表现为 3 方面：①躯体症状：严重的心动过缓、房室传导阻滞，甚至窦性停搏。心电图表现为 T 波高尖，严重时 P-R 间期延长，P 波消失，QRS 波增宽，最终心脏停搏，早期血压轻度升高，后期血压降低，呼吸不规则，心律失常等。②神经肌肉症状：早期表现为肌肉疼痛、无力，以四肢末端明显，严重时可出现呼吸肌麻痹。③精神症状：早期表现为表情淡漠、对外界反应迟钝，也可出现兴奋状态、情绪不稳、躁动不安等，严重时出现意识障碍、嗜睡、昏迷等
低钙血症	血清钙离子浓度＜ 1.75 mmol/L。	常见神经精神症状为手足抽搐、癫痫样发作、感觉异常、肌张力增加、腱反射亢进、肌肉压痛、意识障碍等，还可以出现支气管痉挛、喉痉挛和呼吸衰竭
高钙血症	血清钙离子浓度＞ 2.75 mmol/L。	反应迟钝、对外界不关心、情感淡漠和记忆障碍；也可有幻觉、妄想、抑郁等症状；严重者可有嗜睡、昏迷等意识障碍

续表

类型	实验室诊断	临床表现
低镁血症	血清钙离子浓度＜0.75 mmol/L。	临床可表现为眩晕、肌肉无力、震颤、痉挛、听觉过敏、眼球震颤、运动失调、手足徐动、昏迷等各种症状，也可见易激惹、抑郁或兴奋、幻觉、定向力障碍、健忘－谵妄综合征
高镁血症	血清镁离子浓度＞1.25 mmol/L。	常发生于肾功能不全、糖尿病酸中毒治疗前、黏液水肿等。神经症状主要表现为抑制作用，是中枢或末梢神经受抑制，出现瘫痪及呼吸肌麻痹。四肢腱反射迟钝或消失常为早期高镁血症的重要指征

19.1.1.3 糖尿病合并电解质紊乱诊断标准

同时具备“19.1.11”及“19.1.12”内容。

19.1.2 中医

诸多中医及中西医结合专著和教材中，均只提出西医诊断与治疗，却没有中医诊疗内容。中医诊断参照《实用中医内科学》，中医气血津液疾病之消渴病及呕吐、腹泻、痿证、虚劳、脚气病、痉证等之早期诊疗。消渴病中医诊断标准参照中华中医药学会《糖尿病中医防治指南》（ZYYXH/T3.1～3.15-2007）。结合各家临床经验及研究做如下分型。

19.1.3 中医证候诊断

19.1.3.1 气阴两虚证

症见：心悸烦躁，四肢麻木，痿软无力，疲乏，或伴呕吐腹泻，口干，舌淡，苔白，脉细数。常表现为低钾血症、低钠血症。

19.1.3.2 脾肾阳虚证

症见：胸闷，心悸，疲乏无力，四肢麻木湿冷，舌淡胖，苔白腻或黄腻，脉沉迟无力。常表现为高钾血症。

19.1.3.3 阴虚风动证

症见：手足蠕动，甚则抽搐，神疲或精神恍惚，心烦躁动，舌紫绛，少苔或无苔，脉细数。常表现为低钙血症、低镁血症。

19.1.3.4 痰热闭窍证

症见：昏迷，抽搐，舌红，苔黄腻，脉滑数。常表现为低镁血症。

19.2 治疗

19.2.1 辨证论治

19.2.1.1 气阴两虚证

治法：益气养阴。

方药：参芪地黄汤（《杂病犀烛》）加减。太子参 30 g、黄芪 30 g、地黄 10 g、山药 15 g、茯苓 10 g、丹皮 10 g、泽泻 10 g、山茱萸 10 g 等。

加减：恶心呕吐者加半夏 10 g，腹泻加白术 10 g、陈皮 10 g。兼有口苦苔黄者，酌加三黄泻心汤（《奇效良方》）大黄二两（6 g），黄连、黄芩各一两（3 g）。

常用中成药：六味地黄丸和参苓白术散。

19.2.1.2 脾肾阳虚证

治法：温补脾肾，利水泄浊。

方药：真武汤（《伤寒论》）加减。制附子、白术、法半夏各 12 g，茯苓 20 g，生姜 3 片，胆南星 6 g，石菖蒲、全瓜蒌 10 g。

加减：若脾虚、面色萎黄、肠声辘辘、便溏者，加党参 15 g、炙甘草、干姜各 10 g；若肾阳虚、五更泻、下利清谷、畏寒肢冷，加肉豆蔻、补骨脂、吴茱萸各 10 g，五味子、制香附、肉桂各 5 g。

常用中成药：附子理中丸，一次 6 g，一日 2 ～ 3 次。

19.2.1.3 阴虚风动证

治法：滋养肝肾，潜阳熄风。

方药：大定风珠（《温病条辨》卷三）加减。生地 20 g，麦冬、白芍、五味子、天麻、钩藤各 10 g，当归、枸杞子各 15 g，生龙骨、生牡蛎、鳖甲、龟板各 20 g，炙甘草 6 g。

加减：若抽搐较重，加僵蚕 6 g、全蝎 6 g 以制风动。

19.2.1.4　痰热闭窍

治法：涤痰开窍。

方药：安宫牛黄丸（《温病条辨》）或至宝丹（《灵苑方》）鼻饲。

19.2.2　病证结合治疗

根据病证结合的原则，在糖尿病合并电解质紊乱的治疗过程中，坚持中西医结合治疗，发挥中医、西医治疗优势，快速纠正电解质紊乱。对于严重失水、血容量与微循环灌注不足的患者，宜西医迅速补液纠正水、电解质紊乱。补液总量可按发病前体重的10%估算，补液宜先快后慢。补液的原则是"先盐后糖，先晶体后胶体，见尿补钾"。在治疗初期建议使用生理盐水，开始的补液速度取决于患者脱水的程度以及心功能，前 2 h 内补液量可达 1000 ～ 2000 mL。以后补液量及速度再根据血压、心率、每小时尿量、电解质水平、末梢循环情况决定。第 2 ～ 6 小时输液量 1000 ～ 2000 mL，第 1 个 24 h 输液总量可达 4000 ～ 5000 mL，严重失水者可达 6000 ～ 8000 mL。对伴有心、肾功能不全者，补液过程中应注意监测血浆渗透压，并对患者的心脏、肾脏、神经系统状况及时进行评估以防补液过快。

19.2.3　并发症治疗

19.2.3.1　昏迷　在上述辨证论治基础上，采用以下方法。

针刺主穴：百会、人中、十二井穴、神阙。

配穴：四神聪、风池、大椎、关元。

中成药：清热开窍：安宫牛黄丸、局方至宝丹、紫雪散。温通开窍：苏合香丸通关散。

19.2.3.2　不全性肠梗阻　可与增液承气汤加减治疗。

19.2.3.3　手足抽搐　可加用芍药甘草汤治疗。

19.2.4 外治法

可选用穴位贴敷治疗以去除诱因，改善腹泻、呕吐等症状，以药物的温热刺激对局部气血进行调整，以药物对穴位的刺激激发经气，调动经脉的功能，贴敷持续时间 4 h，每日 1 次，3 天为 1 个疗程。可选取内关、足三里、天枢等。

19.2.5 针灸疗法

19.2.5.1 针灸取穴 上肢取肩髎、曲池、合谷、阳溪：下肢取髀关、梁丘、足三里、解溪。湿热型加阴陵泉、脾俞，单针不灸，用泻法；肝肾阴亏加肝俞、肾俞、悬钟、阳陵泉，针用补法。

19.2.5.2 耳针 取脾、胃、上肢、下肢等，针刺或籽压。

19.2.6 中医器械疗法

针灸治疗仪：选穴脾俞、肾俞、中脘、气海、足三里、三阴交。如四肢麻痹者，加肩髎、曲池、手三里、外关、合谷、环跳、膝阳关、阳陵泉、悬钟、解溪；如呼吸肌麻痹者，加肺俞、心俞、天池、章门、膻中、期门、京门：呕吐者加内关，腹胀者，加天枢、上巨虚；心悸、心律失常者，加天池、郑门、内关、公孙。每次选 5 ～ 6 个穴位，每日 1 次，每次治疗 15 min。

19.3 中医疗效评价

（1）改善症状：中医证候疗效判定标准采用中医证候量表（参考消渴病中医疗效评价量表）。①临床控制：临床症状、体征消失或基本消失，证候积分减少 ≥ 95%；②显效：临床症状、体征明显改善，证候积分减少 70% ～ 90%；③有效：临床症状、体征均有好转，证候积分减少 30% ～ 69%；④无效：临床症状、体征无明显改善甚至加重，证候积分减少 ＜ 30%。

（2）改善电解质紊乱：与单纯西药标准治疗对比，对治疗前 Na^+、K^+、Cl^- 进行疗前疗后对比分析。实验室检查疗效判定标准：①临床控制各项实验室检查恢复正常；②有效：超过 3 天，各项实验室检查较治疗前更接近于正常值，但尚未达到正常。③无效：电解质检测未达到以上标准者。

（3）缩短病程：对纠正电解质紊乱时间、血糖恢复时间进行计算。

20 糖尿病合并尿路感染

尿路感染（urinary tract infection，UTI）是由各种病原体在泌尿系统异常繁殖所致的尿路急性或慢性炎症，简称尿感。糖尿病发生后具有慢性特征，因此患者的主要表现均为病发后的持续性血糖水平升高，当血糖水平难以得到有效的控制和降低时，则容易出现多种感染现象，对患者的健康产生严重影响。

泌尿系感染是由细菌直接侵入尿路而引起的炎症，包括肾盂肾炎、膀胱炎、尿道炎等，临床主要表现为腰痛、尿频、尿急、尿痛、下腹部坠胀等，属于中医的“淋证”范畴。大多由外感湿热、饮食不节、情志失调、禀赋不足或劳伤久病所致。本病多属于本虚标实之证，本虚多为脾肾两虚，标实多为湿热、瘀血、气滞。依据淋证之临床表现，可分为热淋、石淋、血淋、气淋、膏淋、劳淋。

20.1 诊断

20.1.1 西医

清洁中段尿培养球菌≥ 10^4 CFU/ mL 或真菌阳性或杆菌定量≥ 10^5 CFU/ mL，有真性菌尿者；清洁中段尿培养杆菌定量≥ 10^7 CFU/L，镜下伴明显脓尿，明确有尿感的症状；有真性菌尿，但无发热、腰痛、尿路刺激征等临床症状者，无症状性菌尿。

20.1.2 中医

参照普通高等教育“十一五”国家级规划教材《中医内科学》(2007 年),从以下 2 个方面考虑诊断:①具有小便频数短涩,淋漓刺痛,欲出未尽,小腹拘急,或痛引腰腹症状。②实验室检查和辅助检查:尿常规、尿细菌培养、泌尿系彩超。

20.1.3 中医证候诊断

(1)热淋:小便频数短涩,灼热刺痛,尿色黄赤,少腹拘急,起病急骤,或有发热,口干、口苦,呕恶,或有腰痛拒按,或有大便秘结,苔黄腻,脉滑数。

(2)气淋:恼怒之后,小便涩滞,淋漓不宣,少腹胀满疼痛,苔薄白,脉弦。

(3)膏淋:小便混浊,乳白或如米泔水,上有浮油,置之沉淀,或伴有絮状凝块物,或混有血液、血块,尿道热涩疼痛,尿时阻塞不畅,口干,舌质红,苔黄腻,脉濡数。

(4)石淋:尿中夹砂石,排尿涩痛,或排尿时突然中断,尿道窘迫疼痛,少腹拘急,往往突发,一侧腰腹绞痛难忍,甚则牵及外阴,尿中带血,舌红,苔薄黄,脉弦或数。

(5)血淋:小便热涩刺痛,尿色深红,或夹有血块,或见心烦,舌尖红,苔黄,脉滑数。

(6)劳淋:小便不甚赤涩,溺痛不甚,但淋漓不已,时作时止,遇劳即发,腰膝酸软,神疲乏力,病程缠绵,舌质淡,脉细弱。

20.2 治疗

20.2.1 辨证论治

20.2.1.1 热淋

治法:清热利湿通淋。

方药:八正散加减。瞿麦、萹蓄、车前子、滑石、萆薢、大黄、黄柏、蒲公英、紫花地丁。

加减：小便黄赤，大便不畅症状突出，数日一行者，可用小承气汤加味，通大便即所以利小便。兼见口舌溃疡，宜用导赤散。

常用中成药：癃清片，口服，一次 6 片，一日 2 次；重症，一次 8 片，一日 3 次。宁泌泰胶囊，口服，一次 3 ～ 4 粒，一日 3 次；7 天为 1 个疗程。或热淋清颗粒（无糖型），开水冲服，一次 1 ～ 2 袋，一日 3 次。或尿感宁颗粒，开水冲服，一次 12 g（一袋），一日 3 ～ 4 次。或泌淋清胶囊，口服，一次 3 粒，一日 3 次。

20.2.1.2 气淋

治法：理气疏导，通淋利尿。

方药：沉香散加减。沉香、青皮、乌药、香附、石韦、滑石、冬葵子、车前子。

加减：如小腹胀满，尿有余沥者，可加用荔枝核、刘寄奴、马鞭草。

常用中成药：百令胶囊，口服，一次 2 ～ 6 粒，一日 3 次。

20.2.1.3 膏淋

治法：清热利湿，分清泄浊。

方药：程氏萆薢分清饮加减。萆薢、石菖蒲、黄柏、车前子、莲子心、连翘、丹皮。

加减：尿频涩痛、尿血者，可加用白茅根 30 g、生地榆 12 g、仙鹤草 30 g。

常用中成药：癃清片，口服，一次 6 片，一日 2 次；重症，一次 8 片，一日 3 次。或泌淋清胶囊，口服，一次 3 粒，一日 3 次。

20.2.1.4 石淋

治法：清热利湿，排石通淋。

方药：石韦散加减。瞿麦、萹蓄、通草、滑石、金钱草、海金沙、鸡内金、石韦、虎杖、王不留行、牛膝、青皮、乌药、沉香。

加减：腰腹绞痛者，加芍药、甘草；尿中带血可加小蓟草、生地黄、藕节；小腹胀痛加木香、乌药。

常用中成药：复方石淋通片，一次6片，一日3次。复方金钱草颗粒，开水冲服，一次1～2袋，一日3次。肾石通冲剂，温开水冲服，一次1袋，一日2次。

20.2.1.5 血淋

治法：清热通淋，凉血止血。

方药：小蓟饮子加减。小蓟、生地黄、白茅根、旱莲草、木通、生草梢、山栀、滑石、当归、蒲黄、大黄、三七。

加减：血尿症状突出者，可加用地锦草、大蓟等，也可随方加入土茯苓、石韦、蒲公英等清热解毒，利尿通淋药物。

常用中成药：宁泌泰胶囊，口服，一次3～4粒，一日3次；7天为1个疗程。泌淋清胶囊，口服，一次3粒，一日3次。

20.2.1.6 劳淋

治法：补脾益肾。

方药：无比山药丸加减。党参、黄芪、山药、莲子肉、茯苓、薏苡仁、泽泻、山茱萸、菟丝子、芡实、金樱子、煅牡蛎。

加减：若素体脾虚，腰腿酸困，小便黄赤，大便不爽，或有妇女外阴湿痒、带下量多者，则可用四妙丸加味；肾阴阳俱虚者，可用济生肾气丸合滋肾通关丸加味。

常用中成药：强肾片，口服，一次4～6片，一日3次。济生肾气丸，口服，大蜜丸一次1丸，一日2～3次。

20.2.2 病证结合治疗

根据病证结合的原则，在糖尿病合并泌尿道感染治疗过程中，中西医联合应用，增加药物疗效，减轻西药不良反应，缩短疗程。

具体内容：①严格控制血糖为首要措施，胰岛素治疗为首选。②应在治疗开始前作尿细菌定量培养或革兰染色检查以确诊，当有药敏结果时，用药敏来指导治疗。并根据尿培养及药敏结果选取有效抗生素治疗，7日为1个疗程，部分连用两疗程。③积极去除泌尿系感染复杂因素，如解除梗阻、结石等，积极治疗糖尿病。④观察尿常规白细胞镜检指标变化，尿细菌培养转阴率，临床缓解并不表示细菌学的治愈。⑤非复杂性下尿路感染对短程治疗反应良好，而上尿路感染需长程治疗，发挥中医药治疗优势。⑥复发性尿感，有尿路器械检查或近期住院的尿感患者，应疑为抗生素耐药菌株所致。注意治疗前后药物不良反应，随访6个月复发率。

20.2.3 并发症治疗

20.2.3.1 肾盂肾炎

控制血糖；多饮水、勤排尿；有膀胱刺激症状时可给予碳酸氢钠碱化尿液，以缓解症状，同时也有助于尿路感染的恢复；抗生素治疗；应用糖皮质激素和非甾体类抗炎药可减轻感染导致的肾脏瘢痕的发生发展。必要时可采用无菌导尿术解除下尿路梗阻所致尿潴留；膀胱内药物灌洗或冲洗。

20.2.3.2 肾及肾周脓肿

控制血糖；药物治疗一般选用针对大肠埃希菌、金黄色葡萄球菌以及变形杆菌敏感的抗生素。抗生素至少需要使用2～3周；药物治疗无效，机体合并肾结石梗阻、膀胱输尿管反流等泌尿系统基础疾病时，可以进行手术治疗引流脓肿。

20.2.4 外治法

外洗法：用黄柏、大黄、蛇床子、苦参等清热化湿药物外洗治疗，可直接作用于感染部位。每日2次，先坐浴30 min，后清洗外阴。

20.2.5 针刺法

20.2.5.1 体针

实证：治则为清热利湿；选穴，中极、膀胱俞、三阴交、阴陵泉。

虚证：治则为温补脾肾，益气；选穴，肾俞、脾俞、三焦俞、关元。

20.2.5.2 耳针法

选穴：膀胱、肾、尿道、三焦。

20.2.5.3 穴位贴敷

中医治疗消渴淋症多采用循经走罐以清热、行气、温阳、化气、利水，患者坚持治疗多有明显疗效。

20.2.6 中医器械疗法

针灸治疗仪，主穴为肾俞、京门、阴陵泉、中极等。

20.3 中医疗效评价

（1）改善实验室指标：参考《中药新药临床研究指导原则》中治疗高脂血症的实验室检查疗效判定标准。中西医结合治疗较纯西医治疗在改善症状、控制感染方面更显著。

（2）改善中医症状：参考《中药新药临床研究指导原则》中治疗泌尿系感染的中医证候疗效评价标准。

（3)减毒增效：中医药可以对抗西药不良反应，如肝毒性、胃肠道症状、肌酸、肌痛等，使患者不良反应小，具有较好的安全性；中医治疗注重整体辨证，具有作用范围广的优势，临床上可以长期服用，但应注意辨证运用，切忌盲目使用。

（4）巩固疗效：具有巩固疗效、防止复发以及综合调理等作用。对于年龄偏大，肝、肾功能基础差，经济条件受限的患者，更是最佳选择。

21 糖尿病合并高血压

糖尿病合并高血压指糖尿病并发或伴发的高血压，是糖尿病常见的慢性血管并发症之一。糖尿病合并高血压有四种临床表现形式，第一种是患者收缩压（SBP）升高，而舒张压（DBP）正常或下降，脉压差增大；第二种是SBP和DBP均增加；第三种是单纯的DBP升高，脉压差减小；第四种是患者卧位时血压升高，站立位时血压正常或降低，往往夜间血压高，由卧位或坐位转为站立位时，均可能会因为血压太低而发生晕厥。

糖尿病合并高血压属于中医“眩晕”“消渴”范畴，其临床主要表现为眩晕、头痛、心烦易怒、耳鸣耳聋、失眠多梦等。《杂病源流犀烛·三消源流》已认识到消渴病有“眼涩而昏者”引发眩晕诸病证。

21.1 诊断标准

21.1.1 西医

糖尿病合并高血压诊断条件：①既往有糖尿病史，或在发病过程中确诊为糖尿病；②在未使用降压药物的情况下，收缩压≥ 140 mmHg 和（或）舒张压≥ 90 mmHg；③既往有高血压病史，目前正在使用降压药物，现血压虽未达到上述水平，亦应诊断为高血压；④除外其他继发性高血压疾病，如肾性高血压、原发性醛固酮增多症、嗜铬细胞瘤等。

21.1.2 中医

参照《糖尿病合并高血压中医诊疗标准》：①病史：有糖尿病史。②症状：包括糖尿病症状：可表现为典型的多饮、多食、多尿、消瘦等症状；也可表现为非典型症状，如乏力、懒动、易疲劳、皮肤瘙痒等。高血压症状：可表现为头晕、头痛、心烦易怒等症状；存在并发症者也可表现为视物模糊、心悸、夜尿增多、水肿、间歇性跛行等。③实验室检查和辅助检查：动态血压监测、空腹血糖、餐后血糖、糖化血红蛋白、血脂检测、肝肾功能检测、血常规、尿常规、尿微量白蛋白排泄率等。

21.1.3 中医证候诊断

糖尿病合并高血压属于中医“眩晕”“消渴”范畴，其临床主要表现为眩晕、头痛、心烦易怒、耳鸣耳聋、失眠多梦等。

21.1.3.1 肝阳上亢证

头晕目眩，头目胀痛，面红目赤，性急易怒，失眠多梦，口苦咽干，舌红，舌苔薄黄，脉弦大而长。

21.1.3.2 肝火上炎证

头晕头痛，咽干口苦，面红目赤，心烦失眠，性急易怒，心胸烦闷，胸胁胀痛，小便黄赤，大便偏干，舌红，舌苔薄黄，脉弦数。

21.1.3.3 痰浊中阻证

头重如蒙，头胀昏痛，视物旋转，形体肥胖，胸闷恶心，呕吐痰涎，舌苔白腻，脉弦滑。

21.1.3.4 阴阳两虚、虚阳浮越证

头晕头痛、颜面虚浮，或颧红如妆、神疲倦怠，或躁扰不宁、心悸失眠、咽干口燥、腰膝酸冷、汗出肢冷，或手足心热而手足背寒、大便不调、时干时稀、小便清长、夜尿频多，或尿少水肿，舌苔胖大、舌淡苔黄或舌红苔滑、脉沉细无力，或脉浮大按之不实。

21.1.3.5 肝肾阴虚证

眩晕久发不已，视力减退，两目干涩，少寐健忘，心烦口干，耳鸣，神疲乏力，腰酸膝软，遗精，舌红苔薄，脉弦细。

21.1.3.6 瘀阻清窍证

眩晕头痛，兼见健忘、失眠、心悸、精神不振、耳鸣耳聋、面唇紫黯、舌瘀点或瘀斑、脉弦涩或细涩。治法：活血化瘀，通窍活络。

21.2 治疗

21.2.1 辨证论治

21.2.1.1 肝阳上亢证

治法：平肝潜阳。

方药：天麻钩滕饮加减。天麻、钩藤、石决明、栀子、黄芩、川牛膝、杜仲、益母草、桑寄生、夜交藤、茯神。

加减：神昏痉厥、肢体抽动，配合羚角钩藤汤加减；咽干口燥、倦怠乏力，配合生脉饮、玉液汤加减。

常用中成药：天麻钩藤颗粒，开水冲服，一次 10 g，一日 3 次。

21.2.1.2 肝火上炎证

治法：清肝泻火。

方药：龙胆泻肝汤加减。龙胆草、黄芩、栀子、泽泻、木通、车前子、当归、生地、柴胡、甘草。

加减：心烦抑郁、胸胁苦满，合四逆散；咽干、口苦、大便干结，合大柴胡汤或升降散加减。

常用中成药：牛黄降压胶囊，一次 2 ～ 4 粒，一日 1 次。

21.2.1.3 痰浊中阻证

治法：燥湿化痰。

方药：半夏白术天麻汤加减。半夏、白术、天麻、陈皮、茯苓、炙甘草、生姜、大枣、蔓荆子。

加减：头痛头胀、面红目赤、胸脘痞闷，或恶心欲吐，合温胆汤加黄连、胆南星等。

常用中成药：眩晕宁颗粒，开水冲服，一次 8 g，一日 3 ～ 4 次。

21.2.1.4 阴阳两虚、虚阳浮越证

治法：滋阴壮阳。

方药：二仙汤合（或）二至丸加减。仙茅、淫羊藿、当归、巴戟天、黄柏、知母、女贞子、墨旱莲。

加减：重症阳脱、头晕目眩、神昏、躁扰不宁、四肢厥冷者，可配合验方参附龙牡汤（人参、附子、龙骨、牡蛎）加山萸肉等。

21.2.1.5 肝肾阴虚证

治法：滋养肝肾，养阴填精。

方药：左归丸加减。熟地、山药、枸杞、山萸肉、川牛膝、鹿角胶、龟板胶、菟丝子。

加减：咽干口燥、五心烦热、潮热盗汗、舌红、脉弦细数者，加炙鳖甲、知母、青蒿等滋阴清热；失眠、多梦、健忘者，加阿胶、鸡子黄、酸枣仁、柏子仁等。

常用中成药：眩晕宁颗粒，开水冲服，一次 8 g，一日 3 ～ 4 次。

21.2.1.6 瘀阻清窍证

治法：祛瘀生新，活血通窍。

方药：通窍活血汤加减。赤芍、川芎、桃仁、红花、老葱、鲜姜、麝香。

加减：畏寒肢冷、感寒加重，加附子、桂枝温经活血；若天气变化加重，或当风而发，可重用川芎，加防风、白芷、荆芥穗、天麻等理气祛风之品。

21.2.2 病证结合治疗

根据病证结合的原则，在糖尿病合并高血压治疗过程中，坚持中西医结合治疗，发挥中药优势，改善临床症状，防止和延缓并发症的发生，减少不良反应，降低西药用量。

具体内容：①血压控制的目标：糖尿病患者血压控制的目标在 130/80 mmHg 以下；妊娠糖尿病合并高血压患者血压控制在收缩压为 110 ～ 129 mmHg，舒张压为 65 ～ 79 mmHg。糖尿病患者血压≥ 130/80 mmHg 就应该开始干预；若 24 h 尿蛋白≥ 1 g，则血压应控制在 125/75 mmHg 以下。

②药物治疗的原则：主张从小剂量单药开始治疗，一般不主张超常规加大剂量，常规剂量单药治疗无效，则可采取联合用药；用药在强调治疗达标的同时，应兼顾靶器官的保护和对并发症的预防；应尽量避免药物不良反应，避免对靶器官的不良影响和对代谢的不利影响。

21.2.3 并发症治疗

慢性肾脏疾病：肾脏也是糖尿病和高血压的受损靶器官，加强降压治疗能预防高血压糖尿病患者的肾脏损害。UKPDS 研究显示：在既往无肾病的糖尿病患者中，严格血压控制组与一般血压控制组相比，新的微量白蛋白尿（≥ 50 mg/L）的发生率可减少 29%。同样，Syst—Eur 研究亦指出，接受降压治疗的糖尿病高血压患者，发生蛋白尿的风险显著下降了 71%，与非糖尿病患者相比，糖尿病患者在这方面的受益更大：阻断肾素 - 血管紧张素系统（RAS）和降低血压是延缓糖尿病肾病两个最重要的相关因素。控制血压可减慢糖尿病肾病的进展速度已被一系列研究所证实，肾功能减退的速度依赖于血压的水平，若以血清肌酐水平的下降百分比来表示肾功能减退的速度，可发现后者与平均血压直接相关。ACEI 和 ARB 有利于控制糖尿病和非糖尿病的进展，使用 ACEI 或 ARB 仅可使血肌酐水平较基线值升高 55%，除非有高钾血症出现，否则不是停药指征，对于严重肾病（GFR < 30 mL/min），相应血肌酐水平为 221 ～ 265/μmol/L），须增加利尿剂的剂量并联合应用其他类药物。

采用中医辨证治疗糖尿病合并高血压不仅可使临床症状减轻、预防糖尿病微血管并发症、预防心血管事件的发生和提高生存质量，同时还可调节人体内环境、保护胰岛 B 细胞、减少西药的用量、减轻西药的不良反应。因此，从中医及中西医结合的角度研究本病，立足于中医辨证论治，将糖尿病的基本病理与高血压的主要病机融为一体进行辨证论治，可以发挥中医中药的相对优势，提高糖尿病合并高血压的临床疗效，补充西医学治疗的不足。对于本病的治疗，大多数医家均强调针对本病辨证论治，以及尽早治疗防止传变。

21.2.4 外治法

（1）浸泡足方：炮附子、吴茱萸、透骨草、怀牛膝、急性子、青葙子、罗布麻，水煎成2500 mL，晨泡20 min，晚泡30 min，1剂用3天。阴虚阳亢者，加生地、玄参、生龟甲、生石决明、女贞子。风阳上亢者加熟地、钩藤、生牡蛎、刺蒺藜、灵磁石、天麻、赤芍。痰瘀阻络者加地龙、酒大黄、红花、炙南星、丝瓜络、生蒲黄、川芎、苏木。命门衰弱者加淫羊藿、仙茅、清半夏、韭子、荷叶、胡芦巴。中药足浴通过上病下取的方式达到内病外治的效果，起到养阴益气、生津止渴、清热除烦、活血通络的作用。

（2）中药药枕：野菊花、木贼、怀牛膝、杜仲、茵陈蒿、川芎、赤芍、天麻、莱菔子、落花生藤、藁本、青木香、桑寄生、罗布麻、草决明、桑叶，共为粗末，装枕芯内。通过鼻腔闻到中药特有的芳香气味，达到“闻香治病”的作用；中药有效成分通过头颈部的有关穴位，经皮肤毛孔进入人体经脉，起到疏通气血、调节气机平衡的作用。

（3）中药外敷：西洋参、生地、枸杞子、川连、天花粉、元参、干姜、白芥子、荔枝核、二甲双胍研末，用生姜汁调成膏状，贴敷于神阙、肺俞、脾俞、肾俞、关元、膈俞等穴位，治疗糖尿病。余学燕等将吴茱萸10 g研末用醋调糊，贴敷涌泉穴，治疗高血压病。

（4）洗头方：灯心草、怀牛膝、白芷、车前子、草决明、丹参、寒水石、茺蔚子、云母石、桑枝、罗布麻，水煎成3000 mL，洗发、头、面，20 min/次，1剂药用2天。洗头时加以按摩头部穴位，中药有效成分经皮肤毛孔进入人体经脉，起到降压和稳压的效果。

21.2.5 针灸治疗

（1）耳针：主穴取耳尖、降压沟、心、额、交感、皮质下、肝、肝阳。

（2）体针：主穴取风池、太冲、肝俞、侠溪、头维、上星、足三里、三阴交穴，用泻法。

（3）刺血法：百会、十宣、大椎、肝俞、印堂、太冲等穴，用三棱针刺出血。

21.3 中医疗效评价

（1）改善症状：采用中医证候量表评定。①显效临床症状、体征明显改善，证候积分减少≥ 70%。②有效临床症状、体征均有好转，证候积分减少≥ 30%。③无效临床症状、体征无明显改善，甚或加重，证候积分减少不足 30%。

（2）降低血压：推荐采用世界卫生组织生活质量测定简表（The World Health Organization Quality of Life Assessment）中文版和杜氏高血压生活质量量表进行成人原发性高血压的生活质量评分，采用《中国高血压防治指南》（2010 年修订版）进行成人原发性高血压的病因、鉴别诊断、心血管危险因素的评估，并指导诊断措施及预后判断。降压目标：年轻人或合并糖尿病、慢性肾脏病＜ 130/80 mmHg；60 ～ 69 岁＜ 140/90 mmHg，如能耐受，还可进一步降低；70 ～ 79 岁＜ 150/90 mmHg，如能耐受，还可进一步降低；肾功能受损蛋白尿＜ 1 g/d 者＜ 130/85 mmHg；肾功能受损蛋白尿＞ 1 g/d 者＜ 125/75 mmHg。

（3）减少西药用量：以控制血压相关药物使用剂量变化、减药时间、停药时间计算。

（4）改善血糖：记录空腹血糖、餐后 2 h 血糖、糖化血红蛋白变化。

22 糖尿病合并脑血管病

糖尿病合并脑血管病是指糖尿病诱发的动脉硬化性脑血管病，包括出血性和缺血性脑血管病。其中 88% 为缺血性脑卒中，包括脑梗死、一过性脑缺血发作等，是糖尿病致死致残的主要原因之一。

属于中医“中风”“偏枯”“眩晕”“头痛”等范畴。在《素问·评热病论篇第三十三》中记载的“瘅成为消中，厥成为巅疾”与本病相似。糖尿病合并脑血管病变的比率是非糖尿患者的 4 ～ 10 倍，糖尿病合并脑卒中已经成为脑卒中独立危险因素。消渴病中风是由阴阳失调、气血逆乱、上犯于脑所引起的以突然昏仆、不省人事、半身不遂、口舌歪斜，或仅以半身不遂、言语不利、偏身麻木为主要表现。本病病位在脑，与心、肝、脾、肾相关。多在情志过极、劳倦内伤、饮食不节、用力过度等诱发下发病，病机不离风、火、痰、气、虚、瘀。

22.1 诊断

22.1.1 西医

糖尿病合并脑血管病诊断条件：既往有糖尿病病史，或在发病过程中确诊为糖尿病，且符合以下条件。

22.1.1.1 疾病诊断

（1）缺血性脑血管病：①可有前驱的短暂性脑缺血发作史；②多数在静

态下起病；③病情多在数小时或几天内达到高峰，部分患者症状可进行性加重或波动；④临床表现取决于梗死灶的部位及大小，主要有局灶性神经功能缺损的症状和体征，部分有头痛、呕吐、昏迷等全脑症状；⑤脑 CT 或 MRI 确定病灶。

（2）出血性脑血管病：①在动态性急性起病；②突发局灶性神经功能缺损症状，可伴有血压升高、意识障碍和脑膜刺激征；③脑 CT 或 MRI 检查明确；④脑出血破入脑室者腰穿可见血性脑脊液。

22.1.1.2 分期分类

①急性期：发病 2 周内。②恢复期：发病 2 周至 6 个月。③后遗症期：发病 6 个月以后。

22.1.2 中医

参照中华中医药学会《糖尿病中医防治指南》（ZYYXH/3.1 ～ 3.15 ～ 2007）。

（1）疾病诊断：①主症为偏瘫，神识昏蒙，言语謇涩或不语，偏身感觉异常，口舌歪斜。②次症：头痛，眩晕，瞳神变化，饮水发呛，目偏不瞬，共济失调。③起病方式：急性起病，发病前多有诱因，常有先兆症状。④发病年龄：多在 40 岁以上。

具备 2 个主症以上，或 1 个主症、2 个次症，结合起病、诱因、先兆症状、年龄即可确诊；不具备上述条件，结合影像检查结果亦可确诊。

（2）病类诊断：①中脏腑，中风病有意识障碍者；②中经络，中风病无意识障碍者。

22.1.3 中医证候诊断

22.1.3.1 中经络

（1）肝阳暴亢证：半身不遂，舌强语謇，口舌歪斜，眩晕头痛，面红目赤，心烦易怒，口苦咽干，便秘尿黄。舌红或绛，苔黄或燥，脉弦有力。

（2）风痰阻络证：半身不遂，口舌歪斜，舌强言謇，肢体麻木或手足拘急，头晕目眩。舌苔白腻或黄腻，脉弦滑。

（3）痰热腑实证：半身不遂，舌强不语，口舌歪斜，口黏痰多，腹胀便秘，午后面红烦热。舌红，苔黄腻或灰黄，脉弦滑大。

（4）气虚血瘀证：半身不遂，肢体软弱，偏身麻木，舌歪语謇，手足肿胀，面色淡白，气短乏力，心悸自汗。舌质暗淡，苔薄白或白腻，脉细缓或细涩。

（5）阴虚风动证：半身不遂，肢体麻木，舌强语謇，心烦失眠，眩晕耳鸣，手足拘挛或蠕动。舌红或暗淡，苔少或光剥，脉细弦或数。

22.1.3.2　中脏腑

（1）痰火闭窍证：突然昏倒，昏聩不语，躁扰不宁，肢体强直。痰多息促，两目直视，鼻鼾身热，大便秘结，舌红，苔黄厚腻，脉滑数有力。

（2）痰湿蒙窍证：突然神昏嗜睡，半身不遂，肢体瘫痪不收。面色晦垢，痰涎壅盛，四肢逆冷。舌质暗淡，苔白腻，脉沉滑或缓。

（3）元气衰败证：神昏，面色苍白，瞳神散大，手撒肢逆，二便失禁，气息短促，多汗肤凉。舌淡紫或萎缩，苔白腻，脉散或微。

22.2　治疗

22.2.1　辨证论治

22.2.1.1　中经络

（1）肝阳上亢证

治法：平肝潜阳。

方药：天麻钩藤饮加减。天麻 10 ～ 20 g、钩藤 10 ～ 30 g、石决明 15 ～ 30 g、茺蔚子 10 ～ 15 g、栀子 10 ～ 20 g、黄芩 10 ～ 15 g、川牛膝 10 ～ 15 g、杜仲 10 ～ 20 g、益母草 10 ～ 20 g、桑寄生 10 ～ 20 g、夜交藤 15 ～ 30 g、茯神 15 ～ 20 g、珍珠母 15 ～ 30 g、炙龙骨 15 ～ 30 g、炙牡蛎 15 ～ 30 g 等。

加减：面红烦热加栀子、丹皮；失眠加龙齿、生牡蛎。

（2）风痰阻络证

治法：熄风化痰。

方药：半夏白术天麻汤加减。半夏 9 ～ 12 g、白术 10 ～ 20 g、天麻 10～20 g、茯苓 10～20 g、橘红 10～15 g、姜竹茹 10～20 g、菖蒲 10～20 g、郁金 10～20 g 等。

加减：痰涎壅盛、苔黄腻、脉滑数，加天竺黄、竹沥；头晕目眩加天麻、钩藤。

常见中成药：通络化痰胶囊，口服，一次 3 粒，一日 3 次。

（3）痰热腑实证

治法：化痰通腑。

方药：星蒌承气汤加减。胆南星 9～15 g、全瓜蒌 10～30 g、生大黄 6～10 g、元明粉 6～10 g、厚朴 10～20 g、枳实 10～20 g 等。

加减：腹胀便秘加枳实、厚朴；偏瘫、失语加白附子、地龙、全蝎。

常用中成药：六味安消胶囊，口服，一次 3～6 粒，一日 2～3 次。

（4）气虚血瘀证

治法：益气活血。

方药：补阳还五汤加减。生黄芪 20～50 g、当归 10～20 g、桃仁 10～15 g、红花 10～15 g、地龙 10～20 g、炙水蛭 6～10 g、蜈蚣 2～3 条、全蝎 4～10 g 等。

加减：语言謇涩可加石菖蒲、白附子、僵蚕等；吐痰流涎，加半夏、石菖蒲、制天南星、远志。

常用中成药：步长脑心通胶囊，口服，一日 3 次，一次 2～4 粒。

（5）阴虚风动证

治法：滋阴熄风。

方药：镇肝熄风汤加减。怀牛膝 10～15 g、生赭石 10～15 g、生龙骨 15～30 g、生牡蛎 15～30 g、生龟板 10～15 g、生杭芍 10～20 g、玄参 10～30 g、天冬 10～30 g、川楝子 8～10 g、生麦芽 10～20 g、茵陈 10～20 g、甘草 6～10 g 等。

加减：头痛、面赤，加川牛膝、代赭石。

常用中成药：灯盏生脉胶囊，口服，一次 2 粒，一日 3 次，饭后 30 min 服用。

以上证型，肝阳所致头晕头痛者加菊花、夏枯草等；腰酸耳鸣重者加磁石。痰多者加天竺黄、贝母、胆南星；恶心、呕吐加代赭石；胸闷口苦加黄连；嗜睡加石菖蒲。

22.2.1.2 中脏腑

（1）痰火闭窍证

治法：清热涤痰开窍。

方药：羚角钩藤汤送服安宫牛黄丸。羚羊角 0.6 g，珍珠母 30 g，竹茹 6 g，天竺黄 6 g，石菖蒲 9 g，远志 9 g，夏枯草 9 g，牡丹皮 9 g。

加减：抽搐强直，合镇肝熄风汤加减，或加山羊角、珍珠母；大便干结者，加大黄、芒硝、瓜蒌仁；烦躁不宁者，加夜交藤 30 g，莲子心 9 g 以清心安神；头痛重者，加石决明 30 g 以平肝潜阳；痰多者，加竹沥 30 mL，胆南星 6 g，浙贝母 9 g，瓜蒌 30 g 以清热化痰；热甚者，加黄芩 9 g，栀子 9 g 以清热除烦。

常用中成药：本证宜选安宫牛黄丸治疗，一般一次 1 丸，一日 2 次，温水送服或鼻饲。

（2）痰湿蒙窍证

治法：燥湿化痰，开窍通闭。

方药：涤痰汤（《奇效良方》）合苏合香丸（《太平惠民和剂局方》）加减。

法半夏 9 g，茯苓 9 g，枳实 9 g，陈皮 9 g，胆南星 6 g，石菖蒲 9 g，远志 9 g，竹茹 6 g，丹参 15 g。

加减：寒象明显者，加桂枝 6 g 以温阳通脉；痰涎壅盛、苔黄腻、脉滑数者，加天竺黄、竹沥；四肢不温，舌质淡、脉细无力者，加生晒参 6 g 以补益元气；舌质紫暗或有瘀点、瘀斑者，加桃仁 9 g，红花 9 g，川芎 9 g，地龙 9 g 以活血通络。

常用中成药：苏合香丸，口服。一次 1 丸，一日 1 ～ 2 次。

（3）元气衰败证

治法：温阳固脱。

方药：参附汤加减。生晒参 15 g，附子 9 g。

加减：汗出不止加山茱萸、黄芪、煅龙骨、煅牡蛎。

常用中成药：生脉注射液，肌内注射，一次 2 ～ 4 mL，一日 1 ～ 2 次；静脉滴注，一次 20 ～ 60 mL，用 5% 葡萄糖注射液 250 ～ 500 mL 稀释后使用。

22.2.2 病证结合治疗

22.2.2.1 辨症状

（1）眩晕：属脾虚痰湿者，宜予半夏白术天麻汤。

（2）肢体麻木：属气血亏虚、脉络痹阻，宜予黄芪桂枝五物汤。

（3）遗尿：多为脾肾两虚，宜予助老汤合鳖首散。

（4）头痛：属肝阳上亢，宜予天麻饮合杞菊地黄汤。

22.2.2.2 辨指标

（1）脑白质变性：肝郁痰阻者，宜予柴芩温胆汤。

（2）高 D- 二聚体：多属痰瘀阻络，宜予天麻钩藤饮。

（3）高血压：属肝阳上亢者，宜予天麻钩藤饮。

（4）基底节区大片状改变：痰湿为盛者，可予涤痰汤；痰热腑实者，可予星蒌承气汤。

（5）放射冠区小片状改变：气虚血瘀者，可予补阳还五汤。

22.2.2.3 分期论治

（1）先兆期：重益气活血、熄风化痰，可选用半夏白术天麻汤加减：半夏 12 g，茯苓 10 g，天麻 18 g，白术 30 g，党参 30 g，石菖蒲 12 g，白蒺藜 15 g。临床研究结果表明，其临床疗效、复发率、症状评分、血液流变学及经颅多普勒指标改善均优于西医常规治疗。

（2）急性期：增进供血、供氧及其利用，减少梗死区或半暗区，包括降颅压、改善血循环、促进脑细胞代谢、增加组织细胞供氧等；脑出血量较大或压迫重要部位时应考虑及时手术治疗，降低脑代谢，尤其是发热、高血糖等；防止并发症；预防复发，及早开展康复治疗。

重通腑攻下、化瘀涤痰。对于出血中风急性期患者，阳类证以邪实为主，为风火痰瘀闭阻脑脉，急则治其标，立清热、平肝、破瘀、涤痰、通腑、醒神法；治疗上逐邪为先，选择安脑丸（意识障碍者先使用安宫牛黄丸）、通腑醒神胶囊、清开灵注射液等进行治疗。对于阴类证，以邪实正虚为其主要病机特点，邪实为痰、瘀交阻脑脉清窍，正虚为元气亏虚，治疗立法上则标本兼顾，邪祛安正，立温阳、益气、破疲、涤痰、通腑、醒神法；治疗上标本兼治，逐邪扶正，选择华佗再造丸（意识障碍者先使用苏合香丸）、通腑醒神胶囊，以及复方丹参注射液进行治疗。

（3）恢复期：中风发病2周以后病情平稳者，辨证选用益气活血、育阴通络的方药治疗，仍以痰瘀阻络为主者可予化痰通络法。此阶段应加强康复训练，并配合针灸治疗。半身不遂，口舌歪斜、言语謇涩或不语，偏身麻木，气短乏力属气虚血瘀者予补阳还五汤加减。半身不遂，口舌歪斜，言语謇涩或不语，偏身麻木，眩晕耳鸣，手足心热，咽干口燥者属阴虚风动者予育阴通络汤加减。

（4）后遗症期：后遗症期应加强康复训练，采取中药、针灸、推拿等综合治疗方法，促进语言和肢体功能的恢复，并注意改善患者认知功能、情感障碍和生活质量等，同时积极预防复发。大部分患者表现为气虚血瘀、阴虚风动或阴虚血瘀的证候，仍可辨证选用补阳还五汤、育阴通络方加减治疗。见肝肾亏虚、肾阳不足者，给予滋补肝肾、温肾助阳，可予六味地黄丸、金匮肾气丸或地黄饮子加减治疗。

22.2.2.4 *专病专方*

（1）星蒌通腑汤：临床研究证实其可显著改善中风患者神经功能缺损程度积分、ADL量表评分、中医证候积分。

（2）补阳还五汤：对比西医常规治疗补阳还五汤可减轻脑缺血中风患者神经功能缺损，且可下降NT-proBNP、TnI、CK-MB水平。

（3）清开灵注射液：治疗脑卒中的急救药，是在古代名方“安宫牛黄丸”的基础上开发的中药制剂。清开灵注射液使中风患者神经功能缺损程度减轻，有效改善血液流变学状态。

22.2.3 并发症治疗

（1）言语謇涩或不语：①痰浊阻窍者，以除痰开窍为法，可选解语丹加减；药用天麻9 g，全蝎6 g，白附子6 g，制天南星6 g，天竺黄6 g，石菖蒲9 g，郁金9 g，远志9 g，茯苓9 g。②肝肾不足者，治以补肝肾，益脑髓；可选地黄饮子合解语丹加减；药用熟地黄 15 g，山茱萸 9 g，茯苓 15 g，肉苁蓉 15 g，巴戟天 9 g，石菖蒲 9 g，远志 9 g，郁金 9 g，制天南星 6 g，天竺黄 6 g。

（2）肢体痉挛：可选用芍药甘草汤或枳实芍药散加减，以柔肝缓急，舒筋活络。

（3）吞咽障碍：化痰开窍法治疗，选用解语丹或涤痰汤加减治疗。兼有肝肾不足者，合用金匮肾气丸或左归丸等补益肝肾之品。同时配合针灸治疗，并在专业人员指导下进行吞咽功能训练。

（4）中风后痴呆：以滋补肝肾、化痰开窍、活血通络等法治疗，可选用通络补脑汤合益肾补脑汤等。

22.2.4 外治法

22.2.4.1 中药熏洗疗法

恢复期或后遗症期，瘫侧手部或同时见到瘫侧手、足部肿胀，按之无凹陷，故实胀而非肿。可予川乌 9 g，草乌 9 g，当归 15 g，川芎 15 g，红花 9 g，桑枝 30 g，用水煎汤熏洗或泡洗肿胀的肢体。1 日 1 次或隔日 1 次。

22.2.4.2 穴位注射

取穴肩髃、曲池、合谷、手三里、环跳、阳陵泉、髀关、解溪等，轮流选用，每穴注射当归注射液、丹参注射液等 1 ～ 2 mL。

22.2.4.3 中药循经热熨

缺血性脑卒中半身不遂患者可采用中药热熨疗法，热熨药方由桂枝 30 g、桑枝 30 g、艾叶 60 g、红花 20 g、千年健 20 g、乳香 30 g、豨莶草 30 g、透骨草 30 g 等中药组成；将中药热熨方加热（温度控制在 60℃），每日巳时（上午 9 ～ 11 时）协助取舒适平卧位或侧卧位，用患者的健侧手腕部内侧皮肤做温度测试，以能忍受为度，取患侧上肢手阳明大肠经循行路线（患侧下肢取足阳明胃经循行路线），先来回热熨 3 ～ 5 min，后放置（勿直接接触皮肤）于曲池、手三里穴位（患侧下肢取犊鼻、丰隆）上，局部热熨 5 ～ 10 min 后评估，询问患者感受，防止烫伤，必要时用皮温仪测试温度；如同侧肢体偏瘫则按上述方法先做患侧上肢（或患侧下肢）再做下肢（患侧上肢），单侧肢体相应穴位热熨时间≤ 20 min/ 次，治疗结束时，再次评估全身和热熨部位的皮肤情况；每日治疗 1 ～ 2 次，5 ～ 7 天为 1 个疗程。

22.2.5 针灸、按摩疗法

22.2.5.1 体针

以醒脑开窍针法为主，根据中风的不同症状，使用不同穴位配伍。疗程：每日针刺 1 次，14 天为 1 个疗程。

（1）中经络：醒脑开窍，滋补肝肾，疏通经络。

主穴 1：内关、水沟、三阴交。主穴 2：内关、印堂、百会、三阴交（主方 2 主要作为主方 1 的替换穴位施用，更多用于中风恢复期）。

辅穴：极泉、尺泽、委中。

辨证加减：肝阳暴亢证，针刺加太冲、太溪，捻转泻法；风痰阻络证，针刺加丰隆、合谷，提插泻法；痰热腑实证，针刺加行间、丰隆，捻转泻法；气虚血瘀证，针刺加气海、血海，气海施捻转补法，血海施提插泻法；阴虚风动证，针刺加太溪、风池，提插补法。

（2）中脏腑（闭证）：开窍启闭。

主穴：内关、水沟、十二井穴。

操作：内关、水沟刺法同前；十二井穴以三棱针点刺出血。

（3）中脏腑（脱证）：回阳固脱，醒神开窍。

主穴：内关、水沟、气海、关元、神阙、太冲、内庭、气舍。

操作：内关、水沟刺法同前；气海、关元、神阙用雷火针或隔盐灸、隔姜灸、隔附子饼灸法，持续时间 4 ～ 8 h，不以壮数为限；太冲、内庭直刺 0.5 ～ 1 寸，施捻转提插相结合的补法，施术 1 min；气舍直刺 1 ～ 1.5 寸，施捻转补法，连续运针持续 1 ～ 3 min，待其恢复自主呼吸，而呼吸较弱，且有间歇时，继续运针，也可加电针刺激，直至呼吸均匀。

（4）中风并发症：疏通经络，通关利窍。

改善椎基底动脉供血：风池、完骨、天柱。

口眼歪斜：风池、太阳、颊车、迎香、地仓、下关、合谷。刺络拔罐选下关、颊车、四白。

吞咽障碍：风池、翳风、完骨，咽后壁点刺。

语言謇涩或舌强不语：上廉泉、金津、玉液点刺放血。

上肢不遂：风池、极泉、尺泽、曲池、合谷、外关。

下肢不遂：环跳、委中、三阴交、阳陵泉、昆仑。

高血压：人迎、合谷、太冲、曲池、足三里。

22.2.5.2　耳针

取皮质下、脑点、心、肝、肾、神门及瘫痪等相应部位，每次 3 ～ 5 穴，中等刺激，每次 15 ～ 20 min。

22.2.5.3　头针

以取对侧运动区为主。

22.2.5.4　推拿疗法

依据辨证论治原则，根据肢体活动功能缺损程度和状态进行中医推拿治疗，可使用不同手法以增加关节活动度、缓解疼痛、抑制痉挛和被动运动等。避免对痉挛组肌肉群的强刺激，是偏瘫按摩中应注意的问题。

上肢取大椎、肩髃、臂臑、曲池、手三里、大陵、合谷；下肢取命门、阳关、居髎、环跳、阴市、阳陵泉、足三里、委中、承山、昆仑。用推、拿、按、搓、摇等手法。

22.2.6　中医器械疗法

根据临床病情需要，可选用：电子针疗仪、多功能艾灸仪、特定电磁波治疗仪及经络导平治疗仪、数码经络导平治疗仪等。

22.3　中医疗效评价

（1）改善修复神经功能：采用中医证候量表和 NIHSS 评分评定。

（2）减少长期口服西药之不良反应：以中风西药治疗使用剂量、减药或停药时间为基础，结合患者临床症状评分对比。

（3）调节身心，改善生活能力，减少病后情志障碍，提升生存质量：采用汉密尔顿抑郁量表（HAMD）、Barthel 指数评价其情感及生活活动能力。

（4）预防再发中风：跟踪分析。

23 糖尿病脂代谢异常

糖尿病脂代谢异常表现为甘油三酯（TG）、极低密度脂蛋白（VLDL）水平升高，游离脂肪酸（FFA）水平升高，高密度脂蛋白（HDL-C）水平下降，持续性餐后高脂血症以及低密度脂蛋白（LDL-C）水平轻度升高，小而密 LDL（sLDL）和小而密 HDL 均增加，是引起糖尿病血管病变的重要危险因素。

中医文献中没有关于此病的记载，但现代医家常将此病归属于“血浊”“痰证”“湿证”“瘀证”“膏”“脂”的范畴，其多因脏腑功能失调，则气血运行不畅，脾不散精，升清降浊失司，谷气不化精微，反从浊生脂聚痰，以致气滞血瘀痰凝。

23.1 诊断

23.1.1 西医

具体内容：①糖尿病病史。②实验室检查：a. 2 型糖尿病的诊断标准(《中国 2 型糖尿病防治指南 2020 版》)，典型糖尿病症状（烦渴多饮、多尿、多食、不明原因的体重下降）加上随机血糖 ≥ 11.1 mmol/L 或加上 FPG 检测 ≥ 7.0 mmol/L 或加上葡萄糖负荷后 2 h 血糖检测 ≥ 11.1 mmol/L 或加上 HbA1c ≥ 6.5%，无典型糖尿病症状者，需改日复查确认；b. 参照 2016 年修订版《中国成人血脂异常防治指南》，中国人血脂指标的合适范围为 TC <

5.2 mmol/L（200 mg/dL），LDL-C < 3.4 mmol/L（130 mg/dL），TG < 1.7 mmol/L（150 mg/dL），HDL-C ≥ 1.0 mmol/L（40 mg/dL），在正常饮食情况下，2 周内 2 次检测，其中任意一指标超出合适范围，即为血脂异常。

23.1.2 中医

参考《糖尿病合并脂代谢紊乱中医诊疗标准》：①有糖尿病病史。②症状：早期可能没有特殊的临床表现，常见的有头昏蒙不清、体倦乏力等可能被消渴病的症状所掩盖，亦可见大便不畅，头晕耳鸣，胸闷气短，或心前区闷痛，肢体麻木疼痛等症状。③体征：本病早期无明显体征或仅见形体丰腴后可逐渐出现血糖和（或）血压升高、体质指数升高等。④实验室检查：符合 2 型糖尿病诊断和血脂异常诊断。

23.1.3 中医证候诊断

参考《糖尿病合并脂代谢紊乱中医诊疗标准》《中药新药临床研究指导原则》和《血脂异常中医诊疗标准（初稿）》与《中医内科学》，归为以下 7 种证型。

（1）气滞痰阻证：胸胁脘腹胀闷，肌肤肿硬麻木，情绪抑郁，口黏腻、头晕、失眠，或心前区隐痛，纳呆或恶心，舌有瘀斑，苔白腻，脉弦滑。

（2）脾虚湿困证：食少、腹胀、身体困重、体倦乏力、口干不欲饮或形体肥胖，胸闷气短，心前区隐痛或呕恶脘满，肢麻沉重，眩晕，舌淡胖，苔白润或腻，脉濡缓或弦滑。

（3）湿热内蕴证：头身沉重胀痛，胸闷腹胀，小便短黄，大便干结或便溏不爽，舌红，苔黄腻，脉濡数或滑数。

（4）肝肾阴虚证：眩晕耳鸣，五心烦热，肢体麻木，低热颧红，腰膝酸软，口咽干燥，健忘不寐，盗汗，舌红少苔，脉细数。

（5）脾肾阳虚证：畏冷肢凉，面色㿠白，腰膝酸软，腹部冷痛，久泻久痢或完谷不化，食欲不振，头晕乏力，脘腹胀闷，精神萎靡，水肿尿少，舌淡胖质嫩，苔白滑，脉沉迟无力或沉细。

（6）气阴两虚证：咽干口燥，倦怠乏力，多食易饥，口渴喜饮，气短懒言，五心烦热，心悸失眠，溲赤便秘，舌红少津液，苔薄或花剥，脉细数无力，或细而弦。

（7）气滞血瘀证：胸胁胀闷，走窜疼痛，心前区刺痛，疼痛固定，心烦不安，舌尖边有瘀点或瘀斑，脉沉涩。

23.2 治疗

23.2.1 辨证论治

23.2.1.1 气滞痰阻证

治法：疏肝解郁，行气化痰。

方药：柴胡疏肝散（《景岳全书》）合二陈汤（《太平惠民和剂局方》）加减。柴胡 10 g、香附 6 g、川芎 6 g、白芍 6 g、延胡索 6 g、枳壳 6 g、半夏 10 g、陈皮 10 g、茯苓 10 g、甘草 3 g。

加减：口干口臭，大便干结者，加栀子 6 g、大黄 3 g；肢体麻木疼痛，舌质紫暗或有瘀斑者，加桃仁 10 g、红花 10 g；胁肋胀痛者合加延胡索 10 g、川楝子 10 g；肝郁化火者，以丹栀逍遥散化裁。

常用中成药：血滞通胶囊功效，口服，一次 2 粒，一日 3 次。

23.2.1.2 脾虚湿困证

治法：健脾化湿。

方药：香砂六君子汤（《古今名医方论》）合平胃散（《太平惠民和剂局方》）加减。山药 10 g、苍术 10 g、薏苡仁 10 g、砂仁 6 g、木香 6 g、人参 3 g、白术 10 g、茯苓 10 g、甘草 6 g、陈皮 10 g、半夏 10 g。

加减：胸闷心悸者，加瓜蒌皮 10 g、薤白 10 g；纳呆甚者，加焦三仙 10 g、鸡内金 10 g；兼肝气郁者，加香附 6 g、柴胡 10 g、枳壳 6 g；兼瘀者，加丹参 10 g、赤芍 10 g、桃仁 10 g。

常用中成药：绞股蓝总苷颗粒功效，口服，一次 1 袋，一日 3 次。或血脂康胶囊，口服，一次 2 粒，一日 2 次。

23.2.1.3 湿热内蕴证

治法：清热利湿。

方药：王氏连朴饮（《随息居重订霍乱论》）合升降散（《伤寒温疫条辨》）

加减。黄连 6 g、厚朴 6 g、半夏 10 g、石菖蒲 10 g、芦根 10 g、栀子 6 g、熟军 3 g、姜黄 10 g、僵蚕 10 g、滑石 10 g（包煎）、薏苡仁 10 g、陈皮 10 g。

加减：口渴烦躁，口干口臭，舌苔厚黄腻者，加龙胆草 6 g、黄柏 6 g；倦怠乏力，不欲食者，加茯苓 10 g、党参 10 g、白术 10 g；食后饱胀者，加木香 6 g、香附 6 g；胁肋胀痛甚者，加用郁金 10 g、枳壳 6 g；兼瘀血者，加桃仁 10 g、赤芍 10 g。

常用中成药：荷丹片，口服，一次 2 片，一日 3 次。饭前服用。8 周为 1 个疗程，或遵医嘱。

23.2.1.4　肝肾阴虚证

治法：滋补肝肾。

方药：滋水清肝饮（《医宗已任编》）加减。熟地 10 g、当归 10 g、白芍 10 g、酸枣仁 10 g、山萸肉 10 g、茯苓 10 g、山药 10 g、柴胡 10 g、栀子 6 g、丹皮 6 g、泽泻 10 g。

加减：下肢无力者，加杜仲 10 g、牛膝 10 g；口干烦热，目干明显者，加黄柏 10 g、知母 10 g、枸杞子 15 g；目赤便秘者，加决明子 15 g；肾虚甚者，加杜仲 10 g、何首乌 10 g、女贞子 10 g、旱莲草 10 g；麻木震颤，夜寐不安者，加生龙骨 30 g（先煎）、生牡蛎 30 g、柏子仁 10 g。

常用中成药：蒲参胶囊功效，口服，一次 4 粒，一日 3 次。

23.2.1.5　脾肾阳虚证

治法：温补脾肾。

方药：附子汤(《伤寒论》)合理中汤(《伤寒论》)加减。炮附片 10 g(先煎)、白芍 10 g、茯苓 10 g、白术 10 g、人参 10 g（另煎）、干姜 10 g、炙甘草 10 g。

加减：双下肢水肿者，加桂枝 10 g、益母草 15 g；肾阳虚明显者，加巴戟天 10 g、肉桂 3 g；腹胀纳呆者，加薏苡仁 10 g、扁豆 10 g；兼全身肿者，实脾饮化裁。

常用中成药：培元通脑胶囊，口服，一次 3 粒，一日 3 次。

23.2.1.6　气阴两虚证

治法：益气养阴。

方药：七味白术散（《小儿药证直诀》）合生脉散（《医学启源》）加减。沙参 10 g、茯苓 10 g、白术 10 g 、葛根 15 g、天花粉 10 g、西洋参 6 g、麦冬 10 g、甘草 6 g。

加减：兼瘀者，加桃仁 10 g、赤芍 10 g、丹参 10 g；兼痰湿者，加半夏 10 g、陈皮 10 g；阴虚热盛者，加黄柏 10 g、知母 10 g。

常用中成药：参芪降糖胶囊，口服，一次 3 粒，一日 3 次。

23.2.1.7 气滞血瘀证

治法：行气活血。

方药：血府逐瘀汤（《医林改错》）加减。桃仁 10 g、红花 10 g、当归 15 g、川芎 10 g、赤芍 10 g、生地 10 g、牛膝 10 g、柴胡 10 g、枳壳 6 g、桔梗 10 g。

加减：心痛者，加丹参 10 g，延胡索 10 g；眩晕者，加代赭石 30 g（先煎）、旋覆花 10 g（包煎）；耳鸣者，加菊花 10 g，枸杞子 10 g，瘀血甚者，加水蛭 3 ～ 5 g、赤芍 10 g、桃仁 10 g。

常用中成药：银丹心脑通软胶囊，口服，一次 2 ～ 4 粒，一日 3 次。

23.2.2 病证结合治疗

根据病证结合原则，在糖尿病脂代谢异常的治疗过程中，依据个体化治疗原则，合理选用降糖、调脂药物，良好的血糖控制作为治疗基础。

（1）轻、中度血脂异常：不用或少用降脂药，以中医药方案为主要治疗。在上述辨证论治的基础上，配合必要的生活方式干预治疗，包括：改善膳食结构，少吃动物脂肪及内脏、甜食及淀粉类食物，增加膳食纤维含量，多食蔬菜、水果以及鱼类；戒烟、限酒及控制食盐的摄入等。

（2）重度血脂升高：在辨证论治的基础上，酌情予以调脂药。①首选他汀类调脂药物，起始宜用中等强度他汀，若不能达标可联合其他调脂药使用（如依折麦布）；若 LDL-C 达标后，TG 水平在 2.3 ～ 5.6 mmol/L（200 ～ 500 mg/dL），在其基础上加用贝特类（非诺贝特首选）或高纯度鱼油制剂，使除 HDL-C 的其他指标达标。但他汀类和贝特类药物联用时不良反应机会增多，应高度重视安全性。②若空腹 TG ≥ 5.7 mmol/L（500 mg/dL），为防治胰腺炎，首先使用降低 TG 的药物。

23.2.3　并发症治疗

糖尿病与血脂异常是发生心血管疾病的独立危险因素，二者之间存在明显相关性，脂代谢异常既影响糖尿病及其并发症的原发病理生理过程，又是其病理生理过程中起决定作用的重要因素。2 型糖尿病患者血脂紊乱的发生率很高，可存在多种血脂异常，其紊乱涉及多个因素和多种机制。研究表明改善 2 型糖尿病患者脂类情况可以减少总病死率和心血管事件的风险。

2016 国外研究组织更新的糖尿病医学诊疗标准中，建议所有确诊的动脉粥样硬化性心血管疾病（ASCVD）患者均应在生活方式干预的基础上予以高强度他汀类药物治疗。无 ASCVD 危险因素的 40 ～ 75 岁的糖尿病患者可考虑予以中等强度他汀类药物治疗；伴其他 ASCVD 危险因素的 40 ～ 75 岁的糖尿病患者可采用高强度他汀类药物治疗；无其他危险因素的＞ 75 岁的糖尿病患者可考虑予以中等强度他汀类药物治疗；伴其他 ASCVD 危险因素的＞ 75 岁的糖尿病患者可考虑予以中等强度或高强度他汀类药物治疗。

23.2.4　外治法

穴位注射：取脾俞、膈俞、胰俞、肾俞、三阴交，双侧腧穴交替使用。

23.2.5　针灸疗法

23.2.5.1　体针

主穴：足三里、脾俞、三阴交、胃俞及中脘穴。配穴：多饮、烦渴口干加肺俞、少商、金津、玉液、承浆、阳池以清热保津；多食易饥、便结，配大横、内庭、丰隆以清胃泻火；多尿、腰痛、耳鸣、心烦、潮热盗汗加关元、太溪、然谷、照海、肾俞、太冲以滋阴益肾；神倦乏力、少气懒言、肢体困重加天枢、气海、阴陵泉以健脾利湿。

23.2.5.2　耳针　取内分泌、胰、胆、脾、交感。针尖进入皮下与耳软骨之间，用捻转平补平泻手法，每日自行按压 3 次，每次每穴按压 1 min，两侧耳穴交替使用。

23.2.5.3　推拿　用一指禅推法、肘推法等疏经活络，激发经气；直推法、捏法（分捏督脉与任脉）、旋推法、拿法等泻阴经，补阳经。

23.2.6 中医器械疗法

针灸治疗仪：选穴内关、殷门、间使、神门、通里、合谷、曲池、乳根、足三里、丰隆、阳陵泉、肺俞、厥阴俞、心俞、督俞、三阴交、太白、公孙、太冲、曲泉、中脘。每次选5～6个穴位，每日1次，每次治疗15 min。

23.3 中医疗效评价

（1）改善实验室指标：参考《中药新药临床研究指导原则》中治疗高脂血症的实验室检查疗效判定标准。中西医结合治疗较纯西医治疗在改善血糖、血脂实验室指标两个方面更有效，其中在血糖及血脂中的TC、TG方面效果更显著。

（2）改善中医症状：参考《中药新药临床研究指导原则》中治疗高脂血症的中医证候疗效评价标准。除了形体肥胖这一症状外，其余主要症状如食少腹胀，身体困重，口干不欲饮，胸闷气短、眩晕均有明显改善。

（3）减毒增效：中医药可以对抗西药不良反应，如肝毒性、胃肠道症状、肌酸、肌痛等，对患者不良反应小，具有较好的安全性；中医治疗注重整体辨证，具有作用范围广的优势，临床上可以长期服用，但应注意辨证运用，切忌盲目使用。

（4）巩固疗效：具有巩固疗效、防止复发以及综合调理等作用。对于年龄偏大，肝肾功能基础差，经济条件受限的患者，更是最佳选择。

（5）有效减重：糖尿病脂代谢异常患者体形肥胖多是饮食不节、过食肥甘、情志失调导致湿浊痰阻于机体而成，中药对于减重具有理想的效果。

24 糖尿病心理障碍

糖尿病是一组由遗传因素和环境因素共同作用引起的临床综合征。是胰岛素分泌绝对或相对不足及靶组织细胞对胰岛素敏感性降低，导致糖、蛋白、脂肪、水和电解质等一系列代谢紊乱。当糖尿病发展到一定程度时，微血管病变可导致脑供血不足，继而出现精神萎靡、疲倦、记忆力下降、注意力不集中、思考问题的能力下降等；焦虑和抑郁十分常见，特别是在血糖控制不良时，病理性情绪又影响血糖的控制，使症状加重；出现糖尿病酮症酸中毒和非酮症高渗性糖尿病昏迷时可出现嗜睡、定向障碍、幻觉、谵妄、意识模糊和昏迷等。

糖尿病心理障碍当属中医学“脏躁”“郁症”“癫狂”等范畴。大多因为情志异常与脏腑功能紊乱相互影响，气血运行失调而发病。

24.1 诊断

24.1.1 西医

参照《中国精神障碍分类与诊断标准》(第3版)躯体疾病所致精神障碍诊断标准。

(1)症状标准：①通过病史、躯体及神经系统检查、实验室检查发现糖尿病的证据。②精神障碍的发生、发展及病程与原发躯体疾病相关，并至少有下列1项：智能损害；遗忘综合征；人格改变；意识障碍(如谵妄)；精神病性症状（如幻觉、妄想，或紧张综合征等）；情感障碍（如抑郁或躁狂综合征等）；神经症样症状；以上症状的混合状态或不典型表现。③无精神障碍由其他原因导致的足够证据（如酒精或药物滥用、应激因素）。

（2）严重标准：社会功能受损。

（3）病程标准：精神障碍的发生、发展及病程与原发躯体疾病相关。

（4）排除标准：排除精神分裂症、情感性精神障碍的严重躁狂发作或抑郁发作。

24.1.2 中医

参照《实用中医内科学》及《中医内科常见病诊疗指南》（ZYYXH/T49-2008）：①已确诊糖尿病患者中出现忧郁不畅，精神不振，胸闷胁胀，善太息，或不思饮食，失眠多梦，或易怒善哭，或咽中异物感，或沉默痴呆，语无伦次，静而多喜，或喧扰不宁，燥妄打骂，动而多怒等主症。②有郁怒、多虑、悲伤、忧愁等情志所伤史。③各系统检查和实验室检查正常，除外器质性。

24.1.3 中医证候诊断

24.1.3.1 肝气郁结证　精神抑郁，情绪低落，胸胁胀痛，痛无定处，脘闷嗳气，不思饮食，少寐，大便不调，舌质淡红，苔薄白或薄腻，脉弦。

24.1.3.2 气郁化火证　情绪低落，急躁易怒，头痛，胸胁胀痛，口苦而干，或目赤耳鸣或嘈杂吞酸，失眠，大便秘结，舌红苔黄，脉弦数。

24.1.3.3 痰气郁结证　精神抑郁，呆滞寡言，胸部闷塞，胁肋胀满，或表情淡漠，多疑善虑，或喃喃自语，语无伦次，或咽中有物梗塞，吞吐不得，不思饮食，大便溏软，苔白腻，脉弦滑。

24.1.3.4 痰火扰心证　起病较急，狂暴无知，两目怒视，面红目赤，言语杂乱，或毁物打人，或哭笑无常，头痛失眠，渴喜冷饮，便秘尿赤。舌质红绛，苔多黄腻，脉滑数。

24.1.3.5 气滞血瘀证　精神抑郁，性情急躁，或胸胁疼痛，或身体某部有发热或麻痛、刺痛感，头痛，失眠，健忘，舌紫暗或有瘀点、瘀斑，脉弦或涩。

24.1.3.6　心脾两虚证　精神不振，懒言懒动，多思善疑，头晕健忘，心悸失眠，夜寐梦多，或心悸胆怯，或面色无华，少食，舌质淡胖，舌苔薄白，脉沉细无力。

24.1.3.7　阴虚火旺证　情绪焦虑、紧张，时而躁狂，烦躁不眠，精神疲惫，形瘦面红，心悸健忘，五心烦热。舌质红，少苔或无苔，脉细数。

24.2　治疗

24.2.1　辨证论治

24.2.1.1　肝气郁结证

治法：疏肝理气，解郁安神。

方药：柴胡舒肝散加减。柴胡 12 g，香附 12 g，枳壳 10 g，陈皮 12 g，川芎 15 g，白芍 12 g，炙甘草 6 g

加减：胁肋胀痛较甚者，可加郁金、青皮、佛手疏肝理气。肝气犯胃，胃失和降而见嗳气频作，脘闷不舒，可加旋覆花、代赭石、苏梗、法夏和胃降逆。兼有食滞腹胀者，可加神曲、鸡内金、麦芽等消食化滞。若肝气乘脾，则加白术、茯苓；肝郁血瘀则加当归、丹参、郁金等活血之品。

常用中成药：柴胡舒肝丸，一次 1 丸，一日 2 次，温开水送下。

24.2.1.2　气郁化火证

治法：疏肝解郁，泻火安神。

方药：丹栀逍遥散加减。牡丹皮 12 g，栀子 12 g，白术 12 g，茯苓 10 g，当归 12 g，白芍 20 g。

加减：热势较甚，口苦便秘者，加龙胆草、大黄通腑泄热；肝火上炎而见头痛、目赤者，加菊花、钩藤、白蒺藜清热平肝；伤阴见舌质红，少苔，脉细数者，可去当归、白术、生姜之温燥，加入生地、麦冬、淮山药滋阴健脾；肝火犯胃而见胁肋疼痛、口苦，嘈杂吞酸，嗳气呕吐者可加黄连、吴茱萸，清肝泻火，降逆止呕。

常用中成药：加味逍遥丸，一次 6 g，一日 2 次。

24.2.1.3 痰气郁结证

治法：疏肝解郁，化痰开窍。

方药：半夏厚朴汤加减。法半夏 9 g，厚朴 12 g，茯苓 15 g，生姜 6 g，紫苏叶 6 g。

加减：气郁甚者，加柴胡、佛手加强理气作用；痰郁化热者，可加浙贝、黄连、瓜蒌、竹茹等清热化痰；兼有瘀血者，可加丹参、姜黄、茜草等活血化瘀。

24.2.1.4 痰火扰心证

治法：镇心涤痰，泻肝清火。

方药：黄连温胆汤加减。黄连 10 g，法半夏 9 g，陈皮 6 g，茯苓 15 g，炙甘草 6 g，胆南星 6 g，枳实 10 g，竹茹 10 g，大枣 9 g，炒酸枣仁 15 g，炙远志 10 g，天竺黄 10 g，焦栀子 10 g，龙胆草 3 g。

加减：烦渴引饮加生石膏、知母清热；痰火壅盛而舌苔黄腻者，加礞石滚痰丸泻火逐痰；谵语发狂，便秘尿黄者，加当归龙荟丸泻肝清火，或用安宫牛黄丸清心开窍。

24.2.1.5 气滞血瘀证

治法：理气解郁，活血化瘀。

方药：血府逐瘀汤加减。桃仁 12 g，红花 9 g，当归 10 g，生地黄 15 g，川芎 5 g，赤芍 15 g，牛膝 10 g，桔梗 5 g，柴胡 3 g，枳　壳 6 g，甘草 3 g，丹参 30 g，龙齿 30 g，琥珀粉 3 g。

加减：气滞较重者，可加川楝子、香附、青皮等疏肝理气止痛；血瘀较重者，可加全蝎、地龙、三棱、莪术等破血通络止痛。

常用中成药：血府逐瘀丸，口服，1 次 1 丸，1 日 2 次。

24.2.1.6 心脾两虚证

治法：益气健脾，养血安神。

方药：归脾汤加减。党参 20 g，白术 15 g，茯苓 30 g，炙黄芪 30 g，龙眼肉 20 g，酸枣仁 15 g，木香 9 g，当归 10 g，远志 10 g，大枣 9 g，甘草 9 g。

加减：若心胸郁闷，情志不舒，加郁金、佛手脾气开郁。头痛加川芎、白芷活血祛风止痛。

常用中成药：人参归脾丸，口服，1次1丸，1日2次。

24.2.1.7　阴虚火旺证

治法：养血滋阴，凉血清热。

方药：百合地黄汤合知柏地黄汤加减。百合50 g，生地黄30 g，知母10 g，山药20 g，茯苓15 g，炒酸枣仁15 g，炙甘草6 g，牡丹皮10 g，黄柏10 g，赤芍15 g。

加减：燥热较重，手足心热重，加银柴胡10 g，白薇10 g以清虚热；心烦不寐，加龙骨、牡蛎各10 g以清心安神；便干，加当归20 g以养血润肠通便。

常用中成药：知柏地黄丸，口服，1次1丸，1日2次。

24.2.2　病证结合治疗

结合患者体质、消渴病及其并发症和情志病等多因素考虑，具体思路如下。

（1）情志异常的起因及类型：因为不同情志会影响不同脏腑及形体官窍的功能和气血津液代谢。

（2）患者的体质与禀赋：如“女子以肝为先”“百病生于气”，中年女性以肝郁、肝阴（血）不足之体多见。

（3）消渴病的病机特点和消渴病不同阶段对应的虚实特性。消渴病以“阴虚为本，燥热为标”。其前、中、后三期的病理基础及临床表现迥然不同，必须参照病程分期分阶段辨证论治。患者初期口干喜冷饮，以热盛为主，兼伤阴液，中期热盛耗伤气血津液，变为气阴两虚，晚期气损运货、温煦无力，阴损及阳，成为阴阳两虚，同时痰湿、血瘀夹杂整个病变过程中。

（4）糖尿病的不同并发症及其轻重缓急：五脏所主七情会损伤相应脏腑，异常情志更易伤及潜病脏腑。同时，可应用藏象学说分析病位，进行脏腑辨证，如肝开窍于目，肝肾同源，故DM视网膜病变多从肝肾论治。另外，“急则治其标，缓则治其本”，多种并发症并见时，要先治急、重者。

（5）调情志、心肝为重：“心为五脏六腑之大主”，七情首伤心神。肝主疏泄，调畅气机，进而调畅情志。

（6）“形神并调”要有侧重：稳定期，以调补脏腑气血津液为主，佐以调神；情志异常明显（已经或可能诱发加重并发症）时，以调情志为主，并调脏腑（尤其是胃肠）气机。

24.2.3 并发症治疗

重性精神障碍：药物治疗前，应检查患者的血糖和血脂，询问是否存在其他危险因素，如高血压、肥胖、吸烟史和特殊疾病家族史。注意药物交互作用和治疗不良反应等情况外，共病糖尿病的治疗或管理与普通糖尿病类似，包括药物治疗和生活方式干预等方面。特别要加强患者或照护者教育，以预防和控制糖尿病。开始上述使用抗精神病药物的患者每月检测 1 次血糖和体重，治疗过程中体重增加者应进行常规血液生化检查。

24.2.4 外治法

24.2.4.1 足浴治疗

选方：桂枝 6 g、花椒 6 g、桃仁 6 g、红花 10 g、川芎 9 g、赤芍 9 g、当归 12 g、地龙 6 g、乳香 6 g 和没药 6 g。每次足浴 1 h，一日一次，14 天为 1 个疗程。

24.2.4.2 八段锦

八段锦运动处方干预（国家体育总局 2003 年颁布的新编健身功法）。

（1）运动要领：八段锦主要分为 8 个步骤：两手托天理三焦，左右开弓似射雕，调理脾胃需单举，五劳七伤往后瞧，摇头摆尾去心火，两手攀足顾肾腰，攒拳怒目增气力，背后七颠百病消。

（2）运动频率：每周 5 天，每天练习 1 次，每次练习 2 遍（30 min）。以 6 个月为 1 个疗程。

24.2.4.3 传统音乐治疗

让患者主要聆听角调式乐曲，如《鹧鸪飞》《春风得意》《江南好》等以在常规降糖治疗的基础上，疏肝理气；若兼见多思多虑，多愁善感，纳差、消化功能不良者则配合《步步高》《喜洋洋》《彩云追月》等宫调式乐曲；兼见烦躁、失眠者配合《江河水》《塞上曲》等羽调式乐曲；情绪悲观者配合

《梁祝》《百鸟朝凤》《喜相逢》等徵调式乐曲。音乐用立体声录音机播放，治疗前首先向患者介绍传统音乐疗法的科学性、优越性及必要性，使患者产生信任感，然后根据患者的病症、体质、文化背景、性格、爱好、音乐欣赏能力及治疗目的等因素选定曲目，并介绍乐曲的内涵和背景，引导患者进入意境，以增加疗效。治疗音量为 20 ～ 40 dp。传统音乐治疗每 2 天 1 次，每次 30 min 左右，4 周为 1 个疗程，共治疗 2 个疗程。

24.2.5　针灸疗法

（1）体针：取内关、合谷、足三里、三阴交、太溪、行间、太冲、阳陵泉、关元、百会、神庭、风池穴，用平补平泻手法，每日或隔日 1 次，每次留针 20 min，10 次为 1 个疗程。

（2）耳针：取醋浸泡过的中药“王不留行”颗粒，贴压耳部脾、心、肾、神门、皮质下、肝等穴，同患者每日用手按压贴穴不得少于 10 次。每 3 ～ 5 天更换一次贴豆。

（3）艾灸治疗：艾灸具有“温阳补气通滞”的特点，恰好契合糖尿病抑郁共病的发病机制，艾绒散发的热量能够刺激穴位周围的能量物质代谢，激发经络整体调节的作用，增强机体免疫功能，临床及实验研究均表明，艾灸可以调节胰岛素的分泌，改善胰岛素抵抗状态，降低患者的血糖水平。

（4）走罐治疗：河车路走罐法是按照经络的分布走向，进行温灸、拔罐、刮痧、按摩等治疗的方法，具有疏通经络、理气开郁、振奋阳气、促进气血阴阳平衡等作用，对患者的抑郁情绪有很好的调节作用。人体河车路分为头部河车路、腰背部河车路、胸腹部河车路。腰背部河车路即从大椎穴至长强穴为中线（与督脉循行路线相同），分别于中线左右旁开 0.5 寸、1.5 寸、3 寸（称其第 1 侧线、第 2 侧线、第 3 侧线，分别与华佗夹脊、足太阳膀胱经在背部的第 1、第 2 侧线循行路线相同），左右各引一条对称线，共计 7 条。

手法：行罐法是中医外治疗法，是以十二经脉皮部–经脉–脏腑相通的理论为依据，集温灸、拔罐、刮痧、按摩等疗法于一体。每日 1 次，一次 30 min。

（5）腹部推拿治疗：从肝脾论治糖尿病抑郁症，通过独特的手法对气血层以及腹部相关穴位进行刺激，达到通调肝脾、理气解郁的作用，能调控血糖代谢，正向调节糖尿病抑郁症。

腹部推拿组采用腹部推拿中的按腹、揉腹、运腹、推腹，辅以捏脊和头部推拿。每日治疗 1 次，每次 30 min。

治疗原则：疏肝行气，调神解郁。

取穴：腹部（气海、关元、中脘、神阙、巨阙）；胸胁（章门、期门）；华佗夹脊穴（肝俞、胆俞、膈俞）；头部（百会、风府、四神聪、风池）等。

基本操作：①按腹：患者仰卧位，医生位于患者左侧，用左手示指掌指关节置于气海或关元穴上，其他四指并拢平置于腹部，再用右手掌小鱼际部重叠在左手示指掌指关节的背面，并随患者的呼气徐徐着力向耻骨联合、脊柱方向按压，当按压到可感觉到腹主动脉搏动时，应按而留之，并维持此时的压力及其所达到的深度，静待患者腹部、腰部、会阴部及双下肢出现酸、麻、凉、胀的得气感觉后，医生的右手随患者的吸气徐徐上提。治疗时间约 5 min。②揉腹：患者仰卧位，医生位于患者左侧，用拱手状双手的掌面重叠扣放在中脘穴上，使右手掌大鱼际重叠在左手拇指的背侧面，左手拇指悬空不接触腹部，通过腕关节婉转回环的绕动，使右手掌小鱼际的尺侧、小指的尺侧、小指的指面、无名指的指面、中指的指面、示指的指面，顺沿至左手示指的指面、中指的指面、无名指的指面、小指的指面、小指的尺侧、小鱼际的尺侧，直至左手掌腕部、右手掌腕部依次接触腹部，此为双掌揉法一次揉动的完整动作。而后，再顺沿至右手掌小鱼际的尺侧，周而复始地操作；并以中脘穴为圆心在腹部逆时针方向旋转揉动。揉动频率宜缓，20 ～ 20 次 /min，治疗时间约 5 min。③运腹：患者仰卧位，医生位于患者左侧，用拱手状右手掌食、中、无名、小指的指面和掌根的大小鱼际部，沿垂直躯体纵轴方向，对置地扣放在神阙穴的两侧，通过腕关节的伸屈活动，先使掌根的大小鱼际部着力，将腹部向右侧做弧形推动，继以手指的指面着力，将腹部向左侧做弧形回带，如此反复，周而复始地操作 8 次。治疗时间约 2 min。④推腹：患者仰卧位，医生位于患者左侧，用双手拇指指腹的桡侧面偏峰，对置地按在巨阙穴处，双手的四指分别附于两侧固定，当患者呼气时先用一手拇指着力沿任脉循行推至神阙穴，在患者吸气时，医生将手收回原位，待患者再次呼气时，另一手拇指着力进行第 2 次推动。如此交替操作 36 次，治疗时间约 5 min。⑤横擦胸胁：患者仰卧位，医生位于患者左侧，用双手掌擦患者两侧期门、章门穴，以患者感觉畅快、舒适为度。治疗时间约 4 min。⑥捏脊：患者俯卧位，医生位于患者右侧，沿华佗夹脊穴捏脊 3 ～ 4 遍，重点作用在肝俞、胆俞、膈俞。治疗时间约 3 min。⑦推拿头项：患者坐位，医生立其身后，重点按揉百会、四神聪等穴，然后用五指拿法从头顶拿至风府，重点按揉双侧风府、风池、天柱等穴。治疗时间约 6 min。

24.2.6 中医器械疗法

电针治疗仪，选穴：耳穴心、肝、肾、脑干、神门，每次进行一侧耳穴，两耳隔日进行交替取穴。

具体操作如下：使用 75% 医用酒精对患者外耳进行消毒，采用一次性毫针，针刺以耳部有酸胀麻木感、针尖稍刺破软骨后为宜。采用 G6805- Ⅱ电针治疗仪，加用脉冲电流于心、神门两穴进行刺激，输出电位器调至“0”位后将两根导线接到相应腧穴针柄上，然后打开电源，选择有节律地时断时续自动出现的组合断续波，频率 15 Hz，慢慢调高强度，以患者耐受为度，通电 30 min。每日治疗 1 次，1 周治疗 6 次，连续治疗 6 周。

24.3 中医疗效评价

（1）改善症状：采用中医证候量表和评定抑郁自评量表（self-rating depression scale，SDS）、焦虑自评量表（self-rating anxiety scale，SAS）评估两组患者的心理健康状态，以健康调查简表（the MOS item short from health survey，SF-36）评估生活质量。

（2）减少西药用量：以抗焦虑、抑郁等药物的使用剂量变化、减药时间、停药时间计算。

（3）控制血糖：记录空腹血糖（FBG）指标、餐后 2 h 血糖（2 hPG）指标、糖化血红蛋白（HbA1c）指标变化。

（4）缩短病程：记录减药、停药时间，与单纯西药标准治疗对比。

25

代谢综合征

代谢综合征（metabolic syndrome，MS）是一组以肥胖、高血糖（糖尿病或糖调节受损）、血脂异常［高 TG 血症和（或）低 HDL-C 血症］以及高血压等聚集发病、严重影响机体健康的临床综合征，是一组在代谢上相互关联的危险因素的组合，这些因素直接促进了动脉硬化性心血管疾病（ASCVD）的发生，也增加了发生 2 型糖尿病的风险。

中医文献中并没有“MS”的记载，现代医家多按照 MS 的临床表现将其归属于“眩晕”“肥胖”“脾瘅”“消渴”等疾病，其病因包括先天禀赋不足、肥食少动、劳逸失调、情志所伤等，内外之因相合，导致脏腑功能失调，痰浊膏脂瘀血内生，从而发病。

25.1 诊断

25.1.1 西医

参照中华医学会糖尿病分会编著的《中国成人 2 型糖尿病防治指南》（2020 版），代谢综合征的诊断标准如下：①腹型肥胖（中心型肥胖）：腰围男性≥ 90 cm，女性≥ 85 cm。②高血糖：空腹血糖≥ 6.1 mmol/L 或糖负荷后 2 h 血糖≥ 7.8 mmol/L 和（或）已确诊为糖尿病并治疗者。③高血压：血压≥ 130/85 mmHg 和（或）已确认为高血压并治疗者。④空腹 TG ≥ 1.70 mmol/L。⑤空腹 HDL-C ＜ 1.04 mmol/L。

以上具备3项或更多项即可诊断。

25.1.2 中医

参照中华中医药学会糖尿病分会编著的《糖尿病合并代谢综合征的中医药治疗》，以肥胖为主要表现的MS属于中医“肥胖”范畴。

其中医诊断标准如下：①长期食欲旺盛，有恣食肥甘厚味的不良饮食习惯，或同时缺乏体力活动；可有肥胖家族史。②身体肥满超过常人，腹大膏厚，甚者腹凸脂壅，纵腹垂腴。③可伴有头身困重、腹胀满、神疲乏力、少气懒言、倦怠乏力等症状。④排除水液潴留等非膏脂堆积导致的身体肥满或腰腹肥大。

25.1.3 中医证候诊断

（1）肝胃郁热证：形体肥胖，腹部胀大，口干口苦，或口中异味，或伴泛酸，多食易饥，烦躁易怒，头目眩晕，或伴胁肋胀闷，小便黄赤，大便干结，舌红苔黄，脉弦数。

本证多见于中青年MS患者发病早期，平素喜食辛辣油腻，可伴有糖调节受损、高血压、高脂血症，一种或几种兼具。

（2）肝郁脾虚证：形体肥胖，倦怠乏力，焦虑抑郁，咽中异物感，食少便溏，脘腹痞胀，或伴心烦失眠，或伴咽中有痰，舌质淡红，苔薄黄而腻，脉滑数。

本证亦多见于中青年发病早期，多发为平素嗜食寒凉、生活压力大、心情烦闷之人。

（3）痰瘀互结证：头身困重，或头目眩晕，四肢倦怠，胸脘腹胀，或伴胸胁刺痛，咽部不适感，局部肿块刺痛，舌质暗、有瘀斑，脉弦或沉涩。

本证多见于发病中期，多伴有饮酒史，男性多伴有肝肾囊肿、前列腺增生、痛风等病史，女性多伴有乳腺增生、子宫肌瘤等病史；此期患者多伴有两项及以上代谢疾病，且多伴有血脂紊乱、肝功异常；2型糖尿病患者多伴有眼底病变及周围血管病变。

（4）气阴两虚证：疲倦乏力，气短，自汗或盗汗，平素易于感冒，口干多饮，尿频，大便干结，舌质淡红，少苔，脉沉细无力或细数。

本证多见于发病中期，多见于中年人，或失治误治者，多见素体脾虚，长期生活节奏紊乱，熬夜晚睡，此期患者多兼有湿热血瘀，多伴有动脉硬化症，合并2型糖尿病5年以上病史的患者注意蛋白尿的筛查。

（5）肝肾阴虚证：头晕耳鸣，健忘失眠，腰膝酸软，盗汗，或伴口苦、头晕、视物模糊，五心烦热，舌红少苔，脉细数。

此证多见于MS晚期，多发为更年期女性及老年患者，此类患者多伴有高血压，2型糖尿病周围血管病变。

（6）脾肾气虚证：气短乏力，头昏耳鸣，腰膝酸痛，记忆力减退，或伴畏寒肢冷、面色无华、喜热饮，下肢水肿，小便清长、夜尿频多，尿浊如脂，大便溏泄，多五更泻，舌淡胖，苔薄白或嫩，脉沉细或细弱无力。

此证多发于MS后期，以老年人多见，多伴有2型糖尿病性肾脏疾病，合并有蛋白尿、高血压。

25.2 治疗

25.2.1 辨证论治

25.2.1.1 肝胃郁热证

治法：开郁清热。

方药：大柴胡汤加减（《伤寒论》）。柴胡20 g，黄芩15 g，半夏9 g，枳实9 g，赤、白芍各15 g，大黄6 g，鸡内金15 g，生姜9 g。

加减：若伴寐差加酸枣仁、首乌藤；若泛酸严重者，加瓦楞子、乌贼骨；若食积明显，口有异味者，加炒麦芽、焦山楂；若大便干结甚者，加大大黄用量，另加生白术、厚朴等；头晕明显者，以半夏白术天麻汤加味。

常用中成药：六味能消胶囊，口服，一次1～2粒，一日3次。

25.2.1.2 肝郁脾虚夹痰证

治法：疏肝健脾，行气化痰。

方药：四逆散（《伤寒论》）合六君子汤（《医学正传》）加减。党参15 g、茯苓15 g、白术15 g、陈皮12 g、半夏9 g、炙甘草6 g、柴胡12 g、赤芍12 g、枳壳6 g、三七4 g。

加减：若伴心烦失眠加酸枣仁、制远志、合欢皮；若脘痞腹胀、喜嗳气加甘松、佛手；若纳凉后胃脘疼痛不适者加姜、小茴香、姜黄等。

常用中成药：加味逍遥丸，口服，一次 6 g，一日 2 次。

25.2.1.3　痰瘀互结证

治法：健脾除湿，活血行滞。

方药：二陈汤（《太平惠民和剂局方》）合桃红四物汤（《医宗金鉴》）加减。陈皮 10 g、半夏 10 g、茯苓 15 g、桃仁 10 g、红花 10 g、川芎 10 g、当归 10 g、赤芍 10 g、生地 10 g。

加减：若眩晕加天麻、白术；胸闷加瓜蒌；大便黏滞，加槟榔；胸中烦热、痞满胀痛，加黄连、半夏、瓜蒌；咽部异物感明显者以半夏厚朴汤加减；若伴有周围动脉硬化症，症见手脚发麻者，加鸡血藤、桂枝；若肝功受损者，加垂盆草、茵陈；若长期大量饮酒伴有高尿酸血症，湿热中阻明显者，加土茯苓、半边莲、半枝莲；女性若有月经不调、子宫肌瘤等病史者加服桂枝茯苓丸加益母草、茺蔚子；若伴有乳腺增生的患者加服乳癖散结颗粒。

常用中成药：丹蒌片，饭后口服，一次 5 片，一日 3 次。

25.2.1.4　气阴两虚夹瘀证

治法：益气养阴，化浊行瘀。

方药：参芪地黄汤（《杂病犀烛》）加减。黄芪、党参各 15 g，熟地 9 g，山药 15 g，山萸肉 12 g，五味子 15 g，泽泻 15 g，牡丹皮 12 g，陈皮 12 g，黄连 9 g，山楂 12 g，当归 9 g。

加减：若伴有头目昏沉者，加石菖蒲、益智仁；心悸不宁者加柏子仁、龙骨、牡蛎；大便溏薄加山药、炒薏仁、扁豆；若伴有血尿酸升高的患者，加萆薢、土茯苓、晚蚕沙。

常用中成药：天芪降糖胶囊，口服，一次 5 粒，每日 3 次。

25.2.1.5　肝肾阴虚证

治法：滋补肝肾，活血化瘀。

方药：左归丸（《景岳全书》）加减。熟地 15 g、山药 20 g、山萸肉 12 g，泽泻 12 g，牛膝 12 g，当归 9 g，郁金、鸡血藤、女贞子各 10 g。

加减：若伴有多梦者，加酸枣仁、首乌藤；若烘热汗出明显者，加太子参、五味子、丹皮；头晕、口苦甚者加川芎、柴胡；若伴有视物不清者，加石决明、枸杞子。

常用中成药：左归丸，口服，一次 9 g，一日 2 次。

25.2.1.6 脾肾气虚证

治法：补脾益肾。

方药：四君子汤（《太平惠民和剂局方》）合右归丸（《景岳全书》）加减。党参 15 g、白术 15 g、茯苓 15 g、黄芪 15 g、山药 10 g、山萸肉 10 g、熟地 15 g、菟丝子 10 g、枸杞 15 g、肉桂 5 g。

加减：若伴有五更泄泻者，加补骨脂、肉豆蔻；若蛋白尿明显者，加芡实、金樱子；若下肢水肿明显者加车前子、白茅根；若心悸明显者，加瓜蒌、薤白、桂枝以温阳通脉；若平素畏寒者加黄芪、防风。

常用中成药：四君子丸，口服，一次 3 ～ 6 g，一日 3 次；右归丸，口服，一次 1 丸，一日 3 次。

25.2.2 病证结合治疗

25.2.2.1 分期治疗

中青年发病早期多为肝胃郁热、肝郁脾虚证，随着病程的延长，或疾病失治误治，则多表现为气阴两虚、痰湿困阻、瘀血阻络证；疾病进展至后期，或老年起病，肾气不足、元气渐衰，肝、脾、肾三脏失调，痰、浊、瘀、水等病理产物夹杂，形成虚损变证，则以肝肾阴虚、脾肾气虚证为多见。临证主要依据病 - 证结合的思路，早期以疏肝健脾、清热解郁为主；中期以泻实为主，兼以补虚，治疗以益气养阴、行气散瘀；后期补泻兼施，以益火扶土、滋补肝肾为主兼消痰行瘀。MS 的发病过程“肥胖 – MS – 血管并发症”与《黄帝内经》描述的“肥胖—脾瘅—消瘅、仆击、偏枯、痿厥”有类似特征，因此治疗中后期要重视化浊、行瘀。

25.2.2.2 辨症状

（1）乏力气短：加黄芪、山药。

（2）口干：加生石膏、知母。

（3）失眠：加茯神、远志。

（4）头目昏沉：加石菖蒲、益智仁。

（5）烘热汗出：加太子参、五味子、丹皮。

25.2.2.3 辨指标

（1）高脂血症：治疗上要重视健脾益肾、化痰瘀。在基础方上辨证加用虎杖、红曲、决明子、茵陈、绞股蓝、泽泻、山楂、三七、姜黄等降血脂。

（2）高尿酸血症甚至痛风：对于痛风明显的患者，可加用以下药物。①四妙丸：药物组成为苍术、牛膝、黄柏（盐炒）、薏苡仁。②通滞苏润江胶囊：源于维吾尔族医学验方，药物组成为秋水仙、番泻叶、诃子肉、西红花、盒果藤、司卡摩尼亚脂、巴旦仁等，具有开通阻滞、消肿止痛的功效。

（3）高血糖：在辨证论治基础上，根据患者体质情况，灵活配方，加枸杞、五味子、麦冬、山药、花粉、黄连等。

（4）子宫肌瘤：加服桂枝茯苓丸加益母草、茺蔚子。

（5）乳腺增生：加服乳癖散结颗粒。

25.2.2.4 专病专方

（1）参芪地黄汤：药物组成为人参、黄芪、熟地黄、山萸肉、山药、茯苓、丹皮。具有益气养阴功效，主治代谢综合征合并肾损伤，如早期糖尿病肾病、高血压肾病、尿道综合征、更年期综合征（脾肾两虚证）、慢性肾炎、慢性肾功能不全。心悸者加酸枣仁 12 g、龙骨 12 g、牡蛎 12 g；便溏者加扁豆 12 g、薏苡仁 12 g、补骨脂 12 g；便秘者加火麻仁 12 g、玄参 12 g、麦冬 12 g；水肿者加车前子、浮萍、大腹皮、泽兰利水渗湿；尿潜血阳性者加白茅根、紫草、紫株草、三七粉活血止血；大量蛋白尿者加防风、蝉蜕、穿山龙、龙葵、水蛭粉等祛风活血药。

参芪黄汤：

人参糖肽能够改善 DM 大鼠胰腺 β 细胞功能，改善胰岛素抵抗及糖脂谢紊乱，通过促进肝糖原合成和清除自由基及抗脂质过氧化等多种途径共同发挥降糖作用。黄芪具有双相性调节血糖作用，既可保护低血糖，又能对抗实验性高血糖；能改善糖尿病肾病大鼠的糖代谢，促进蛋白质合成，降低毛细血管通透性，减少尿白蛋白排泄并可预防低血糖发生。地黄的主要成分地黄多糖能够显著降低 DN 大鼠血清中 TGF-β 水平从而对 DN 大鼠起到治疗作用。山茱萸能够降低尿微量白蛋白（UMA）排出，减轻肾小球系膜增生、肾小球基底膜增厚和糖原沉积；还可通过非胰岛素依赖途径，抑制葡萄糖体内吸收、促进葡萄糖利用从而发挥降糖作用。山药对胰岛细胞的增殖有明显促进作用，保护其活性抑制胰岛细胞凋亡。茯苓具有增强免疫功能、抗炎、抗氧化、胰岛素增强等活性，可以抑制 DN 大鼠肾脏间质纤维化，延缓肾衰进程的作用。牡丹皮可能通过介导氧化应激、炎症反应、细胞外基质等生物过程改善 DN 大鼠的肾损伤。

（2）柴芪汤：组成为黄芪 30 g、柴胡 10 g、白术 10 g、枳实 10 g、三七粉 3 g，柴胡有效成分柴胡皂苷 d 可抑制小鼠血清胆固醇 / 甘油三酯、低密度脂蛋白的升高，抑制小鼠高脂血症的形成。并且柴胡具有显著抗炎作用，对多种炎症过程包括毛细血管通透性升高、炎症介质释放、白细胞游走和结缔组织增生等均有一定的抑制作用。黄芪有效成分具有抗动脉粥样硬化、抗血管内皮损伤、降血糖、多脏器保护等作用，同时对代谢综合征及内皮功能障碍具有保护作用。

白术具有利尿、抗炎、抗凝血、保护心血管、减肥、降血糖、抑制炎性因子及血管内皮生长因子的活性作用。枳实具有抑制脂质过氧化、抗血栓、抗氧化、抗菌、镇痛、护肝和降血糖等作用。临床研究发现在西医常规治疗基础上应用柴芪汤治疗代谢综合征，疗效可靠，能够明显减小腰围，降低患者的体质量、空腹血糖、餐后 2 h 血糖、血压及甘油三酯水平。

（3）大柴胡汤：由柴胡 12 g，黄芩、白芍、半夏、枳实各 9 g，生姜 15 g，大枣 4 枚，大黄 6 g 组成，具有和解少阳、内泄热结之功效。

柴胡主要成分柴胡皂苷可明显降低 TG，加速使 TC 随粪便排出，降低 TC 浓度，抑制小鼠血清中总胆固醇、甘油三酯以及低密度脂蛋白升高，有效防治高脂血症形成发展。白芍可抑制血小板聚集，配伍柴胡显著降低血液黏稠度。黄芩提取物可明显降低小鼠 TG 和 LDL-C 水平，其中黄酮类化合物已被证实有较好降脂作用，黄芩素和黄芩苷可降低实验性高脂大鼠的血清游离脂肪酸和甘油三酯及肝甘油三酯水平；汉黄芩素通过抑制 HL 中甘油三酯脂肪酶、甘油一酯脂肪酶、磷脂酶等活性起到降脂的作用；黄芩新素能降低血清甘油三酯和肝甘油三酯含量。枳实中的辛弗林可促进脂肪分解、降低血脂，黄酮苷类具有抗氧化，清除自由基药理作用。半夏可阻止或延缓食饵性高脂血症形成，并对高脂血症亦有一定治疗作用，尤其对降低 TC 和 LDL-C 作用较明显。大黄中的大黄酚可降低肝细胞内甘油三酯和胆固醇水平，制止细胞脂质沉积，调节血脂。大柴胡汤能够明显改善代谢综合征患者的高血糖、高血脂、高血压和肥胖等症状，具有良好的临床效果。

（4）黄连温胆汤：药物组成为黄连、半夏、茯苓、陈皮、枳实、竹茹、炙甘草、生姜，具有理气化痰、清胆和胃的功效。现代药理学研究亦表明黄连温胆汤中药味黄连、陈皮、半夏的主要成分小檗碱、橙皮苷均具有改善胰岛素抵抗、降压、调糖作用。黄连还具有改善胰岛素抵抗的作用，其机制可能与降低脂肪细胞炎性因子分泌有关；半夏中含有生物碱等有效成分，具有降血脂等作用；茯苓主要成分茯苓多糖具有降血糖和抗脂质过氧化作用。现代药理研究表明，黄连、半夏的有效成分能明显降低 TG、TC、LDL-C 的水平。其机制与提高机体的抗氧化能力及促进脂类代谢有关。枳实破气化痰，药理研究发现其可促进胃排空，具有减轻体重、降脂的功效，枳实可通过 Akt 信号传导途径抑制脂肪组织的生成，其中的环已烷提取物通过对钙离子流的影响进而影响 GLP-1 的生成，达到降低血糖的目的。竹茹清热除烦，化痰止呕。现代药理研究发现黄连温胆汤中的竹茹可降低血糖、尿糖、消除酮体，降血脂，减重，减少降糖药物的用量。茯苓甘、淡，平《医学启源》载其功善“止消渴，利小便除湿益燥”，药理研究显示其可改善糖尿病模型诱导的大鼠和肥胖型大鼠的血糖、血脂及胆固醇等，其主要有效成分茯苓多糖有保护肝脏及肠胃黏膜的作用，有抗肿瘤、镇静作用，以及抗免疫抑制作用。生姜味辛性温，能发汗解表，温中止呕，温肺止咳，现代药理研究表明生姜具有抗肿瘤、抗氧化、止呕、抗炎、抑菌等药理作用。甘草性味甘、平，归心、肺、脾、胃经，具有益气补中、祛痰止咳、缓急止痛、调和药性的功效。现代药理研究示甘草中黄酮类成分普遍具有抗氧化活性，防止低密度脂蛋白被氧化，减少人血浆中胆固醇和甘油三酯的含量，降低心计收缩血压，延缓动脉粥样硬化的发展。

李月碧等对 2 型糖尿病大鼠进行黄连温胆汤干预治疗，实验结束后对相关脂代谢指标进行测定分析，得出结论：黄连温胆汤能降低大鼠空腹血糖、糖化血红蛋白，降低血清中甘油三酯、总胆固醇的含量，减轻了胰腺细胞变性，进一步明确黄连温胆汤具有改善由 2 型糖尿病引起的糖脂代谢紊乱的功效。仲维莉等通过膳食诱导的方式建立代谢综合征大鼠模型，并对其进行黄连温胆汤加减方干预治疗，实验结果表明黄连温胆汤加减方可减轻代谢综合征大鼠骨骼肌损伤，上调骨骼肌细胞葡萄糖转运蛋白（GLUT-4）的表达。GLUT-4 作为葡萄糖转运因子主要负责转运葡萄糖，该实验结果进一步验证 GLUT-4 是黄连温胆汤治疗代谢综合征大鼠骨骼肌损伤机制中的重要因子，由此可见本方在降糖方面具有一定作用。张卫华等通过实验证明黄连温胆汤可显著降低链脲佐菌素诱导的 2 型糖尿病小鼠空腹血糖和糖耐量水平，进一步验证该方的降血糖作用。大脑是胰岛素敏感器官，长期的高血糖刺激使得脑内胰岛素敏感性降低，发生胰岛素抵抗，影响学习记忆功能下降，诱发神经元受损，最终引起脑病的发生。刘舟等通过实验证实黄连温胆汤可有效改善糖尿病大鼠血糖调节能力，降低海马区 β－分泌酶（BACE1）mRNA 表达，保护海马齿状回（DG）区神经元，进一步印证黄连温胆汤对糖尿病大鼠脑损伤的治疗作用。临床研究证明黄连温胆汤是治疗痰热蕴结型代谢综合征的有效方药，而且它不但能在一定程度上降低 MS 患者血小板活化程度，降低发生血栓性疾病的风险；还可以降低 MS 患者的尿微量白蛋白系列，改善临床症状，防治肾脏早期损害。

25.2.3 并发症治疗

（1）肝损害：患者常合并有非酒精性脂肪肝及肝功能异常。此类患者的治疗，在辨证使用中药复方的基础上，加用茵陈、红曲、大黄等具有降脂作用及赤芍、虎杖、五味子等具有降酶作用的中药。

（2）周围动脉硬化症：症见手脚发麻者，加鸡血藤、桂枝。

25.2.4 外治法

25.2.4.1 穴位贴敷

处方：党参 15 g、泽泻 20 g、丹皮 15 g、大黄 9 g、木香 6 g、苦参 15 g。

操作：上药研为细末，采用生姜汁调为糊状，用甘油调配成膏剂。涂抹于型号规格为 8 cm×8 cm、内径为 3 cm 的医用穴位贴敷中，贴敷药物厚度约 0.5 cm，根据患者的不同证型选取贴敷穴位。贴敷时间为 3～5 h；每日 1 次，10 次为 1 个疗程。记录局部皮肤有无瘙痒、红肿等不良反应。

主穴：脾俞、内关、肝俞、三焦俞、太溪。

配穴：肝胃郁热者加行间、太冲；肝肾阴虚者加三阴交、肾俞；痰瘀互结者加丰隆、阴陵泉；气阴两虚者加足三里、血海等穴。

25.2.4.2 穴位埋线

（1）主穴：中脘、天枢、梁门、水道、大横、气海、上巨虚。

（2）配穴：辨证选穴。①肝胃郁热证：曲池、内庭。②肝郁脾虚证：太冲、蠡沟、太溪。③痰瘀互结证：血海、丰隆、阴陵泉。④气阴两虚证：气海、太溪。⑤肝肾阴虚证：曲池、足三里。⑥脾肾气虚证：三阴交、复溜。

（3）操作方法：采用注射器针头埋植法，套管选一次性 8 号不锈钢注射针头，针芯选 28 号不锈钢毫针，将羊肠线（4–0 号）剪成 1 cm 左右线段，浸泡于 75% 酒精中，保证无菌消毒，针芯推动肠线，垂直进针，快速入穴位，将线埋皮肤、肌肉间（深度 1.5～2.0 cm），稍作提插，气至后出针，干棉球按压预防出血，每次取主穴 2 对，配穴 1～2 对，交替使用。埋线后指导患者按摩埋线穴位 2～10 min，每 10 日 1 次。

25.2.5 针灸疗法

25.2.5.1 主穴

腹部：上脘、中脘、关元、气海、天枢。

上肢：曲池、支沟、合谷。

下肢：血海、三阴交、太冲。

25.2.5.2 配穴

辨证选穴：①肝胃郁热证，行间、阳陵泉；②肝郁脾虚证，期门、太溪；③痰瘀互结证，内关、膈俞、丰隆；④气阴两虚证，足三里、阴陵泉；⑤肝肾阴虚证，神门、内庭；⑥脾肾气虚证，太白、足三里。

25.2.5.3　操作

患者首先采用俯卧位，暴露背部皮肤，穴位及针具均常规消毒，选用0.3 mm × 25 mm一次性无菌不锈钢毫针。针刺双侧脾俞、肝俞、肾俞，向脊柱方向斜刺10 ～ 15 mm，诸穴得气后各施予平补平泻法30 s即出针不留针；之后嘱患者仰卧位，暴露选用穴位处皮肤，中脘、关元及双侧天枢、支沟、足三里选用0.3 mm × 40 mm一次性无菌不锈钢毫针针刺，穴位及针具均常规消毒，直刺15 ～ 20 mm，除支沟穴外均采用平补平泻法，得气后留针20 min，支沟穴采用泻法，得气后留针20 min。每日针刺1次，治疗10次为一疗程，疗程间休息3 ～ 5天。

25.2.5.4　耳穴压丸

取穴：胰、内分泌、丘脑、耳甲区、三焦、肝、肺、胃、脾、肾、渴点、饥点等。

25.2.6　中医器械疗法

激光治疗仪戴在患者左手腕上，使靶血管定位器对准腕部桡骨茎突凹陷处，4个激光输出口对准桡动脉，输出功率为25 mW，照射时间为每次30 min，每日1次，1个疗程15天。

25.3　中医疗效评价

（1）症状的改善：采用中医证候量表评定。

（2）减少西药用量、减毒增效：针对各个组分如糖尿病或糖调节受损、高血压、血脂紊乱以及肥胖等的西药减少治疗剂量。

（3）改善客观指标：①体重，在一年内减轻7% ～ 10%，争取达到正常BMI和腰围；②血压，糖尿病患者＜ 130/80 mmHg，非糖尿病患者＜ 140/80 mmHg；③血脂，LDL-C ＜ 2.60 mmol/L、TG ＜ 1.70 mmol/L、HDL-C ＞ 1.04 mmol/L（男）或＞ 1.30 mmol/L（女）；④血糖，空腹血糖＜ 6.1 mmol/L、负荷后2 h血糖＜ 7.8 mmol/L及HbA1 c ＜ 7.0%。

26 肥胖

肥胖指体内脂肪积聚过多，体内贮积的脂肪量超过理想体重的20% 以上，或体重指数大于 24 kg/m^2。本病是一种营养过剩性疾病，大多有内分泌代谢方面异常。一般按有无明显内分泌代谢原因分为单纯性肥胖和继发性肥胖。本病临床常有体弱无力，行动不便，动作时气喘，心悸，怕热，多汗，或腰痛、下肢关节疼痛等自觉症状。

本病亦属中医“肥胖”范畴。大多由饮食失节、缺乏运动、年老体弱、禀赋异常，导致胃强脾弱、痰湿、气郁、血瘀、内热壅塞。本病总体上实多（胃热、痰湿）虚少（脾气亏虚），病位主要在脾胃及肌肉，与肾气虚衰密切相关。

26.1 诊断

26.1.1 西医

（1）以体重指数（BMI）诊断肥胖：临床上采用体重指数（BMI）作为判断肥胖的常用简易指标。BMI= 体重（kg）/ 身高（m^2）。肥胖判定标准如下（表 26-1，表 26-2）。

表 26-1　世界卫生组织（WHO）肥胖判定标准

肥胖程度	BMI（kg/m^2）	相关疾病危险性
体重过低	＜ 18.5	低，但其他疾病危险性增加
正常	18.5 ～ 24.9	平均水平
超重	≥ 25.0	—
肥胖前期	25.0 ～ 29.9	轻度增加
Ⅰ度肥胖	30.0 ～ 34.9	中度增加
Ⅱ度肥胖	35.0 ～ 39.0	严重增加
Ⅲ度肥胖	≥ 40.0	极为增加

表 26-2　2000 年亚太地区肥胖诊断标准

肥胖程度	BMI	相关疾病危险性
体重过低	＜ 18.5	低，但其他疾病危险性增加
正常	18.5 ～ 22.9	平均水平
超重	≥ 23.0	—
肥胖前期	23.0 ～ 24.9	轻度增加
Ⅰ度肥胖	25.0 ～ 29.9	中度增加
Ⅱ度肥胖	≥ 30.0	严重增加

（2）以腰围诊断中心型肥胖（表 26-3）。

表 26-3　中心型肥胖常用腰围衡量

分类	男性腰围（cm）	女性腰围 (cm)
中心型肥胖前期	85 ～ 90	80 ～ 85
中心型肥胖	≥ 90	≥ 85

中心型肥胖较为精确的判别方法为采用计算机断层成像（CT）或磁共振

成像（MRI）选取腰椎4/5层面图像，测量内脏脂肪面积。中国人群> 80 cm^2定义为中心型肥胖。

（3）以体脂百分比诊断肥胖：生物电阻抗法测量人体脂肪的含量可用于肥胖的判断。一般正常成年男性体内脂肪含量占体重的10% ～ 20%，女性为15% ～ 25%，男性体脂率> 25%，女性> 30%，可考虑为肥胖。但生物电阻抗法测量的精度不高，测定值仅能作为参考。

26.1.2 中医

参照《中医内科学》（中国中医药出版社2017年版）的诊断标准如下。①以形体肥胖为主要表现。②起病缓慢，病程长，常伴有身体沉重、头晕乏力、行动迟缓，甚或动则喘促等症状。一旦形成肥胖，不易短时间内减轻体重。③常有嗜食肥甘、缺乏运动的习惯，或有肥胖病的家族史。可因长期过重的精神压力以及不适当地服用药物诱发。④肥胖病变日久，常变生他病，易合并消渴、眩晕、中风等。

测量体重、身高、腰围、腹围、血压，进行血脂、血糖、血清胰岛素、黄体生成素、皮质醇、睾酮等检查，计算体重指数可反映身体肥胖程度，腰围或腰臀比可反映脂肪分布，必要时行CT或MRI计算皮下脂肪厚度或内脏脂肪量检查，也可通过身体密度测量法、生物电阻抗法、双能量X线吸收法测定体脂总量。

26.1.3 中医证候诊断

（1）胃热滞脾证：多食，消谷善饥，形体肥胖，脘腹胀满，面色红润，口干苦，心烦头昏，胃脘灼痛嘈杂，得食则缓，舌红苔黄腻，脉弦滑数。

（2）痰湿内盛证：形盛体胖，身体重着，肢体困倦，胸膈痞满，痰涎壅盛，头晕目眩，呕不欲食，口干而不欲饮，嗜食肥甘醇酒，神疲嗜卧，苔白腻或白滑，脉滑。

（3）脾虚湿盛证：肥胖臃肿，神疲乏力，身体困重，胸闷脘胀，四肢轻度水肿，晨轻暮重，劳累后明显，饮食如常或偏少，既往多有暴饮暴食史，小便不利，便溏或便秘，舌淡胖边有齿印，苔薄白或白腻，脉濡细。

（4）脾肾阳虚证：形体肥胖，颜面虚浮，神疲嗜卧，气短乏力，腹胀便溏，自汗气喘，动则更甚，畏寒肢冷，下肢水肿，尿昼少夜频，舌淡胖苔薄白，脉沉细。

（5）气郁血瘀证：肥胖身重懒动，善太息，胸闷胁满，面晦唇黯，肢端色泽不鲜，甚或青紫，可伴心悸、气短、失眠，男子性欲下降，女子月经不调。舌质黯或有瘀斑瘀点，舌苔薄，脉滑或涩。

26.2 治疗

26.2.1 辨证论治

26.2.1.1 胃热滞脾证

治法：清胃泻火，佐以消导。

方药：小承气汤（出自《伤寒论》）合保和丸（出自《丹溪心法》）加减。大黄 6 g，枳实 12 g，黄连 12 g、黄芩 10 g，茯苓 12 g，泽泻 12 g，白术 12 g，神曲 10 g。

加减：肝胃郁热加柴胡、黄芩、栀子；肥胖兼见脘腹胀满，大便秘结或泄泻，小便短赤，苔黄腻，脉沉有力，亦可用枳实导滞丸；风火积滞壅积肠胃，表里俱实者，用防风通圣散。

常用中成药：葛根芩连丸，一次 9 g，一日 3 次口服。

26.2.1.2 痰湿内盛证

治法：燥湿化痰，理气消痞。

方药：导痰汤加减（出自《校注妇人良方》）。半夏 9 g，橘红 12 g，茯苓 12 g，生姜 9 g，枳实 12 g，南星 15 g。

加减：湿邪偏盛加用白术、泽泻、决明子等健脾利湿通便之品；痰浊化热者，加竹茹、黄芩、瓜蒌仁清化痰热。

常用中成药：五苓丸，口服，一次 9 g，一日 2 次。

26.2.1.3 脾虚湿盛证

治法：健脾益气，渗利水湿。

方药：参苓白术散加减（出自《温病条辨》）。党参 15 g，白术 12 g，黄芪 12 g，山药 12 g，茯苓 12 g，莲子 12 g，白扁豆 12 g，薏苡仁 15 g，泽泻 12 g，猪苓 12 g，陈皮 12 g，砂仁 6 g 燥湿醒脾，桔梗 12 g。

加减：肢肿甚者加大腹皮、桑白皮；腹胀便溏者加广陈皮、莱菔子；肥胖气短，畏寒肢冷者加肉桂，重用参、芪，温阳益气，健运水湿。

常用中成药：参苓白术丸，口服，一次 9 g，一日 3 次。

26.2.1.4 脾肾阳虚证

治法：温补脾肾，利水化饮。

方药：真武汤（出自《伤寒论》）合苓桂术甘汤（出自《金匮要略》）加减。附子 6 g，桂枝 6 g，茯苓 12 g，白术 12 g，白芍 15 g，甘草 6 g，生姜 9 g。

加减：气短自汗者，加人参、黄芪；尿少肢肿者加泽泻、猪苓、茯苓、大腹皮；腹胀便溏者加川朴、陈皮、苍术、莱菔子；畏寒肢冷者加补骨脂、仙茅、仙灵脾、益智仁，重用附子、桂枝。

常用中成药：济生肾气丸，口服，一次 9 g，一日 3 次。

26.2.1.5 气郁血瘀证

治法：理气解郁，活血化瘀。

方药：血府逐瘀汤（出自《医林改错》）。枳壳 12 g，柴胡 12 g，香附 6 g，白芍 15 g，当归 12 g，桃仁 6 g，红花 6 g，川芎，12 g，川牛膝 15 g，赤芍 12 g，生地 12 g。

加减：心悸气短、失眠多梦，加太子参、茯神、酸枣仁、夜交藤养心安神；阳痿加韭菜子、蛇床子、淫羊藿化瘀通脉、补肾壮阳；月经不调加月季花、泽兰、鸡冠花、刘寄奴、莪术等活血通经。

常用中成药：血府逐瘀丸，口服，一次 1 ～ 2 丸，一日 2 次。

26.2.2 病证结合治疗

根据病证结合的原则，在肥胖治疗过程中，坚持以中医治疗为主，突出中医减毒增效、防反弹的优势。

（1）饮食方式改善：在上述辨证论治基础上，减少能量摄入是减重治疗最主要的部分，建议每日饮食减少 500 ～ 750 kcal。富含营养素的膳食结构可提高患者依从性，改善饮食习惯，推荐地中海饮食、低碳水化合物、低脂肪、高蛋白食物。减少食品和饮料中能量的摄入；避免餐间零食；避免睡前进食；避免暴饮暴食。平衡膳食中，蛋白质、碳水化合物和脂肪提供的能量比，应分别占总能量的10%～15%、60%～65%和20%～30%。应避免吃油腻食物和过多零食，少食油炸食品，少吃盐；尽量减少进食点心和加餐，控制食欲七分饱即可。尽量采用煮、煨、炖、烤和微波加热的烹调方法，用少量油炒菜；进食应有规律，不暴饮暴食，不要一餐过饱，也不要漏餐。

对成年人来讲，若每日摄入热量比其所需热量少500～600 kcal，或比原来日常水平减少约1/3，则可每周减轻体重0.5～1.0 kg。

（2）运动和生活方式干预：在上述辨证论治基础上，增加体力活动可以增加能量消耗，且可提高机体基础代谢水平，与饮食控制相结合，可起到良好的减重效果。开始初始运动的患者，运动量和强度应逐渐递增，最终目标应在每周运动150 min以上，每周运动3～5天。提倡进行有大肌肉群参与的有氧运动，例如走路、骑车、爬山、打球、慢跑、游泳及滑冰等。针对主要肌群的单一重复训练可以有效减少脂肪成分，建议每周2～3次，同时需要减少静坐。另外，需要戒烟、戒酒、避免熬夜。

（3）药物治疗：在上述辨证论治基础上，国内建议有以下情况可以采取药物治疗：食欲旺盛，餐前饥饿难耐，每餐进食量较多；合并高血压、高血糖、血脂异常和脂肪肝；合并负重关节疼痛；肥胖引起呼吸困难或有阻塞性睡眠呼吸暂停综合征；BMI ≥ 24 kg/m^2 有上述并发症情况或BMI ≥ 28 kg/m^2 不论是否有并发症，经过3～6个月单纯控制饮食和增加活动量仍不能减重5%，甚至体重上升者，可考虑药物治疗。

目前被批准应用于减肥的药物有：奥利司他、氯卡色林、芬特明－托吡酯复方片剂、纳曲酮或安非他酮复方片剂与利拉鲁肽注射液。那些对药物治疗反应良好，且在治疗3个月后减轻至少5%原体重的患者需要坚持药物治疗。但如果证实减肥药物无效或者患者出现了显著的不良反应，则应停止这些药物，改用其他药物或其他治疗手段。

26.2.3　并发症治疗

（1）胰岛素抵抗：减重是改善胰岛素抵抗的重要举措之一。中药可加用人参、苍术、黄连等。

（2）阻塞性睡眠呼吸暂停低通气综合征：肥胖与阻塞性睡眠呼吸暂停低通气综合征之间无论从发病率、发病机制、共病、治疗等方面都存在复杂的相关性，肥胖是阻塞性睡眠呼吸暂停低通气综合征发病的主要危险因素，阻塞性睡眠呼吸暂停低通气综合征引起的低氧血症是全身的重要病理生理基础，全身性疾病以及阻塞性睡眠呼吸暂停低通气综合征和肥胖症的常见并发症，严重威胁着患者的健康和生命。加用半夏、天南星、石菖蒲、郁金、枳实、佩兰。

（3）多囊卵巢综合征：肥胖相关的高胰岛素血症和高雄激素血症可能会促进多囊卵巢综合征的发展。合用苍附导痰丸加温肾之品。

26.2.4　外治法

中医拔罐、穴位埋线、耳穴压丸等中医外治法对肥胖病疗效显著，易于临床推广使用。

26.2.4.1　穴位埋线

选穴与针刺相似，以手阳明大肠经、足阳明胃经及足太阴脾经穴位为主。

（1）肝胃郁热证：①主穴，胰俞、肝俞、脾俞、肾俞、天枢、带脉、关元。②配穴，曲池、蠡沟。③手法，补泻兼施，每周一次。

（2）热瘀互结证：①主穴，胰俞、肝俞、脾俞、肾俞、天枢、带脉、关元。②配穴，曲池、血海。③手法，补泻兼施，每周一次。

（3）痰湿瘀滞证：①主穴，胰俞、肝俞、脾俞、肾俞、天枢、带脉、关元。②配穴，丰隆、足三里、阴陵泉。③手法，补泻兼施，每周一次。

（4）气阴两虚证：①主穴，胰俞、肝俞、脾俞、肾俞、天枢、带脉、关元。②配穴，气海、太溪。③手法，补泻兼施，每周一次。

26.2.4.2　穴位贴敷

常选用三棱、莪术等药材破气消积或使用胆南星等燥湿化痰，将药材研末，混以甘油，直接贴敷于天枢、中脘、大横、关元、气海等穴位。

26.2.5 针灸、耳针、推拿等疗法

26.2.5.1 体针疗法

针刺以手阳明大肠经、足阳明胃经及足太阴脾经穴位为主，常用穴位：中脘、下脘、天枢、大横、气海、带脉、足三里、水道、三阴交。胃肠积滞证配内庭、合谷、支沟、四满、曲池；气郁痰阻证配太冲、内关；脾虚湿阻证配脾俞、水分、三焦俞；脾肾湿停证配肾俞、关元、太溪。

针刺手法：穴位皮肤进行常规消毒，用一次性针灸针缓慢直刺入 1 寸左右，腹部穴位以患者自觉腹肌向脐中收缩及有明显肠蠕动为佳，其他部位以得气为度，留针 30 分钟。补泻兼施，每日 1 次。

26.2.5.2 艾灸

常用穴位：三阴交、丰隆、足三里、中极、中脘、天枢等。一般采用隔姜灸、隔盐灸和隔蒜灸。

操作方法：用鲜姜切成直径 2 ～ 3 厘米、厚 0.2 ～ 0.3 厘米的薄片，中间以针刺数孔，然后将姜片置于应灸的部位，再将艾炷放在姜片上点燃施灸。当艾炷燃尽，可易炷再灸。一般灸 3 ～ 6 壮，以皮肤红晕而不起泡为度。

26.2.5.3 耳穴压豆

适用于体型肥胖、食欲亢进、胃肠功能紊乱者。

主穴：口、食道、胃、十二指肠、肝、脾、小肠、大肠。

配穴：神门、交感、三焦、皮质下、内分泌、肾上腺。

方法：选取耳穴后取王不留行籽胶布用止血钳送至耳穴，贴紧后加压，感到局部有酸麻胀痛或发热感，每次只贴单侧耳穴，两耳每周交替更换1次，嘱患者每日晨起、睡前各 1 次，三餐前 15 ～ 20 min 各 1 次，用拇指、示指对压按至发红或有酸麻胀痛感。安静状态下按压 5 ～ 10 min 均可。

26.2.5.4 推拿治疗

多采用㨰法、揉法、按法等手法于背部膀胱经、腹部及带脉等部位施术，辅以手指点点中府、云门、腹结、府舍、中脘、气海、关元等穴，点按脾俞、胃俞、肾俞等穴位。

（1）治疗时受术者采取仰卧位，施术者立于受术者身体右侧。以施术者

右手全掌掌面在受术者的腹部分别行顺时针和逆时针的摩法操作各 1 min，先行顺时针摩法，再行逆时针摩法，摩动时频率均约为 20 周 /min。

摩腹操作结束后，取受术者神阙穴（脐中），掌心置于该穴上，施以掌震法操作，以受术者神阙穴及其周围微有热感为度。而后取受术者中脘穴、气海穴、关元穴，双侧天枢穴、大横穴，于以上 7 个穴位分别行拇指按揉法各 1 min，以穴位处有“得气”感为最佳。

（2）施术者以双手掌跟带动全掌，从受术者脐下腹中线做分推带脉的往返运动，操作时去则拇指用力，余四指放松；回则四指指腹用力，拇指放松，操作时间约为 5 min。

（3）以神阙穴（脐中）为中心点，以 5 cm 为半径于患者腹部做一圆环。自受术者的右下腹部开始沿这一圆环做顺时针掌推法 5 min，而后再在逆时针方向上做腹部掌推法，时间亦为 5 min。

（4）令受术者取侧卧位，施术者用双手交替在受术者的腹部两侧带脉穴向神阙穴（脐中）方向进行拍打，用力适度至皮肤潮红。然后分别以单手全掌将受术者腰间赘肉向内侧直推，操作时间为 3 min。

（5）最后施术者标记双侧足三里穴、梁丘穴、阴陵泉穴，双侧肾俞穴、胰俞穴，然后用拇指点按各个穴位，每穴操作时间为 30 秒，以受术者自觉酸胀得气为度。全法操作后以受术者自觉施术穴位微有酸胀或热感、腹部有紧束感最佳。

每天治疗 1 次，每次治疗操作时间为 20 min，10 天为 1 个疗程。

26.2.5.5　拔罐治疗

（1）背部：取穴为脾俞、肝俞、肾俞、大肠俞、华佗夹脊穴。方法：用闪火法在穴位留罐 10 ～ 15 min，每周 2 ～ 3 次。

（2）腹部：取穴为中脘、大横、关元、天枢、气海。方法：用闪火法，在穴位留罐 20 min，每周 2 ～ 3 次。

（3）下肢：取穴为血海、足三里、梁丘、丰隆。方法：用闪火法将罐吸拔在穴位上留罐 l5 min，每周 2 ～ 3 次。

26.2.6　中医器械疗法

（1）电针治疗：指在针刺治疗的基础上，加用电针机通以微量低频脉冲电流的一种治疗方法，通过不同波形、频率、强度的选择，达到不同的治疗效果，在肥胖的治疗中，以连续波及疏密波的使用率较高。在脾虚湿阻型肥胖患者的中脘、下脘、天枢等穴位应用电针治疗，疏密波脉冲，选取带脉，中脘、气海，足三里、丰隆 3 组穴位连电，留针 30 min，一日 1 次，每周治疗 5 天。

（2）电热针治疗：以中医经络理论和温针、火针理论为基础，结合现代科学技术研制成的一种新型针灸治疗仪器，有温阳利水、健脾化湿、理气化痰的作用，最终达到降脂减肥的目的。在治疗脾虚湿阻型单纯性肥胖时，分取：①天枢、中脘、关元、章门、足三里、丰隆、阴陵泉、三阴交；②膈俞、脾俞、胃俞、肾俞、大肠俞、关元俞，两组穴位交替使用。并在双侧天枢、章门使用电热针，针刺得气后将电热针与控制仪导线相连，缓慢调节电流量，以患者有舒适的温热感或酸胀感为度，留针 30 min。

26.3　中医疗效评价

（1）改善症状：采用中医证候量表评定。

（2）持续减重：与标准治疗对比，对 BMI、腰围、臀围进行疗前疗后对比分析；并进行跟踪分析。

（3）改善实验室指标：记录血糖、甘油三酯、血压应分别进行疗效评估。

（4）缩短病程：记录达到标准体重时间，与单纯西药标准治疗对比。

27 甲状腺功能亢进症

甲状腺功能亢进症（hyperthyroidisrn）简称“甲亢”，是指多种原因致使体内甲状腺激素合成分泌增多，引起机体精神突眼和（或）甲状腺肿、神经兴奋性增加、代谢亢进的一组临床综合征。其中以毒性弥漫性甲状腺肿（Graves 病）最为常见。

本病属中医“瘿病”范畴。大多由于情志内伤、饮食及水土失宜，以致气滞、痰凝、血瘀结于颈前。又名瘿、瘿气、瘿瘤、瘿囊、影袋等。瘿病初起多实，其中尤以肝、心两脏阴虚阳亢（火旺）更为突出。病久则由实致虚，尤以阴虚、气虚为主，以致虚实夹杂。

27.1 诊断

27.1.1 西医

参照中华医学会编著《临床诊疗指南・内分泌及代谢性疾病分册》（2005 年人民卫生出版社）Graves 病诊断标准：诊断依据为：①高代谢症状和体征；②甲状腺弥漫性肿大伴或不伴血管杂音；③血清 FT4 升高，TSH 降低；④眼球突出和其他浸润性眼征；⑤胫前黏液性水肿；⑥甲状腺 TSH 受体抗体（TR-Ab、TS-Ab）阳性。

其中①②③为诊断必备依据，④⑤⑥为诊断辅助条件。

27.1.2　中医

参照《实用中医内科学》，从以下 3 个方面考虑诊断：①具有怕热多汗、心悸、易饥消瘦、急躁易怒、眼球外突及甲状腺肿大等典型症状及体征。②实验室检查，血清甲状腺激素测定 FT4 升高，TSH 降低。③ B 超、MRI 及核素等颈部和纵隔定位检查，有助于本病的诊断及鉴别诊断。

27.1.3　中医证候诊断

（1）阴虚阳亢证：颈部不适和（或）眼胀，怕热多汗，急躁易怒，心慌，消谷善饥，心烦失眠，胁胀或手抖舌颤，大便频多，小便色黄，舌红而干，脉数有力。

此证见于甲亢初期。体征可见形体消瘦，甲状腺肿大、突眼，心率大于 90 次 / 分。甲状腺功能 TT_3、TT_4、FT_3、FT_4 均升高，TSH 降低。可伴有肝功能异常、全血白细胞减少等。

（2）肝肾阴虚证：颈部不适和（或）眼胀，五心烦热，低热颧红，胸胁胀痛，腰膝酸软，视物模糊，或见男子遗精阳痿，女子经少经闭，舌红少苔，脉弦细数。

此证见于甲亢减药期。体征可见甲状腺肿大、突眼。甲状腺功能 TT_3、TT_4、FT_3、FT_4 一般在正常范围，TSH 偏低。可伴有全血白细胞减少或贫血等。

（3）气阴两虚证：颈部不适和（或）眼胀，神疲乏力，气短懒言，脘腹胀满或纳呆，咽干口燥，烦渴欲饮，自汗，盗汗，失眠，健忘，腰膝酸软，头晕耳鸣，五心烦热，大便干，小便黄，舌体瘦薄，苔少而干，脉虚数。

此证见于甲亢维持治疗期。体征可见甲状腺肿大、突眼。甲状腺功能基本在正常范围，TR-Ab 和 TS-Ab 阳性。

27.2　治疗

27.2.1　辨证论治

27.2.1.1　阴虚阳亢证

治法：滋阴潜阳，化痰消瘿。

方药：阿胶鸡子黄汤(《重订通俗伤寒论》)加减。阿胶 10 g，鸡子黄 1 枚，生地 15 g，白芍 30 g，女贞子 15 g，制何首乌 15 g，天麻 10 g，钩藤 20 g，夜交藤 30 g，茯苓 15 g，生牡蛎 30 g（先煎），浙贝母 15 g，石决明 30 g（先煎），灵磁石 15 g（先煎），炙甘草 6 g。

加减：急躁易怒者加龙胆草 10 g，夏枯草 15 g；眩晕者加白蒺藜 15 g，薄荷 10 g；突眼、目赤者加草决明 15 g，青葙子 15 g；甲状腺肿大大于Ⅱ度者，加夏枯草 30 g，玄参 15 g。

常用中成药：抑亢丸，口服，一次 25 粒，一日 3 次。

27.2.1.2　肝肾阴虚证

治法：滋补肝肾，化痰消瘿。

方药：柴胡加龙骨牡蛎汤（《伤寒论》）合二至丸（《医方集解》）加减。柴胡 10 g，白芍 30 g，女贞子 15 g，旱莲草 15 g，生龙骨 30 g（先煎），生牡蛎 30 g（先煎），玉竹 15 g，桑椹 30 g，灵磁石 15 g（先煎），炙甘草 6 g。

加减：气虚乏力者加太子参 30 g，生黄芪 15 g；甲状腺肿大大于Ⅱ度者，加鳖甲 15 g，夏枯草 30 g，橘叶 15 g；失眠者加炒枣仁 15 g，五味子 10 g，合欢皮 30 g；心慌心悸者加柏子仁 15 g，甘松 10 g；自汗、盗汗者加夜交藤 30 g，浮小麦 30 g，仙鹤草 15 g；震颤者加木瓜 30 g，三七粉 6 g（冲）。

常用中成药：逍遥丸，口服，一次 3 g，一日 3 次。

27.2.1.3　气阴两虚证

治法：益气养阴，化痰消瘿。

方药：生脉散（《备急千金要方》）合四君子汤（《太平惠民和剂局方》）加减。太子参 30 g，生黄芪 15 g，麦冬 10 g，五味子 15 g，生地 15 g，炒白术 20 g，茯苓 20 g，生牡蛎 30 g（先煎），夏枯草 15 g，陈皮 10 g，炙甘草 6 g。

加减：多汗者加浮小麦 30 g，瘪桃干 15 g；大便溏者，去生地，加炒扁豆 15 g，生薏仁 30 g；口干、渴者加乌梅 15 g，天花粉 15 g，石斛 15 g；心烦者加百合 15 g，炒栀子 15 g；甲状腺肿大大于Ⅱ度者，加白芥子 15 g，浙贝母 30 g。

常用中成药：生脉胶囊，口服，一次 4 粒，一日 3 次。

27.2.2 病证结合治疗

根据病证结合的原则，在甲亢治疗过程中，坚持以中医治疗为主，突出中医减毒增效，缩短疗程，抗复发的优势。

27.2.2.1 初患初治

以减少西药用量、缩短疗程为目的。治疗程序：①治疗期，在上述辨证论治基础上，给予甲巯咪唑 15 mg/d 或丙硫氧嘧啶 150 mg/d。治疗满 4 ～ 6 周后症状明显改善，甲状腺功能 FT_3、FT_4 恢复正常者，进入减药期。②减药期：在上述辨证论治基础上，给予甲硫咪唑 10 mg/ 天或丙硫氧嘧啶 100 mg/天。治疗 8 ～ 12 周后患者症状明显缓解，甲状腺功能 FT_3、FT_4 维持正常者，即可进入维持量期。③维持量期：在上述辨证论治基础上，给予甲巯咪唑 5 mg/天或丙硫氧嘧啶 10 mg/ 天。维持治疗 24 周后，甲状腺功能正常，TR-Ab 和 TS-Ab 阴性后，改中成药善后。

27.2.2.2 中西医结合治疗

以缩短疗程，减毒增效为目标。治疗程序：①在上述辨证论治基础上，对现服用的西药量减去 1/3，治疗满 4 周后症状明显改善，甲状腺功能 FT_3、FT_4 恢复正常者，进入减药期。②减药期：在上述辨证论治基础上，将①阶段西药量减去 1/2。治疗 8 ～ 12 周后患者症状明显缓解，甲状腺功能 FT_3、FT_4 维持正常者，即可进入维持量期。③维持量期：在上述辨证论治基础上，给予甲巯咪唑 5 mg/d 或丙硫氧嘧啶 10 mg/d。维持治疗 24 周后，甲状腺功能正常，TR-Ab 和 TS-Ab 阴性后，改中成药善后。

27.2.2.3 愈后复发

以抗复发为目的。采用上述辨证论治方案治疗 8 ～ 12 周后，患者症状基本消失，甲状腺功能 FT_3、FT_4 维持正常，TR-Ab 和 TS-Ab 阴性后，辨证使用中成药 6 个月。

27.2.3 并发症治疗

27.2.3.1 甲亢突眼

突眼，伴目眦红肿，急躁易怒者，属肝火亢盛，宜合用龙胆泻肝汤加减；伴眼干目涩，腰酸耳鸣者，属肝肾阴虚，宜合用杞菊地黄丸或二至丸加减；伴舌质瘀点，苔白腻，脉滑或涩者，属痰瘀阻络者，可加鸡血藤、夜交藤、川牛膝、川芎、浙贝母、猫爪草。在上述辨证论治方案基础上，辨证使用以下中成药。

（1）雷公藤多苷片（国药准字 Z33020422），一日 15～60 mg，分3次口服。

雷公藤具有与糖皮质激素相似的免疫抑制作用，且不良反应小，主要成分雷公藤甲素能够抑制细胞免疫和体液免疫的异常亢进，对免疫系统起调节作用，对 T 淋巴细胞增殖有明显抑制、诱导其凋亡作用。研究表明，运用雷公藤药物制剂治疗 Graves 眼病疗效确切。

（2）火把花根片（国药准字 Z20027411），口服：一次3～5片，一日3次，饭后服用。

火把花根为卫茅科植物，含有生物碱、内脂、萜类、酚酸类、卫茅醇。其能抑制网状内皮系统的吞噬作用，能抑制炎症性的毛细血管通透性增加，减少渗出和减轻组织水肿，也能拮抗炎症因子如 IL28、TNF2 α 的释放，同时也是一种免疫抑制剂，有良好抗炎及免疫调节作用，可减轻炎性反应、抑制细胞免疫及体液免疫、减轻水肿，是治疗自身免疫性疾病的高效低毒药物。临床研究证实，火把花根片在治疗甲亢浸润性突眼确有突出优势。

（3）夏枯草片（国药准字 Z20080508），一次 6 片，一日 2 次，口服。或夏枯草胶囊（国药准字 Z19991033），一日 2 次，一次 2 粒，温开水送服。

夏枯草具有清火，散结，消肿作用。主要含有三萜及其苷类、甾醇及其苷类、黄酮类、香豆素、有机酸、挥发油及糖类等成分。对早期炎症反应有显著的抑制作用，抗炎效应与肾上腺皮质中糖皮质激素合成、分泌的加强有密切关系，另外夏枯草除了能抑制非特异性免疫外，对特异性免疫也表现了相当强的抑制作用。夏枯草提取物对体外培养 TAO 眼眶成纤维细胞具有与地塞米松相似的抑制作用，且夏枯草作用强于浙贝。

（4）白芍总苷胶囊（国药准字 H20055058）口服。一次2粒，一日2～3次。

白芍具有养血、柔肝、敛阴、收汗、缓急止痛等功效。白芍干燥根中含芍药苷、羟基芍药苷、芍药花苷等 5 种具有生理功效成分的混合物，总称白芍总苷（TGP）。为抗炎免疫调节药，具有明显的抗炎和免疫调节作用。

27.2.3.2　白细胞减少症

中药在治疗甲亢合并白细胞减少症方面，疗效确切。主要是在复方中辨证使用以下单味药。

（1）人参。每日用量 10 ～ 20 克。人参含人参多糖，可以增强免疫功能。经临床证实，其具有显著的升高白细胞的作用，而且能够产生预防白细胞减少的效果，无不良反应。

（2）黄芪。每日用量 15 ～ 30 克。黄芪能够提高机体免疫力，并能够保护骨髓以及肾上腺皮质功能提高血浆中的 cAMP 和 cGMP 的含量，临床上可以及时有效地治疗白细胞减少症。黄芪多糖能增强机体的免疫力，并可对骨髓造血功能抑制存在修复作用，增加外周血红蛋白、红细胞以及白细胞的数量，故可有效地防治因临床口服抗甲状腺类西药物所致的白细胞减少等不良反应。

（3）土党参。每日用量 10 ～ 15 克。土党参含土党参多糖，有升高白细胞和骨髓造血功能的作用。

（4）女贞子。每日用量 15 ～ 30 克。女贞子中齐墩果酸具有升高白细胞的作用。女贞子也能刺激骨髓造血功能，进而改善造血功能。

（5）鸡血藤。每日用量 20 ～ 30 克。所含有的鸡血藤素、蒲公英赛酮和鸡血藤醇等成分，具有滋补血液等作用，能防治白细胞减少。

（6）枸杞子。每日用量 10 ～ 15 克。枸杞子主要成分是枸杞多糖，具有增强免疫功能，增加外周白细胞数量等作用。

（7）补骨脂。每日用量 10 ～ 15 克。可以显著增加白细胞和血小板数量。

（8）苦参。每日用量 10 ～ 15 克。苦参含有苦参素即氧化苦参碱。苦参素除抗病毒，抑制细菌生长，增强免疫功能外，可升高外周血白细胞数量。

（9）冬虫夏草。每日用量 2 ～ 3 克，研粉冲服。冬虫夏草可以对外周血白细胞的生成产生促进作用，并提高机体的免疫力，恢复造血功能。

（10）麦冬。每日用量 10 ～ 15 克。麦冬能促进白细胞的生成，并且升高外周血白细胞数量，还可以增强网状内皮系统功能。

27.2.3.3　肝损害

长期口服抗甲状腺药物，容易对患者的肝功能造成损害，甲亢合并肝损害，其根本仍是对甲亢的治疗问题。甲亢出现肝损害的症状轻重程度与甲状腺激素水平也是密切相关的，除此之外，甲亢合并的肝损害，还与患者的病程、病情有关联。中药在防治肝损害方面，有明显的优势。主要是在复方中辨证使用以下单味药。

（1）白芍。每日用量 15 ～ 30 克。白芍主提取物对肝损伤并可降低血清谷丙转氨酶（SGPT），使肝细胞恢复正常，白芍总苷能降低模型组动物血浆 ALT、AST，从而达到保肝作用。

（2）当归。每日用量 10 ～ 15 克。当归可使血清谷丙、谷草转氨酶降低，还能促进肝细胞再生，其降低转氨酶的程度与用药量呈明显的量 - 效关系。

（3）黄芪。每日用量 15 ～ 30 克。黄芪能在减少肝细胞坏死的同时促进肝细胞再生，还可以促进胆红素代谢。

（4）甘草。每日用量 6 ～ 50 克。甘草甜素可以很好地修复肝细胞，减少肝细胞分泌的 AST 和 ALT。甘草可以降低血清转氨酶活力，促进肝细胞再生。甘草能明显降低血清中 ALT、AST、ALP 的活性，从而改善肝脏组织学形态病变。

（5）紫草。每日用量 15 ～ 30 克。紫草提取物可显著降低肝组织中丙二醛的含量，促进肝细胞再生。

（6）五味子。每日用量 10 ～ 15 克。五味子中的有效成分对肝脏病理损害有对抗作用，并有明显的降酶作用，且降酶速度快、降酶幅度大。

（7）垂盆草。每日用量 15 ～ 20 克。垂盆草甙具有明显降酶及解酶作用，其降酶作用迅速而持久，垂盆草水提物、醇提物对肝损伤有保护作用，且对血清 ALT 活性影响，作用上水提物强于醇提物；对 AST 活性尤其丙二醛含量的影响方面，醇提物强于水提物。

27.2.3.4　甲状腺肿

（1）甲状腺肿 Ⅰ 度：颈前肿大，质软或稍硬，伴颈前胀闷不舒，舌暗红，苔白腻，脉滑，属痰气郁结证，宜合用消瘰丸合半夏厚朴汤加。

（2）甲状腺肿Ⅱ度：颈前肿大，质韧或硬，或可以扪及结节，结节大小不等，或一侧肿大明显，舌边有瘀点，脉弦，属痰瘀互结证，加王不留行、急性子、桃仁、鬼箭羽、土鳖虫和水蛭。

若甲状腺肿致压迫症见持续性声音嘶哑及吞咽、呼吸困难者，建议手术治疗。

27.2.3.5　震颤

（1）局部震颤：舌颤或手抖，伴头目胀痛、急躁易怒、腰膝酸软等肝阳上亢的表现时，宜合用天麻钩藤饮加减，可加白蒺藜、决明子、白芍。

（2）全身震颤：主要是四肢震颤，伴四肢乏力、夜间尤甚、烦躁失眠等阴虚阳亢的表现时，宜合用三甲散加减，可加僵蚕、牡蛎、木瓜。

27.2.3.6　胫前黏液性水肿

（1）轻度：下肢肿胀，皮色不变，时有胀痛或时痒，神疲气短，舌红苔白腻，脉沉细。属气虚湿盛型，宜合用防己黄芪汤加减。

（2）重度：下肢肿胀黯红或紫黯，或发热感，局部结节或连片成块，可呈象皮腿状，舌红苔薄黄，脉弦数。属湿热下注、瘀血阻络型，宜合用当归拈痛汤加减。

27.2.4　外治法

（1）甲状腺敷药疗法：采用湿敷法，方组为黄药子 15 g，生大黄 20 g，僵蚕 15 g，土元 20 g，贯众 15 g，连翘 20 g，明矾 15 g。共为细末，用醋、黄酒调成糊，湿敷患处。每 3 日换药 1 次。功能活血化痰，清热散结。用于痰热壅盛的甲状腺肿大。

（2）突眼敷药疗法：方组为蒲公英 30 g，夏枯草 30 g，薄荷 15 g，红花 10 g，草决明 10 g，明矾 10 g。煎水待温洗眼。一日 1 次。功能清热凉血。用于甲状腺突眼。

27.2.5　针灸疗法

27.2.5.1　辨证选用针灸处方

（1）阴虚阳亢证：太冲、太溪、气舍、间使。补泻兼施，一日 1 次。肝肾阴虚证：风池、肝俞、肾俞、合谷、天突、曲池。泻法，一次 3 穴。一日 1 次。

（2）气阴两虚证：合谷、关元、照海、天突、天鼎。补法，一日 1 次。

27.2.5.2　针刺治疗甲亢突眼　取穴：眶区穴位取睛明、上明（眉弓中点垂线上，眶上缘下凹陷中）、内瞳子髎、承泣、球后；眶周穴位取丝竹空、阳白、攒竹；风池、上天柱（天柱上 0.5 寸）、太冲。甲状腺肿大者加气瘿穴（颈前近水突穴处，甲状腺肿块偏外方，视肿块大小、位置可稍有差异）、合谷、丰隆。

操作：穴位皮肤常规消毒。采用 0.25 mm × 40 mm 不锈钢毫针。合谷、丰隆、太冲采用提插捻转泻法；风池、上天柱采用导气法，要求针感传至同侧眼区；其余穴位不施补泻手法，留针 30 min。隔日针刺 1 次，每周 3 次。连续治疗 3 个月。

意外情况处理：眶区穴位易出血，起针后需用毒干棉球按压 2 min。治疗过程中，如果出血，嘱患者 36 h 内冰水冷敷出血部位，36 h 后予以热敷。

27.2.6　中医器械疗法

针灸治疗仪：选穴肝俞、心俞、肾俞、脾俞、内关、合谷、神门、天突、天鼎、足三里、三阴交、丰隆。每次选 5 ～ 6 个穴位，每日 1 次，每次治疗 15 min。

27.3　中医疗效评价

（1）改善症状：采用中医证候量表和国际甲亢症状分级量化表评定。

（2）减少西药用量、减毒增效：以抗甲状腺药物使用剂量变化、减药时间、停药时间计算。

（3）控制突眼和甲状腺肿：采用国际《Graves 眼部改变的 NOSPECS 分级》表，计算治疗前后突眼分度。

（4）改善造血功能：与单纯西药标准治疗对比，对治疗前造血功能异常的进行疗前疗后对比分析；对治疗前造血功能正常者，进行跟踪分析。

（5）改善肝功能：与单纯西药标准治疗对比，对治疗前肝功能异常的进行疗前疗后对比分析；对治疗前肝功能正常者，进行跟踪分析。

（6）缩短病程：记录减药、停药时间，与单纯西药标准治疗对比。

28 甲状腺功能减退症

甲状腺功能减退症（hypothyroidism）简称“甲减”，是由多种原因导致的甲状腺激素（TH）合成及分泌减少，或组织利用不足引起全身性低代谢综合征，主要表现以代谢率降低和交感神经兴奋性下降为主，以畏寒、乏力、手足肿胀感、嗜睡、记忆力减退、少汗、关节疼痛、体重增加、便秘、女性月经紊乱或者月经过多、不孕为临床症状。

本病属中医学“瘿病”“虚劳”“水肿”“劳瘿”范畴，可由先天不足、后天失养、外感六淫、积劳内伤、手术药物损伤所致。主要病机是阳气不足，命火虚衰，脏腑功能降低，气血生化不足。其病变主要责之于肾、脾，常累及肝、心两脏。因阳气虚衰，导致气对人体的推动、调控、温煦、固摄作用的降低，而出现瘀血、痰浊、水湿等病理变化。病性多属虚实错杂，且虚与实之间密切相关，相互转化，最终表现出本虚标实。

28.1 诊断

28.1.1 西医

参照中华医学会内分泌学分会编著《成人甲状腺功能减退症诊治指南》具体诊断依据如下。①病史：既往有甲状腺手术史、甲亢 ^{131}碘治疗史；Graves 病、桥本甲状腺炎病史和家族史等。②临床表现：症状主要表现以代谢率降低和交感神经兴奋性下降为主，病情轻的早期患者可以没有特异症状。典型患者畏寒、乏力、手足肿胀感、嗜睡、记忆力减退、少汗、关节疼痛、体重增加、便秘、女性月经紊乱或者月经过多、不孕。③典型患者可有表情呆滞、反应迟钝、声音嘶哑、听力障碍，面色苍白、颜面和（或）眼睑水肿、唇厚舌大、常有齿痕，皮肤干燥、粗糙、脱皮屑、皮肤温度低、水肿、手脚掌皮肤可呈姜黄色，毛发稀疏干燥，跟腱反射时间延长，脉率缓慢。少数病例出现胫前黏液性水肿。本病累及心脏可以出现心包积液和心力衰竭。重症患者可以发生黏液性水肿昏迷。④实验室检查：血清 TSH 和 TT_4、FT_4 是诊断甲减的第一线指标。原发性甲减血清 TSH 升高，TT_4 和 FT_4 均降低。亚临床甲减仅有 TSH 升高，TT_4 和 FT_4 正常。原发性甲减：有甲减的临床表现或体征，血清 TSH 升高，T_3、T_4、FT_3、FT_4 降低。垂体甲减：血清 TSH、T_3、T_4、FT_3、FT_4 均下降。丘脑性甲减：血清 T_3、T_4、FT_3、FT_4、TSH 均下降，但诊断有赖于 TRH 兴奋试验。甲状腺炎者的甲状腺均有淋巴细胞浸润。如果 TPO-Ab 阳性伴血清 TSH 水平升高，说明甲状腺细胞已经发生损伤。血清甲状腺过氧化物酶抗体（TPO-Ab）、甲状腺球蛋白抗体（TG-Ab）强阳性提示为自身免疫性甲状腺疾病；甲状腺碘摄取率降低。⑤其他检查：轻、中度贫血，血清总胆固醇、心肌酶谱可以升高，部分病例血清催乳素升高、蝶鞍增大，需要与垂体催乳素瘤鉴别。

28.1.2　中医

参照《中西医结合临床内科学》，从以下 3 个方面考虑诊断：①具有畏寒、乏力、手足肿胀感、嗜睡、记忆力减退、少汗、关节疼痛、体重增加、便秘、女性月经紊乱或者月经过多、不孕等典型症状及体征。②实验室检查，血清 TSH 升高，FT_4 降低。③ B 超、MRI 及甲状腺同位素扫描等检查，有助于本病的诊断及鉴别诊断。

28.1.3　中医证候诊断

28.1.3.1　肾阳虚衰证

形寒怯冷，神疲乏力，腰膝酸软，动作迟缓，表情淡漠，反应迟钝，毛发稀疏脱落，性欲减退，男子可见阳痿，滑精，早泄，女子可见宫寒不孕、月经不调，舌淡胖苔白，脉沉迟。

28.1.3.2 脾肾阳虚证

形寒肢冷，腰腹冷痛，神疲肢软，少气懒言，头晕目眩，嗜睡健忘，纳减腹胀，畏寒便溏，男子阳痿，妇女月经不调或见崩漏，舌质淡胖有齿痕，苔白滑或薄腻，脉沉迟无力。

28.1.3.3 心肾阳虚证

形寒肢冷，心悸怔忡，胸闷气短，面目虚浮，头晕目眩，耳鸣重听，肢体水肿，小便不利，舌淡暗胖大，舌苔白滑，脉沉细或迟缓。

28.1.3.4 阴阳两虚证

畏寒肢冷，眩晕耳鸣，视物模糊，皮肤粗糙，小便清长或遗尿，大便秘结，口干咽燥，但喜热饮，男子阳痿，女子不孕。舌质淡红，舌体胖大，舌苔薄白或少，脉来迟细。

28.1.3.5 兼症

（1）气血亏虚证：面色苍白或萎黄、虚浮、四肢不温，神疲乏力，少气懒言，反应迟钝，纳呆便溏，头晕目眩，女子月经量少或闭经，舌淡，苔薄，脉细弱。

（2）痰瘀互结证：肌肤粗糙，肢体麻木或疼痛，面色黧黑，口唇青紫，女子闭经，周身水肿，舌体胖大紫黯，或有瘀斑，苔厚腻，脉沉迟涩结。

28.2 治疗

28.2.1 辨证论治

28.2.1.1 肾阳虚衰证

治法：温肾助阳，益气祛寒。

方药：桂附八味丸加减。处方：熟附子 9 g，肉桂 9 g，熟地黄 15 g，山茱萸 15 g，山药 15 g，茯苓 15 g，泽泻 15 g，红参 9 g，肉苁蓉 9 g 等。

加减：若肾阳虚衰甚者，可伍以仙茅 9 g、仙灵脾 12 g 加强温肾之功；若兼脾虚者，则可配黄芪 15 g、党参 15 g、白术 20 g 脾肾双补；若有血瘀征象者，可加丹参 15 g、桃仁 10 g 活血通脉。

常用中成药：桂附地黄丸，口服，大蜜丸一次 1 丸，或水蜜丸一次 6 g，一日 2 次。

28.2.1.2 脾肾阳虚证

治法：温中健脾，扶阳补肾。

方药：补中益气汤合四神丸加减。处方：人参 15 g，黄芪 15 g，白术 12 g，茯苓 15 g，熟附子 9 g，补骨脂 15 g，吴茱萸 6 g，干姜 3 ～ 9 g，升麻 6 g，当归 10 g，砂仁 3 ～ 6 g（后下）、泽泻 10 ～ 15 g，红枣 9 g，陈皮 6 g 等。

加减：腹胀食滞者，可加大腹皮 15 g、焦三仙各 15 g 等；妇女月经过多，可加阿胶 10 g、三七 3 ～ 6 g、生艾叶 10 g。

常用中成药：右归丸，口服，大蜜丸一次 1 丸（9 g），一日 3 次。

28.2.1.3 心肾阳虚证

治法：温通心阳，补肾利水。

方药：真武汤加减。处方：黄芪 15 g，白芍药 15 g，白术 12 g，猪苓 15 g，茯苓 15 g，熟附子 9 g，桂枝 9 g，杜仲 12 g，丹参 15 g，甘草 9 g 等。

加减：全身水肿甚者，加车前子 15 g、葶苈子 6 ～ 10 g、泽泻 10 g 等泻肺利水消肿。心率慢、脉迟者，可用麻黄附子细辛汤；若脉迟不复，或用参附汤、生脉散，并酌加细辛 3 g 鼓舞心阳。

28.2.1.4 阴阳两虚证

治法：温润滋阴，调补阴阳。

方药：以六味地黄丸、左归丸等加减。处方：熟地黄 15 g，山药 15 g，山萸肉 12 g，菟丝子 9 g，仙灵脾 9 g，肉苁蓉 9 g，何首乌 15 g，枸杞子 12 g，女贞子 12 g，茯苓 15 g，泽泻 15 g 等。

加减：阳虚明显者加附子 9 g、肉桂 10 g；阴虚明显者加黄精 10 ～ 15 g、生地黄 10 ～ 15 g、生脉散等。

常用中成药：金匮肾气丸，口服，大蜜丸一次 1 丸（6 g），或水蜜丸一次 20 ～ 25 粒（4 ～ 5 g），一日 2 次。

28.2.1.5 兼症

（1）气血亏虚证

治法：益气养血。

方药：十全大补汤加减。处方：党参 10 ～ 30 g，黄芪 10 ～ 30 g，黄精 10 ～ 15 g，白术 15 g，茯苓 15 g，熟地 10 g，当归 10 g，白芍 10 g，何首乌 6 ～ 10 g，川芎 10 g，山药 10 g，枸杞子 10 g，肉挂 6 ～ 10 g，熟附子 6 ～ 10 g，陈皮 10 g，砂仁 3 ～ 6 g，炙甘草 6 g。

加减：若自汗时出，易于感冒，当重用黄芪，加防风、浮小麦；若脾虚湿盛，腹胀纳呆者，加薏苡仁、扁豆、泽泻等；若兼见形寒肢冷，腹中隐痛，可加肉桂、干姜；若血虚较甚，面色白，唇舌色淡者，可加熟地黄、阿胶；兼见心悸怔忡，少寐健忘者，可酌加柏子仁、酸枣仁、首乌藤及龙骨、牡蛎。

常用中成药：十全大补丸，口服，水蜜丸一次 6 g，或小蜜丸一次 9 g，或大蜜丸一次 1 丸，一日 2 次。八珍颗粒，开水冲服，一次 1 袋，一日 2 次。

（2）痰瘀互结证

治法：温阳行水，益气活血。

方药：济生肾气丸加血府逐瘀汤加减。处方：黄芪 15 ～ 30 g，白术 15 g，茯苓 15 g，桂枝 6 ～ 10 g，山茱萸 10 g，熟地 10 g，当归 10 g，莪术 6 g，川芎 10 g，香附 10 g，桃仁 10 g，红花 10 g，制半夏 9 g 等。

加减：胸闷痰多者加瓜蒌；兼见气滞血瘀者配伍姜黄、郁金。

常用中成药：济生肾气丸，口服，水蜜丸一次 6 g，或小蜜丸一次 9 g，或大蜜丸一次 1 丸，一日 2 ～ 3 次。血府逐瘀颗粒，开水冲服，一次 1 袋，一日 3 次。

28.2.2 病证结合治疗

西医治疗甲减多采用甲状腺激素替代治疗，疗效确切但不良反应较多。目前 L-T_4 逐渐成为甲减标准化治疗的首选制剂。根据病情 L-T_4 初次治疗剂量一般为每日 12.5 ～ 25 μg，对于少数 L-T_4 不耐受者，可予甲状腺片每日 10 ～ 15 mg，每 2 ～ 4 周依据甲状腺功能结果调整药量；既往已服用甲状腺激素患者在此基础上调整用药，直至患者 TSH 维持在 2.5 μIU/ mL 左右。中医药治疗甲减具有减少西药用量和增效的作用。根据病证结合的原则，患者确诊甲减后，需辨清疾病类型，以期最佳治疗目标。甲状腺激素使用与否及其剂量大小视情况而定。慢性淋巴细胞性甲状腺炎、甲状腺放射线治疗或手术后所致甲减患者，需终身服用甲状腺激素，中药辨证治疗可避免替代不足或过度现象的发生，改善单纯使用甲状腺激素出现的畏寒、水肿、健忘、脱发、心悸等不适，保护尚存的甲状腺功能，减少甲状腺激素用量，长期维持甲状腺功能正常，减少指标波动，以期补充小剂量甲状腺激素而无不适；亚急性甲状腺炎、无痛性甲状腺炎患者出现甲减，中药辨证同时开始甲状腺激素治疗，以避免或减少永久性甲减的发生；药物性甲减较易处理，暂停抗甲状腺药物，必要时予甲状腺激素，单纯中药辨证治疗亦可收效。

28.2.2.1　*辨症状*

（1）脱发健忘：加制何首乌、桑椹、益智仁。

（2）怕冷：加仙茅、仙灵脾、锁阳、菟丝子。

（3）咽痒：加荆芥、防风、蝉衣、薄荷。

（4）月经不调：加当归、益母草、炒王不留行。

28.2.2.2　*辨体征*

（1）甲状腺肿大：加山慈菇、夏枯草、浙贝母。

（2）眼睑水肿：加茯苓、车前子。

28.2.2.3　*辨病治疗*

（1）黏液性水肿：加用附子、干姜、肉桂、党参以温阳利水。

（2）先兆流产：症见妊娠期腰酸腹痛、畏寒肢冷、表情淡漠、反应迟钝等属，肾阳虚合用补肾安胎饮；症见妊娠期小腹隐痛、神倦乏力、气短懒言等属脾阳虚者，可合用温土毓麟汤加减；气血亏虚者，加党参、熟地黄、黄芪、白术、枸杞子、阿胶。

（3）贫血：以温肾补脾为本，兼以活血化瘀，可加用巴戟天、补骨脂、熟地黄、枸杞子、炙黄芪、丹参、鸡血藤等。

28.2.2.4　分期论治　按照疾病的发生、发展阶段，分为初期、中期、后期。

初期多因情志不畅，肝气郁滞，夹痰、夹瘀，临床辨证为肝郁痰凝证，表现为颈前瘿肿、烦躁易怒、失眠多梦，治宜疏肝解郁、清心化痰，方用小柴胡合黄连温胆汤加减；中期时，因久病耗损阳气致肾阳虚衰证；先天肾阳不足，温煦、推动能力减弱，脾气亏虚，生化不足致脾肾阳虚证，表现为面色无华，形寒怕冷，神倦懒言，纳减腹胀，口淡乏味，治宜温中健脾、助阳补肾，方用右归丸合附子理中汤加减；肾阳不能蒸腾，心阳鼓动无力致心肾阳虚证，表现为形寒怯冷、心悸怔忡、胸闷呼短、耳鸣重听、四肢无力，治宜温通心阳、补肾利水，方用真武汤加减；若未及时治疗，疾病发展至后期，可出现阴阳两虚证，表现为畏寒怕冷、视力减退、皮肤粗糙、小便清长、大便秘结，益气补肾，治宜温润滋阴、调补阴阳，方用金匮肾气丸加减。

28.2.3 外治法

28.2.3.1 穴位埋线疗法

取双侧肾俞、膀胱俞常规消毒局麻后，用 12 号腰椎穿刺针穿入羊肠线 1 ～ 1.5 cm，刺入穴位得气后埋入羊肠线，以无菌干棉球按压片刻，外敷创可贴。2 周 1 次，6 次为 1 个疗程。通过对穴位的长久刺激起到巩固疗效的目的。

28.2.3.2 穴位贴敷疗法

扶脾通阳贴贴敷（组方为蛇床子 300 g，吴茱萸、甘松各 100 g，怀牛膝 159 g，肉桂、半夏各 100 g，淫羊藿、肉苁蓉各 150 g，白术 200 g，川椒、附子、干姜、木香、木瓜各 100 g 等。制备：混合上述中草药，将其研磨成细末状，然后使用 100 目筛过滤，添加适量蜂蜜、生姜汁，搅拌后调制成糊状，最终制作成大小相同的药饼，直径约 1 cm 大小）。

操作方法：①贴敷穴位，第 11 胸椎棘突下旁开 1.5 寸的双脾俞穴、位于第 2 腰椎棘突下旁开 1.5 寸的双肾俞穴、第二腰椎棘突下凹陷中的命门穴；②贴敷方法，将扶脾通阳贴分别贴敷于上述 5 个穴位，贴敷时间一般为 6 ～ 8 h，1 次 / 天，15 次为 1 个疗程，共贴敷 3 个疗程，疗程间休息 1 周，然后进行下 1 个疗程。

28.2.4 针灸、耳针疗法

28.2.4.1 体针针刺法

取穴：主穴取气海、脾俞、肾俞、心俞、足三里。

配穴：畏寒、肢冷、乏力加灸大椎、命门、身柱；水肿、尿少加针刺关元、阳陵泉、丰隆、灸关元、神阙；腹胀、便秘加天枢、上巨虚、大肠俞；反应迟钝、智力低下加百会、四神聪、太溪；心律不齐、心动过缓加内关、神门；肌肉关节疼痛加合谷、阳陵泉、太冲、曲池；月经不调加三阴交、血海；性功能障碍加大敦、秩边、环跳；食欲减退加公孙、内关、中脘；郁闷、心烦加曲泽、膻中、肝俞；病久阴阳两虚者，加行间、太溪。取穴均为双侧，以毫针补法为主。

28.2.4.2　艾灸疗法

（1）艾条灸大椎穴：准备艾灸条，将其一端用火点燃，待烟去尽，将燃烧端由远至近靠向大椎穴，直到患者感到热度适宜（一般距皮肤 1.5 ～ 3 cm），固定在这一部位，来回轻轻摆动艾灸条（需充分暴露皮肤，并注意防止明火烫伤），每天 1 次，每次灸 15 ～ 20 min（局部皮肤发红），15 ～ 30 天为 1 个疗程，共治疗 2 个疗程，中间可休息数天。艾叶组成之艾条温灸大椎穴，能起温煦气血，透达经络，改善脏器功能，对提高机体免疫力，增加氧耗，促进代谢有明显作用。在药物治疗各种甲减症时，加用艾灸大椎穴能起到满意的协同作用。

（2）隔药粉艾炷灸：选用肾俞、脾俞、命门 3 穴，用二味温补肾阳的中药研粉，将药粉铺在穴位上，厚度为 1 cm 左右，然后将直径约 5 cm 的空心胶木圈放在药粉上，以大艾炷（艾炷底直径约为 4 cm）在药粉上施灸，温度以患者舒适为宜，或自感有热气向肚腹内传导为度。每周灸治三次，每次灸三穴，每穴灸 3 ～ 5 壮，4 个月为 1 个疗程。此法不仅对原发性甲状腺功能低下者有效，而且对垂体功能低下所致甲状腺功能减退亦有良好效果。

28.2.4.3　耳针疗法

取穴：神门、交感、肾上腺、皮质醇下、内分泌、肾，均取双侧。以上穴位可分为两组，交替使用，留针 30 min，每隔 10 min 运针 1 次。

28.3 中医疗效评价

（1）改善症状：采用中医证候量表。

（2）减少西药用量：以 $L\text{-}T_4$ 使用剂量变化、减药时间计算。

（3）改善甲状腺功能指标：对比治疗前后 FT_3、FT_4、TSH、TPO-Ab、TG-Ab 变化。

（4）缩短病程：记录减药、停药时间，与单纯西药标准治疗对比。

29 甲状腺炎

甲状腺炎是由各种原因导致的一类累及甲状腺的异质性疾病，按病程分为急性（化脓性）、亚急性（非化脓性）和慢性甲状腺炎。本诊疗方案特指亚急性甲状腺炎，简称亚甲炎，是甲状腺的一种自发缓解性的炎症状态，病程持续数周至数月，有复发可能。特征性表现为甲状腺触痛、疼痛，并向咽、耳部放射，摄碘率受抑制。

本病中医属"瘿病"中"瘿痈"范畴，其特点是喉结两侧结块，色红灼热，疼痛肿胀，甚而化脓，常伴有发热、头痛等症状。多因风温、风火客于肺胃，内有肝郁胃热，积热上壅，挟痰蕴结，以致气血凝滞，郁而化热而成。

29.1 诊断

29.1.1 西医

根据中华医学会内分泌学分会发布的《中国甲状腺疾病诊治指南——甲状腺炎》，其诊断标准如下。

病史及临床表现：①发病前 1 ～ 3 周常有病毒感染史；②上呼吸道感染前驱症状：肌肉疼痛、疲劳、咽痛等，体温不同程度升高，起病 3 ～ 4 天达高峰。可伴有颈部淋巴结肿大；③甲状腺区特征性疼痛，转颈、吞咽加重，常放射至同侧耳、咽喉、下颌角等部位。少数患者伴有声音嘶哑或吞咽困难；④甲状腺肿大：弥漫或不对称轻、中度肿大，多伴有结节、质硬伴触痛，无震颤及杂音。

辅助检查：①血沉＞ 50 mm/h 对该病诊断具有支持意义，血沉不升高不能排除本病；②甲状腺毒症期 T_3、T_4 浓度升高，甲状腺摄碘率降低（常低于2%），T_3/T_4 常＜ 20；③甲状腺核素扫描（$^{99}Tc^{m}$ 或 ^{131}I）：早期甲状腺无摄取或摄取低下；④ FNAC 检查早期典型细胞学涂片可见多核巨细胞、片状上皮样细胞、不同程度炎性细胞，晚期往往见不到典型表现。但 FNAC 检查不作为诊断本病的常规检查。

根据急性起病、发热等全身症状及甲状腺疼痛、肿大且质硬，结合 ESR 显著增快，血清甲状腺激素浓度升高与甲状腺摄碘率降低的双向分离现象可诊断本病。

29.1.2 中医

参照李日庆主编的《中医外科学》（2002 年），发病前多有感冒、咽痛等病史，颈部肿胀多突然发生，局部发红灼热，按之疼痛，可牵引至耳后枕部，活动或吞咽时加重，伴发热、畏寒等。严重可有声嘶、气促、吞咽困难。少数患者可出现寒战、高热，局部胀痛、跳痛而化脓，成脓后可出现波动感。实验室及超声检查有助于本病的诊断及鉴别诊断。

29.1.3 中医证候诊断

（1）热毒炽盛证：咽痛、吞咽疼痛，甲状腺区域疼痛伴皮温升高，发热，舌边尖红，苔薄黄，脉浮数等。本证多见于亚甲炎初发阶段，血沉增快，血清 T_3、T_4 无明显升高，淋巴结肿大；上呼吸道感染症状及甲状腺区域特征性疼痛明显。

（2）阴虚火旺证：颈痛伴有触痛、质韧，发热，心慌、胸闷、气短，失眠多梦，五心烦热、怕热多汗，手抖，舌红少津，脉细数或弦细数。本证多见于亚甲炎甲状腺毒症期，全身基础代谢加快，T_3、T_4 升高，摄碘率降低，血沉较高，并出现一系列机体基础代谢甲亢的症状、体征。

（3）阴阳两虚证：甲状腺弥漫性肿大或伴有结节，乏力，倦怠，纳呆，畏寒肢冷，便秘，舌淡苔白腻，脉细。本证多见于亚甲炎甲减阶段，TSH 升高，FT_3、FT_4 正常或降低，机体代谢减退症状较为明显。

（4）气郁痰阻证：颈前肿胀、憋闷、疼痛，咽中不适感，自觉有痰，善太息，舌淡苔白腻，脉弦。本证多见于亚甲炎功能恢复期。

29.2 治疗

29.2.1 辨证论治

29.2.1.1 热毒炽盛证

治法：疏风清热解毒，和营消肿止痛。

方药：银翘散（《温病条辨》）合五味消毒饮加减（《医宗金鉴》）。连翘 10 g、金银花 30 g、薄荷 10 g、牛蒡子 10 g、紫花地丁 10 g、野菊花 30 g、天葵子 10 g、蒲公英 15 g、桔梗 15 g、生甘草 15 g。

加减：若咽干明显，加麦冬 10 g、玄参 10 g 清热养阴；若颈前肿胀明显，加夏枯草 30 g、猫爪草 10 g、浙贝 10 g 软坚散结；若伴有心慌，加五味子 6 g、柏子仁 15 g、丹参 30 g、黄芪 15 g、麦冬 10 g 益气养心。

常用中成药：六神丸，一次 10 粒，一日 3 次，口服，可用于亚甲炎热毒炽盛、痰凝血瘀证的患者；清开灵分散片，一次 4 片，一日 3 次，口服，可用于表现为发热、咽喉肿痛等风热壅盛证的亚甲炎患者。

29.2.1.2 阴虚火旺证

治法：养阴清热，软坚散结。

方药：知柏地黄丸（《医宗金鉴》）加减。知母 20 g、熟地 30 g、黄柏 10 g、山茱萸 30 g、山药 30 g、牡丹皮 10 g、茯苓 20 g、泽泻 10 g、枸杞 30 g、川牛膝 10 g。

加减：若皮肤瘙痒，加地肤子 10 g、白鲜皮 15 g 除湿止痒；若口干咽干，加生地黄 12 g、玄参 10 g、麦冬 10 g、乌梅 10 g 滋阴止渴；若疼痛明显，加忍冬藤 30 g、野菊花 10 g、蒲公英 15 g、金银花 15 g 清热解毒止痛。

常用中成药：知柏地黄丸，一次 8 粒，一日 3 次，口服。

29.2.1.3 阴阳两虚证

治法：温肾健脾。

方药：金匮肾气丸（《金匮要略》）加减。熟地黄 30 g、山药 30 g、山茱萸 30 g、茯苓 20 g、牡丹皮 10 g、泽泻 10 g、桂枝 10 g、黑顺片 10 g。

加减：若便秘明显，可加肉苁蓉 15 g、当归 15 g、芦荟 10 g 养血滋阴通便；水肿者，可加泽兰 10 g、冬瓜皮 30 g、冬瓜子 30 g、益母草 10 g 利水消肿。

常用中成药：金匮肾气丸，一次 20 粒，一日 2 次，口服。

29.2.1.4　气郁痰阻证

治法：理气舒郁，化痰消瘿。

方药：柴胡舒肝散（《医学统旨》）合半夏厚朴汤（《金匮要略》）加减。陈皮 15 g、柴胡 10 g、川芎 6 g、枳壳 10 g、赤芍 15 g、白芍 15 g、炙甘草 15 g、香附 10 g、法半夏 9 g、厚朴 15 g。

加减：若畏寒肢冷，加仙茅 10 g、淫羊藿 10 g 温阳补肾；心慌、心悸、失眠，加红景天 15 g、甘松 10 g、太子参 30 g、麦冬 10 g 益心安神；口咽干燥，加麦冬 10 g、天冬 10 g、乌梅 10 g 养阴止渴。

常用中成药：小金片，一次 3 片，一日 2 次，口服，适用于痰凝血瘀证的亚甲炎患者；夏枯草胶囊一次 2 粒，一日 2 次，口服，适用于以颈部肿大或伴有结节、淋巴结肿大为主的火热内蕴证亚甲炎患者。

29.2.2　病证结合治疗

临床上根据甲状腺功能可将亚甲炎分为甲状腺毒症期、甲减期和甲状腺功能恢复期。治疗上西医除了全程服用非甾体消炎药或糖皮质激素外，又根据临床分期的不同针对性选用对应药物。中医在辨证论治的基础上，根据不同时期针对性用药，可以起到改善症状、缩短疗程、减毒增效、防止复发的作用。

（1）甲状腺毒症期：当出现甲状腺毒症时，可选择 β－肾上腺素能受体阻滞剂（如普萘洛尔）缓解症状，因本病并无甲状腺激素过量产生，故无须抗甲状腺药治疗。中医在辨证论治的基础上，可以选用夏枯草片、抑亢丸、小金胶囊等中成药，以及夏枯草、桑叶、菊花、金银花等中药以减少甲亢期急躁易怒、怕热多汗、心慌等症状。

（2）甲减期：甲状腺激素用于甲减明显、持续时间久者；但由于 TSH 降低不利于甲状腺细胞恢复，故宜短期、少量使用。在此甲减期，中医在辨证论治的基础上可以选用桂附地黄丸、右归丸、十全大补丸等中成药，以及淫羊藿、肉苁蓉、蛇床子等中药，以改善甲减期畏寒、水肿、健忘等症状。

（3）甲状腺功能恢复期：大多数患者疼痛症状明显缓解，甲状腺功能逐渐恢复正常，但少数患者发展为永久性加减，需长期使用甲状腺激素替代治疗。中医在此阶段优势在于避免或减少永久性加减的出现，以及防止亚甲炎的再次复发，发挥“瘥后防复”的重要作用。临证处方时要慎用含碘丰富的中药，生活起居宜清淡饮食，少刺激性食物及海产品。

29.2.3　并发症治疗

29.2.3.1　上呼吸道感染

在上述辨证论治的基础上，辨证使用以下中成药。

（1）玉屏风胶囊（国药准字 Z10980026），口服，一次 2 粒，一日 3 次。

玉屏风胶囊由黄芪、防风、白术 3 味中药组成，具有健脾益气、扶正祛邪、固表御邪的作用。药效学研究证实，玉屏风散具有免疫调节作用，可改善 T 细胞水平、免疫球蛋白水平、肺功能、血气分析，在上呼吸道感染中发挥重要作用。

（2）蓝芩口服液（国药准字 Z20063795），口服，一次 1 支，一日 3 次。

蓝芩口服液由板蓝根、黄芩、栀子、黄柏、胖大海等组成，经药理实验与临床实验证明，对金黄色葡萄球菌、肺炎球菌、白色葡萄球菌有不同程度的抑制作用，具有清热泻火、利咽止痛、抗菌抗病毒、抗炎镇痛的功效。

（3）连花清瘟胶囊（国药准字 Z20040063），口服，一次 4 粒，一日 3 次。

连花清瘟胶囊，清瘟解毒，宣肺泄热，用于治疗上呼吸道感染属热毒袭肺证，症见：发热或高热，恶寒，肌肉酸痛，鼻塞流涕，咳嗽，头痛，咽干咽痛，舌偏红，苔黄或黄腻等。相关研究表明连花清瘟胶囊能够发挥退热、消炎、抑菌、抗病毒的作用，针对急性上呼吸道感染的多种症状均能够发挥良好的效果。

29.2.3.2　永久性甲减

部分亚甲炎患者甲状腺功能无法恢复正常，发展为永久性甲减，需长期使用甲状腺激素替代治疗。中药辨证治疗可改善单纯使用甲状腺激素出现的畏寒、水肿、健忘、脱发、心悸等不适，保护尚存的甲状腺功能，减少甲状腺激素用量。

29.2.4 外治法

中药外敷治疗：在整体辨证治疗的同时结合局部外敷治疗，可使局部肿痛得以尽快控制。急性期疼痛、发热较甚者可选用如意金黄散外敷以清热解毒、活血消肿；热、痛消失而有结节者方用陈皮 9 g、川芎 9 g、夏枯草 9 g、莪术 9 g 外敷以理气活血散结。

29.2.5 针灸疗法

体针治疗，根据辨证论治取穴：热毒炽盛证取穴大椎、曲池、合谷、行间、内庭、内关，泻法，每日 1 次。阴虚火旺证取穴阳陵泉、太冲、复溜、照海、支沟、膻中，补泻兼施，每日 1 次。阴阳两虚证取穴命门、关元、气海、阴陵泉、丰隆，补法，每日1次。气郁痰阻证取穴支沟、膻中、阳陵泉、内关、太冲、血海、章门，泻法，每日 1 次。

29.2.6 中医器械疗法

针灸治疗仪：根据中医辨证论治，如热毒炽盛证取穴大椎、曲池、合谷、行间、内庭、内关；阴虚火旺证取穴阳陵泉、太冲、复溜、照海、支沟、膻中；阴阳两虚证取穴命门、关元、气海、阴陵泉、丰隆；气郁痰阻证取穴支沟、膻中、阳陵泉、内关、太冲、血海、章门，每日 1 次，每次治疗 15 min。

29.3 中医疗效评价

（1）改善症状：采用中药新药临床研究指导原则中亚急性甲状腺炎症状分级量化表、疾病疗效判定标准及证候疗效判定标准。

（2）减少西药用量、减毒增效：以西药使用剂量变化、减药时间、停药时间计算。

（3）缩短病程：包括疼痛缓解时间、热退时间、甲状腺功能恢复正常时间。

30 甲状腺结节

甲状腺结节是指甲状腺细胞在局部异常生长所引起的散在病变，是内分泌系统的常见病、多发病。按照性质可分为增生性结节性甲状腺肿、肿瘤性结节、囊肿和炎症性结节。甲状腺结节多为良性，恶性结节仅占甲状腺结节的5%左右。甲状腺结节诊治的关键是鉴别良、恶性。

中医学并没有甲状腺结节的病名，根据其主要临床表现及病因病机可将其归属于“瘿病”“瘿瘤”等范畴。本病多由情志内伤、饮食失调、环境因素所致，使气滞、痰浊、血瘀结于颈前结喉两侧。

30.1 诊断

30.1.1 西医

参考2012年《甲状腺结节和分化型甲状腺癌诊治指南》，本病西医诊断要点如下：①大多数的甲状腺结节都没有临床症状，通常是由患者本人或是医生行颈部触诊时发现，部分患者因结节压迫周围组织，可出现声音嘶哑、压气感、呼吸/吞咽困难等压迫症状。②实验室检查：所有甲状腺结节患者均应检测血清TSH水平，甲状腺结节患者如果TSH水平低于正常，其结节为恶性的比例低于伴有TSH正常或升高者。③超声检查：在评估甲状腺结节上具有高度准确性和敏感性，是评估甲状腺的首选影像学方法。④甲状腺核素显像：直径＞ 1 cm 且伴有血清 TSH 降低的甲状腺结节，应行甲状腺 ^{131}I 或 ^{99}Tc^{m} 核素显像，判断结节是否有自主摄取功能。⑤ FNAB 检查：凡直径＞ 1 cm 的甲状腺结节，均应考虑 FNAB，是术前评估甲状腺结节良、恶性的灵敏度和特异性最高的方法。

30.1.2 中医

参考《中医内科学》及《中医外科学》，本病中医诊断为：①颈前结喉两侧单个或多个结节。②结节表面光滑，质地柔韧，推之可移，可随吞咽上下移动，或结节表面凹凸不平，质地坚实，推之不移，不随吞咽上下移动。③部分患者可伴有急躁易怒、怕热多汗、胸闷、心悸、失眠、脉数等症状。

30.1.3 中医证候诊断

（1）气滞痰凝证：颈部可触及结节，质地柔软，时有喉间梗阻感，情志抑郁，善太息，常伴有颌下淋巴结肿大，胁肋疼痛时作，头晕目眩，乳房胀痛；舌质暗红，苔黄腻，脉弦或滑。

（2）痰瘀互结证：颈部可触及结节，质地坚韧，颈部时有作胀，胸闷痰多，伴颈部憋闷、刺痛时作，妇女痛经、经色暗红有血块；舌质暗紫，或舌边有瘀斑，脉涩或细。本证多见于甲状腺结节中期，此期结节常合并桥本甲状腺炎，疾病发展，甲状腺受到损伤，自身免疫功能受损，超声示甲状腺弥漫性病变，甲状腺功能示抗甲状腺球蛋白抗体和抗甲状腺过氧化物酶抗体均升高。

（3）阴虚内热证：颈部可触及结节，按之柔软，急躁易怒，五心烦热，口干咽干，失眠多梦，口苦，或盗汗，自汗，形体消瘦，便秘，耳鸣；舌红，苔少，脉细数。本证多见于甲状腺结节晚期，此期甲状腺结节患者多合并甲状腺功能亢进或亚临床甲状腺功能亢进，甲状腺肿大，超声显示结节数目多，血流信号丰富，大都属于“热结节”，甲状腺功能显示促甲状腺激素多下降，游离三碘甲状腺原氨酸和游离甲状腺素可正常或升高，多数需要手术治疗。

30.2 治疗

30.2.1 辨证论治

30.2.1.1 气滞痰凝证

治法：疏肝理气，化痰散结。

方药：逍遥散(《太平惠民和剂局方》)合四海舒郁丸(《疡医大全》)加减。北沙参 30 g、白芍 30 g、玄参 30 g、黄芪 30 g、昆布 30 g，人参 5 g（另煎），柴胡 10 g、赤芍 10 g、穿山甲 10 g、半夏 10 g、浙贝母 10 g、夏枯草 10 g，当归 15 g，炙甘草 6 g。

加减：若胸闷、两胁疼痛加柴胡、郁金、香附理气解郁；若咽部不适加桔梗、牛蒡子、木蝴蝶等利咽消肿。

常用中成药：舒肝解郁胶囊（国药准字 Z20080580），口服，一次 2 粒，一日 2 次。

30.2.1.2 痰瘀互结证

治法：活血化瘀，软坚散结。

方药：海藻玉壶汤（《外科正宗》）合桃红四物汤（《医垒元戎》）加减。海藻 10 g，土贝母 10 g，全瓜蒌 15 g，白芥子 10 g，陈皮 10 g，青皮 6 g，桃仁 10 g，红花 10 g，穿山甲 15 g，黄药子 10 g，赤芍 15 g，党参 15 g，当归 10 g，川芎 10 g，生黄芪 15 g 等。

加减：若结块较硬加三棱、莪术、蜂房、丹参等活血软坚散结；若郁久化火，出现烦热加夏枯草、牡丹皮、玄参等清热泻火；若纳差、便溏加山药、茯苓、白术健脾益气。

常用中成药：小金胶囊（国药准字 Z19980097），一次 2 粒，一日 2 次；夏枯草颗粒，一次 1 袋（9 g），一日 2 次。

30.2.1.3 阴虚内热证

治法：滋阴清热。

方药：天王补归心丹（《校注妇人良方》）加减。黄芪 30 g，党参 30 g，北沙参 10 g，玄参 10 g，穿山甲 10 g，夏枯草 10 g，当归 10 g，川芎

10 g，赤芍 10 g，贝母 10 g，半夏 10 g，白芥子 10 g，泽漆 10 g，香附 10 g，白芍 10 g。

加减：若肝阴亏虚，胁痛隐隐加枸杞子、川楝子养肝疏肝；若虚风内动，手指及舌体颤动加钩藤、白芍等平肝熄风。

常用中成药：天王补心丹（国药准字 Z37020773），一次 1 丸，一日 2 次。

30.2.2 病证结合治疗

（1）声音嘶哑：可选用补中益气汤，在辨证选方的基础上加用：①蝉蜕，常用剂量 3 ～ 6 g/d；②诃子肉，常用剂量 5 ～ 10 g/d；③桔梗，常用剂量 15 ～ 30 g/d。

（2）咽喉疼痛：可选用忍蒲玄麦甘桔汤。在复方辨证的基础上加用：①金银花，常用剂量 15 ～ 30 g/d；②菊花，常用剂量 15 ～ 30 g/d；③板蓝根，常用剂量 10 ～ 20 g/d。

（3）甲状腺肿大：可选用柴胡舒肝散，在辨证选方的基础上，可加用：①夏枯草，常用剂量 15 ～ 30 g/d；②连翘，常用剂量 10 ～ 15 g/d；③蒲公英，常用剂量 15 ～ 30 g/d；④山慈菇，常用剂量 10 ～ 15 g/d；⑤田基黄，常用剂量 10 ～ 15 g/d，或将夏枯草膏，制作成糊状，外敷于颈部。

（4）咽中有痰：可选用二陈汤，或兼用金银花 3 g、野菊花 3 g、麦冬 3 g、木蝴蝶 3 g、甘草 3 g，代茶饮，一日 2 次。

（5）咽部异物感：可选用半夏厚朴汤，可在复方辨证基础上加用以下药物：①薄荷，常用剂量 10 ～ 15 g/d；②牛蒡子，常用剂量 10 ～ 15 g/d。

30.2.3 并发症治疗

30.2.3.1 甲状腺功能亢进症

甲状腺结节患者合并甲状腺功能亢进症，可以在辨证论治的基础上选用以下中成药。

（1）夏枯草片（国药准字 Z20080508），一次 6 片，一日 2 次，口服。

夏枯草片的主要成分为夏枯草，具有清热解毒、散结消肿的功效，临床多用于改善甲状腺肿大、甲状腺功能亢进症等症状，相关研究表明，夏枯草辅助治疗甲亢疗效稳定，不良反应较少。

（2）抑亢丸（国药准字 Z20055495），一次 6 g，一日 2 次，口服。

抑亢丸主要成分包括羚羊角、白芍、天竺黄、桑椹、醋延胡索、醋青皮、香附、玄参、石决明、黄精、黄药子、天冬、女贞子、地黄，具有育阴潜阳、降逆和中、豁痰散结的功效，相关研究发现，抑亢丸辅助治疗甲亢能显著提高临床疗效，改善患者甲状腺功能，安全有效。

30.2.3.2　甲状腺功能减退症

甲状腺结节患者合并甲状腺功能减退症，可以在辨证论治的基础上选用以下中成药。

（1）甘草：甘草具有清热解毒、祛痰止咳、缓急止痛、益气补中、调和药性的功效。相关研究表明，甘草中所含的甘草甜素有糖皮质激素样作用，具有抗变态反应效果，能消除单纯用甲状腺素片引起的变态反应等不良反应。

（2）人参：人参具有大补元气、补脾益肺、益肾助阳、补血养血、安神益智的功效。人参是增强人体抵抗力的有效药物，它对中枢神经系统、垂体、肾上腺皮质、性腺、甲状腺等不但有兴奋作用，且可调节和恢复其功能。

30.2.4　外治法

中药外敷治疗：外敷药可皮肤透入，直达病灶。配合内服中药，内外同治，效果更佳。外敷药物组方一般较为精简，药味较少，多选用具有化痰软坚、祛瘀散结的药物。如消瘿贴（三棱、浙贝母、夏枯草、昆布、青皮、枳实、红花、川芎）或散结方（夏枯草、猫爪草、山慈菇）。

30.2.5　针灸、耳针疗法

（1）体针治疗：针刺可疏通经络，调节全身代谢，改善甲状腺结节局部血运，并对下丘脑 - 垂体 - 甲状腺轴具有一定的调控作用，从而促使甲状腺功能及形态趋于正常，达到缩小结节、促进其软化吸收的目的。针刺治疗甲状腺结节主要治法是选取甲状腺结节局部进行围刺或甲状腺区临近腧穴加远部特定穴配合治疗，如人迎、扶突、天牖、天柱、天府及结节局部阿是穴等近端穴位。

（2）耳针治疗：根据《耳穴名称与部位的国家标准分方案》，分别取“内分泌”“颈”“肝”“脾”“心”，每日自行按压3～5次，每次每穴按压30～60秒，刺激轻度适中，每周更换1次。

30.2.6 中医器械疗法

离子导入治疗：离子导入法通过中频电流将软坚散结中药离子经皮肤迅速导入甲状腺局部，以发挥药效。该法为现代医学与传统中药的结合从而发挥软坚散结的作用，配合口服中药，效果愈佳。

30.3 中医疗效评价

（1）疗效评价：参照《中医病证诊断疗效标准》拟定。①痊愈：临床检查肿物消失，B超或同位素扫描显示肿物消失；②显效：临床检查及B超或同位素扫描显示肿物明显缩小；③无效：肿物无变化。

（2）减少西药用量、减毒增效：以西药使用剂量变化、减药时间、停药时间计算。

（3）缩短病程：包括甲状腺肿大缩小或消失时间、甲状腺功能恢复正常时间。

31 高尿酸血症与痛风

高尿酸血症是由嘌呤代谢紊乱引起的代谢异常综合征。血尿酸超过其在血液或组织液中的饱和度可在关节局部形成尿酸钠晶体并沉积，诱发局部炎症反应和组织破坏，即痛风；高尿酸血症和痛风是多系统受累的全身性疾病，是慢性肾病、高血压、心脑血管疾病及糖尿病等疾病的独立危险因素。

本病在中医古籍中无明确命名，历代医家将其归为"历节""痹症"等范畴。本病病因是禀赋不足、外感六淫、七情内伤、饮食不节；其病机为脏腑亏虚，湿、痰、瘀阻血脉，酿生浊毒而致，属本虚标实之证，本虚为脾肾亏虚、肝肾阴虚，标实为湿浊、湿痰、痰瘀、瘀血阻滞；病位主要在脾肾。

31.1 诊断

31.1.1 西医

（1）高尿酸血症：参照中华医学会内分泌学分会《中国高尿酸血症与痛风诊疗指南（2019）》，日常饮食下，非同日 2 次空腹血尿酸水平 > 420 μmol/L（7 mg/dL）（成年人，不分性别）。

（2）痛风：参照 2015 年 ACR/EULAR 痛风分类标准，根据临床症状、体征、实验室及影像学检查结果进行评分，累计分数 ≥ 8 分即可诊断为痛风。

31.1.2 中医

高尿酸血症与痛风均归属于中医“痹症”范畴，参照中华人民共和国中医药行业标准《中医病证诊断疗效标准》，其中医诊断标准为：①多以单个趾指关节，卒然红肿疼痛，逐渐痛剧如虎咬，昼轻夜甚，反复发作，可伴发热，头痛等症。②多见于中老年男性，可有痛风家族史。常由劳累、暴饮暴食、吃高嘌呤食物、饮酒及外感风寒等诱发。③初起可单关节发病，以第一跖趾关节为多见。继则足踝、跟、手指和其他小关节，出现红肿热痛，甚则关节腔可渗液。反复发作后，可伴有关节周围及耳郭、耳轮及趾、指骨间出现“块瘰”（痛风石）。④血尿酸、尿尿酸升高。发作期白细胞总数可升高。⑤必要时做肾B超探测、尿常规、肾功能等检查，以了解痛风后肾病变情况。X线摄片检查：可示软骨缘邻近关节的骨质有不整齐的穿凿样圆形缺损。

31.1.3 中医证候诊断

参照中华人民共和国中医药行业标准《中医病证诊断疗效标准》，并结合协作组内专家共识。

（1）湿热蕴结证：发病急骤，局部关节红肿热痛，疼痛剧烈，病及一个或多个关节，多兼有发热、恶风、口渴、烦闷不安或头痛汗出，小便短黄，舌红苔黄，或黄腻，脉弦滑数。

（2）寒湿痹阻证：关节疼痛，肿胀不甚，局部不热，痛有定处，屈伸不利，或见皮下结节或痛风石，肌肤麻木不仁，舌苔薄白或白腻，脉弦或濡缓。

（3）脾虚湿阻证：无症状期，或仅有轻微的关节症状，或高尿酸血症，或见身困倦怠，头昏头晕，腰膝酸痛，纳食减少，脘腹胀闷，舌质淡胖或舌尖红，苔白或黄厚腻，脉细或弦滑等。

（4）痰瘀痹阻证：关节疼痛反复发作，日久不愈，时轻时重，或呈刺痛，固定不移，关节肿大，甚至强直畸形，屈伸不利，皮下结节，或皮色紫暗，脉弦或沉涩。

（5）肝肾阴虚证：病久屡发，关节痛如被杖，局部关节变形，昼轻夜重，肌肤麻木不仁，步履艰难，筋脉拘急，屈伸不利，头晕耳鸣，颧红口干。舌红少苔，脉弦细或细数。

31.2 治疗

31.2.1 辨证论治

31.2.1.1 湿热蕴结证

治法：清热利湿，通络止痛。

方药：三妙散合当归拈痛汤加减。炒苍术 15 g，川黄柏 15 g，川牛膝 10 g，茵陈 12 g，羌活 15 g，独活 10 g，当归身 9 g，川芎 10 g，虎杖 9 g，防风 9 g，防己，萆薢 9 g，泽泻 9 g，栀子 10 g，丹皮 9 g，白术 9 g。

加减：若脚膝肿甚，加防己 10 g、木瓜 10 g。

常用中成药：当归拈痛丸（国药准字 Z13020126），口服，一次 9 g，一日 2 次。

31.2.1.2 寒湿痹阻证

治法：温经散寒，除湿通络。

方药：乌头汤加减。川乌 6 g，生麻黄 9 g，生黄芪 9 g，生白芍 9 g，苍术 10 g，生白术 10 g，羌活 9 g，片姜黄 9 g，土茯苓 10 g，萆薢 9 g，甘草 6 g。

加减：若关节发凉，疼痛剧烈，遇冷更甚，加附子 6 g、细辛 3 g、桂枝 9 g、全当归 9 g；若伴有麻木，加桂枝 12 g，防风 9 g，南星 6 g。

常用中成药：追风透骨丸（国药准字 Z44022711），口服，一次 6 g，一日 2 次。

31.2.1.3 脾虚湿阻证

治法：健脾利湿，益气通络。

方药：防己黄芪汤加减。黄芪 15 g，防己 12 g，桂枝 10 g，细辛 3 g，当归 9 g，白术 9 g，防风 9 g，苡仁 12 g，土茯苓 10 g，萆薢 9 g，甘草 6 g。

加减：伴有纳呆，加茯苓 10 g，砂仁 3 g，陈皮 6 g。

常用中成药：参苓白术散（国药准字 Z11020755），口服，一次 6 ～ 9 g，一日 2 ～ 3 次。

31.2.1.4 痰瘀痹阻证

治法：活血化瘀，化痰散结。

方药：桃红四物汤合当归拈痛汤加减。全当归10 g，川芎9 g，赤芍9 g，桃仁10 g，茵陈9 g，威灵仙10 g，海风藤10 g，猪苓10 g，茯苓12 g，金钱草10 g，土茯苓10 g，萆薢9 g。

加减：若肢体麻木，加红花6 g，地龙6 g；若疼痛不已，加全蝎6 g，穿山甲6 g，蜈蚣2条。

常用中成药：止痛风湿丸（国药准字Z22025579），口服，一次2.5 g，一日2次。

31.2.1.5 肝肾阴虚证

治法：滋肾养肝，舒经通络。

方药：知柏地黄丸加减。知母6 g，黄柏6 g，熟地15 g，山茱萸10 g，山药10 g，茯苓9 g，泽泻9 g，丹皮9 g，补骨脂10 g，骨碎补9 g，穿山龙9 g，土茯苓10 g，川萆薢9 g，白芍6 g。

加减：若腰膝酸痛、低热心烦，或午后潮热，加龟板10 g、女贞子9 g，若筋脉拘急甚，加地龙6 g，红花6 g。

常用中成药：知柏地黄丸（国药准字Z43020148），口服，一次9 g，一日2次。

31.2.2 病证结合治疗

31.2.2.1 无症状高尿酸血症

以“有病早治，无病先防”为目的，延迟西药干预时间，防治由尿酸盐沉积于关节、肾脏等引起的并发症。①血尿酸异常，且＜480 μmol/L时，在上述辨证论治基础上，进行生活方式干预。②血尿酸介于480～540 μmol/L，伴并发症（高血压、脂代谢异常、糖尿病、肥胖、脑卒中、冠心病、心功能不全、尿酸性肾石病、肾功能损害大于等于CKD2期）时，在上述辨证论治的基础上，予降尿酸药物治疗，根据血尿酸水平逐渐减少西药用量。③血尿酸≥540 μmol/L时，在上述辨证论治的基础上，予降尿酸药物治疗，根据血尿酸水平逐渐减少西药用量。无并发症时，使尿酸控制在＜420 μmol/L；伴并发症时，使血尿酸控制在＜360 μmol/L。以上情况，在尿pH小于6.0，尤其是服用促尿酸排泄药物时，应予枸橼酸制剂、碳酸氢钠等碱化尿液，使晨尿

pH 维持在 6.2 ～ 6.9。

31.2.2.2 急性痛风性关节炎

以减少西药用量、缩短病程、减毒增效、迅速控制关节炎症状为目的。在上述辨证论治的基础上，尽早使用小剂量秋水仙碱或非甾体类消炎药（NSAIDs）（足量、短疗程）；若不耐受、疗效不佳或存在禁忌证，可全身应用糖皮质激素；累及多关节、大关节或合并全身症状时，可首选全身应用糖皮质激素；若累及 1 ～ 2 个大关节时，可抽吸关节积液后关节腔应用糖皮质激素。若正在服用降尿酸药物，无须停用。若未启用降尿酸药物治疗，应在急性期完全缓解后 2 ～ 4 周开始降尿酸治疗，由于血尿酸水平波动易诱发痛风急性发作，故在降尿酸时应使用小剂量（0.5 ～ 1.0 mg/d）秋水仙碱预防，至少维持 3 ～ 6 个月，肾功能不全者根据 eGFR 调整秋水仙碱用量；不能耐受秋水仙碱者，采用小剂量 NSAIDs（不超过常规剂量的 50%）或糖皮质激素（泼尼松或泼尼松龙≤ 10 mg/d），至少维持 3 ～ 6 个月。

31.2.2.3 痛风性关节炎发作间歇期

以预防复发为目的。①不伴并发症（痛风发作次数≥ 2 次 / 年、痛风石、慢性痛风性关节炎、肾结石、慢性肾脏疾病、高血压、血脂异常、糖尿病、脑卒中、缺血性心脏病、心力衰竭和发病年龄＜ 40 岁），血尿酸≥ 480 μmol/L 时，在上述辨证论治的基础上，予降尿酸药物治疗，根据血尿酸水平逐渐减少西药用量，将血尿酸控制在＜ 360 μmol/L。②伴并发症（同前），血尿酸≥ 420 μmol/L 时，在上述辨证论治的基础上，予降尿酸药物治疗，根据血尿酸水平逐渐减少西药用量，将血尿酸控制在＜ 300 μmol/L。以上情况，在尿 pH 小于 6.0，尤其是服用促尿酸排泄药物时，应予枸橼酸制剂、碳酸氢钠等碱化尿液，使晨尿 pH 维持在 6.2 ～ 6.9。

31.2.2.4 慢性痛风石及慢性痛风性关节炎

以防治并发症为目的。在上述辨证论治的基础上，予降尿酸药及碱化尿液治疗，使血尿酸水平控制在＜ 300 μmol/L，晨尿 pH 维持在 6.2 ～ 6.9，从而更好地消解痛风石及尿酸盐结晶，减轻肾脏及关节损害。同时根据具体并发症情况，给予相应治疗。如出现痛风石后，若出现局部并发症（感染、破溃、压迫神经等）或严重影响生活质量时，可联合手术治疗。

31.2.3 并发症的治疗

31.2.3.1 并发肾脏病变

痛风内舍肾腑，出现尿中伴砂石或尿少身肿者，为痛风性肾病，治疗仍守健脾补肾、泄浊通络之法，另视其虚实寒热辨证论治。

实证除浊瘀外，多因湿热、石阻为患。湿热者排尿频数、淋漓灼痛，治当清热利湿，方选八正汤或萆薢化毒汤，常用药物如车前草、萹蓄、蒲公英、木瓜、秦艽等。石阻者排尿艰涩，或突然中断，或尿中夹有砂石，治当排石通淋，方选石韦散，常用药物如石韦、滑石、海金砂等。

虚证多责于脾肾。阳虚为主者治宜温阳化饮，推荐方如温脾汤合济生肾气丸，常用药物如黄芪、党参、杜仲、狗脊、川断、附片等；阴虚为主者治宜滋阴固本，推荐方如左归丸或六味地黄丸，常用药物如熟地、黄精、枸杞、山萸肉等。

31.2.3.2 合并高血压

高尿酸血症和痛风常合并高血压病，高血压病常以肝肾阴虚为主，兼见肝阳（火）上亢，给予滋补肝肾、平肝潜阳的药物。滋补肝肾药物，常用枸杞子、女贞子、山萸肉、桑寄生。平肝潜阳有力度轻重之别。用药如菊花、钩藤、夏枯草多为平肝，石决明、生牡蛎、龙骨、灵磁石等为镇肝。长期服用，注意金石类药物影响脾胃运化，使用护胃之品。

31.2.3.3 合并糖尿病

合并糖尿病或血糖高常加用生地黄、玄参、葛根、麦冬、地骨皮等。消谷善饥明显加生石膏、玉竹；口渴多饮明显加沙参、天花粉；气短自汗加太子参、黄芪。

31.2.3.4 合并脂代谢紊乱

合并高脂血症常加泽泻、生山楂、虎杖、枳实等。联用健脾祛湿、化痰降浊佐以活血中草药降脂治疗。

31.2.4 外治法

中药熏洗治疗，根据辨证论治选择药物：湿热蕴结证选用清热利湿，通络止痛药物，如马钱子洗剂、蠲痹洗剂；寒湿痹阻证选用祛风散寒除湿、温经通络药物，如乌头汤制成散剂，黄酒调匀外敷，或风火软膏、头子软膏、当归散；脾虚湿阻证选用健脾利湿，益气通络药物；痰瘀痹阻证选用活血化瘀，化痰散结药物；肝肾阴虚证选用滋养肝肾，祛湿通络药物。

31.2.5 针灸、拔罐疗法

（1）体针治疗：选取足三里、阳陵泉、三阴交、丰隆、太溪、太白、大墩、昆仑、合谷、曲池等穴位随证加减，急性期发作期用泻法，缓解期用平补平泻，均留针 30 min，每隔 10 min 行针 1 次，每日或隔日 1 次。

（2）拔罐治疗：疼痛部位用 3 ～ 5 个火罐，每次留罐 5 min。热证者不宜。

31.2.6 中医器械疗法

离子导入法：通过中频电流将中药离子经皮肤迅速导入关节局部，以发挥药效。该法为现代医学与传统中药结合，配合口服中药，效果愈佳。每日 1 次。热证者不宜。

31.3 中医疗效评价

（1）改善症状：症状评价采用以下标准：治愈——症状消失，实验室检查正常；好转——关节肿胀消减，疼痛缓解，实验室检查有改善；未愈——症状及实验室检查无变化。

（2）减少西药用量、减毒增效：以降尿酸或秋水仙碱或非甾体类消炎药等西药使用剂量变化、减药时间、停药时间计算。

（3）降低尿酸水平：与单纯西药标准治疗对比，记录尿酸变化时间。

（4）缩短病程：记录减药、停药时间，与单纯西药标准治疗对比。

32 骨质疏松症

骨质疏松症（osteoporosis，OP）是最常见的骨骼疾病，是一种以骨量低，骨组织微结构损坏，导致骨脆性增加，易发生骨折为特征的全身性骨病。骨质疏松症分为原发性和继发性两大类。原发性骨质疏松症包括绝经后骨质疏松症（Ⅰ型）、老年骨质疏松症（Ⅱ型）和特发性骨质疏松症（包括青少年型）。继发性骨质疏松症指由任何影响骨代谢的疾病和（或）药物及其他明确病因导致的骨质疏松。本指南主要针对原发性骨质疏松症。

传统中医学并无“骨质疏松症”概念，而属“骨痿”“骨枯”“骨痹”等范畴，病变在骨，其本在肾，病因以肾虚为主，与肝、脾、瘀等密切相关，证属本虚标实。

32.1 诊断

32.1.1 西医

参照《临床诊疗指南·内分泌及代谢性疾病分册》（中华医学会编著，人民卫生出版社，2005）、《原发性骨质疏松症诊疗指南（2017）》（中华医学会骨质疏松和骨矿盐疾病分会，2017）。原发性骨质疏松症诊断标准：①已有椎体或髋部脆性骨折史；②双能 X 线吸收检测法（DXA）测定腰椎、股骨颈、全髋或桡骨远端 1/3 处骨密度 T 值≤ −2.5；③骨量低下（−2.5 ＜ T 值＜ −1.0），且合并肱骨上端、前臂远端、骨盆脆性骨折；④应除外继发性骨质疏松或其他骨骼疾病。

32.1.2 中医

参照《中医骨伤科学》，骨质疏松症的中医诊断要点为：①疼痛是骨质疏松症最常见、最主要的症状；②身高缩短、驼背是骨质疏松症的重要临床体征之一；③骨质疏松症患者受轻微的外力就易发生骨折；④骨质疏松症发生胸、腰椎椎体压缩性骨折后导致脊柱后凸、胸廓畸形，可引起呼吸系统功能障碍；⑤骨密度的测定是诊断骨质疏松症的主要手段，其他如病史调查、生化检验等也可为诊断及鉴别诊断提供依据。

32.1.3 中医证候诊断

32.1.3.1 肾阳虚证

主症：腰背冷痛，腿膝软弱，少气乏力，不能久坐，面色淡白，畏寒肢冷，夜尿频多。次症：头晕目眩，精神萎靡，性欲减退，舌淡，苔白，脉沉细无力，尺脉尤甚。

32.1.3.2 脾肾两虚证

主症：腰背酸痛、下肢痿软、神疲乏力、腰弯背驼，不能久立、久行，神疲乏力，下肢痿软，步履艰难，食少腹胀。

次症：少气微言、自汗、易感冒、气短喘促、大便溏泄、面色萎黄、性功能减退、失眠健忘、面色苍白、发槁齿摇，舌淡，苔薄白，脉弱。

32.1.3.3 肝肾阴虚证

主症：腰膝酸软、形体消瘦、肌肉抽筋、头晕耳鸣。

次症：五心烦热、口干咽燥、潮热盗汗、骨蒸发热、齿松发脱、遗精早泄、失眠多梦，舌质红少津，少苔或无苔，脉细数。

32.1.3.4 瘀血阻络证

主症：腰背酸痛，骨痛，刺痛，痛有定处，拒按，肢体痿软麻木，筋肉挛缩。

次症：脉络瘀血、皮下瘀斑、肌肤甲错、口唇爪甲晦暗、肢体麻木或偏瘫、局部感觉异常，舌质紫黯或有瘀斑、瘀点，舌脉粗张，脉涩、无脉或沉弦、弦迟。

32.2 治疗

32.2.1 辨证论治

32.2.1.1 肾阳虚证

治法：补肾壮阳，强筋健骨。

方药：右归丸（《景岳全书》）加减。熟地黄、肉桂、鹿角胶、山药、山茱萸、枸杞子、当归、杜仲、菟丝子、巴戟天、骨碎补、三棱。

加减：虚寒证候明显者，可加用仙茅、肉苁蓉、淫羊藿、骨碎补等以温阳散寒。

常用中成药：仙灵骨葆胶囊，口服，一次 1.5 g，一日 2 次；强骨胶囊，口服，一次 0.25 g，一日 3 次。

32.2.1.2 脾肾两虚证

治法：补益脾肾，强筋壮骨。

方药：补中益气汤（《脾胃论》）合金匮肾气丸（《金匮要略》）加减。黄芪、白术、陈皮、升麻、柴胡、人参、甘草、当归、山药、茯苓、附子、熟地黄、山茱萸、牛膝、淫羊藿、骨碎补、杜仲、菟丝子。

加减：若脾虚湿盛明显者，可加薏苡仁、苍术等。

常用中成药：仙灵骨葆胶囊，口服，一次 1.5 g，一日 2 次；金天格胶囊，口服，一次 1.2 g，一日 3 次。

32.2.1.3 肝肾阴虚证

治法：滋补肝肾，填精壮骨。

方药：六味地黄汤（《小儿药证直诀》）加减。熟地黄，山药，山茱萸，茯苓，牡丹皮，泽泻，骨碎补，续断，淫羊藿。

加减：阴虚火旺证明显者，可加知母、黄柏；酸痛明显者，可加桑寄生、牛膝等。

常用中成药：固本壮骨胶囊，口服，一次 2 粒，一日 3 次；金天格胶囊，口服，一次 1.2 g，一日 3 次。

32.2.1.4 瘀血阻络证

治法：理气活血，化瘀止痛。

方药：身痛逐瘀汤（《医林改错》）加减。秦艽，羌活，香附，川芎，桃仁，红花，当归，没药，牛膝，地龙，甘草，五灵脂。

加减：骨痛以上肢为主者，加桑枝、姜黄；下肢为甚者，加独活、汉防己、鸡血藤以通络止痛；久病关节变形、痛剧者，加全蝎、蜈蚣以通络活血。

常用中成药：骨疏康胶囊，口服，一次 4 粒，一日 2 次；骨疏康颗粒，一次 10 g，一日 2 次。

32.2.2 病证结合治疗

原发性骨质疏松症按照骨密度分度，可以分为三度：骨量低下、骨质疏松和严重骨质疏松症。根据病证结合的原则，在原发性骨质疏松治疗过程中，坚持中西医结合治疗，发挥中医、西医治疗优势，达到最优治疗效果，缩短病程，减少西药用量，减毒增效，延缓或逆转并发症的发生。

32.2.2.1 骨量低下

骨量低下的患者应防止骨质疏松的发生，达到“未病先防”的目的。应调整生活方式：加强营养，均衡膳食，建议摄入富含钙、低盐和适量蛋白质的均衡膳食，推荐每日蛋白质摄入量为 0.8 ～ 1.0 g/kg 体质量，并每天摄入牛奶 300 mL 或相当量的奶制品；保持充足日照以促进体内维生素 D 的合成；规律运动，改善机体敏捷性、力量、姿势及平衡等，减少跌倒风险；另外需要戒烟、限酒、避免过量饮用咖啡、避免过量饮用碳酸饮料、尽量避免或少用影响骨代谢的药物。可适当补充钙剂与维生素 D。在辨证论治的基础上，适当选用杜仲、骨碎补、淫羊藿、补骨脂等可促进成骨细胞生成的中药，延缓或防止骨质疏松症的发生。

32.2.2.2 骨质疏松

骨质疏松患者在上述基础措施与治疗措施的基础上，应适当选用抗骨质疏松药物。通常首选使用具有较广抗骨折谱的药物（如阿仑膦酸钠、唑来膦酸、利塞膦酸钠和狄诺塞麦等）。对低、中度骨折风险者（如年轻的绝经后妇女，骨密度水平较低但无骨折史）首选口服药物治疗。对口服不能耐受、禁忌、依从性欠佳及高骨折风险者（如多发椎体骨折或髋部骨折的老年患者、骨密度极低的患者）可考虑使用注射制剂（如唑来膦酸、特立帕肽或狄诺塞麦等）。如仅椎体骨折高风险，而髋部和非椎体骨折风险不高的患者，可考虑选用雌激素或选择性雌激素受体调节剂。新发骨折伴疼痛的患者可考虑短期使用降钙素。结合中医辨证论治，加用仙灵骨葆胶囊、骨疏康胶囊等具有明确治疗骨质疏松的中成药，以缩短疗程、减少西药用量，达到延缓或防止重度骨质疏松发生的目的。

32.2.2.3　重度骨质疏松

重度骨质疏松患者应用抗骨质疏松药物应注意疗程，如口服双膦酸盐治疗 5 年，静脉双膦酸盐治疗 3 年，应对骨折风险进行评估，如为低风险，可考虑实施药物假期停用双膦酸盐；如骨折风险仍高，可以继续使用双膦酸盐或换用其他抗骨质疏松药物。同时抗骨质疏松药物疗程应个体化，所有治疗应至少坚持 1 年，在最初 3 ～ 5 年治疗期后，应该全面评估患者发生骨质疏松性骨折的风险。抗骨质疏松药物具有胃肠道不良反应、肾脏毒性等不良反应，在此阶段，中医病证的优势在于改善患者症状，减轻西药严重不良反应，达到减毒增效、缩短疗程的目的。

32.2.3　并发症治疗

骨质疏松症的主要并发症为骨质疏松后骨折，在上述辨证论治方案基础上，辨证使用以下中成药和中药。

（1）虎潜丸：出自《丹溪心法》，具有滋养气血、散风通络、补虚培元之功，主治筋骨痿软、足膝无力、腰背痹痛。研究发现虎潜丸含药血清能够促进骨髓基质干细胞 B msCs 增殖，以及促进它向成骨细胞分化，加速骨折愈合。同时虎潜丸有抗炎、镇痛、抗疲劳的作用，能够促进骨髓基质细胞向成骨细胞的分裂，通过调节下丘脑 - 垂体 - 性腺轴，起到治疗骨质疏松的作用。

（2）接骨七厘片：全方具有续筋接骨、活血化瘀、消肿止痛功效。有研究表明，接骨七厘片可有效降低患肢血液黏度，增强患肢处血液循环，增加骨折创伤部位的血液供应，加快患肢血肿机化速度，使成骨细胞再生活跃，从而促进骨痂形成，缩短患肢骨折愈合过程。

（3）强骨胶囊：有研究表明，强骨胶囊抗骨质疏松作用明显，除了能够增加患者 BMD，提高骨骼的抗冲击能力以外，还可调节诸如血钙、血磷、甲状旁腺素、降钙素、碱性磷酸酶等骨代谢指标，既抑制骨吸收，又可促进骨形成。同时，其一定的性激素样作用对绝经后骨质疏松症也有效果。其抗炎镇痛、改善血液微循环的作用能够用于骨关节疾病和部分肾性疾病。

（4）骨碎补：本品不但补肾以坚骨，又能活血以疗折伤，对骨折损伤、筋骨疼痛等证，常与续断、自然铜等配合应用促进骨折的愈合。骨碎补主要成分骨碎补总黄酮，临床实验证明在骨折的愈合中对 $TGF\text{-}\beta_1$ *mRNA*、*BMP-2 mRNA* 基因表达有调控作用，能促进成骨细胞的分化和增加，进而增加骨痂的厚度，改善骨小梁的结构，增加组织承受力，提高抵御外来的能力。

（5）续断：本品能与杜仲、骨碎补、自然铜等同用可以促进骨折的愈合。续断有效成分川续断皂苷Ⅳ不仅有强肝肾、补筋骨、安胎功效，而且协助骨碎补提高 ALP 活性，促进 *BMP-2 mRNA* 基因表达，从而促进骨折愈合。同时续断能有效促进大鼠成骨细胞增殖、分化，抑制凋亡，以及促进骨髓间充质干细胞增殖与向成骨细胞分化的作用。

（6）杜仲：在临床应用时可视病情需要，或与续断、狗脊等配伍，或与补骨脂、胡桃等同用于治疗骨折。研究发现，应用杜仲可使较早产生骨组织的修复现象，且骨痂生长迅速，骨结构致密，骨连接的时间明显缩短。其原因是，当发生骨折时，机体能通过离子交换和细胞活动，把骨折附近骨中已沉积的钙离子动员到血中，以惊人的速度在骨折部位沉积大量钙，满足骨折后的需要而促进骨折愈合。一般来说血液供应越丰富、代谢越活跃以及形成时间越短的骨板，越容易吸收和释放出钙。杜仲正是通过使局部血管扩张，而达到促进骨痂生长的作用。

（7）补骨脂：临床应用于下元虚冷，腰部酸痛，补骨脂功能温补肾阳，用于肾阳不足等证。对于腰部酸痛，常与川断、狗脊等配合应用促进骨折的愈合。补骨脂素是补骨脂中提取的一种有效活性成分，属于呋喃香豆素类化合物的植物雌激素。因雌激素受体在骨组织的广泛分布，导致植物雌激素可作为一种治疗骨质疏松症潜在的天然活性药物。研究表明补骨脂素能通过MAPK-NF-kB 信号和 BMPs 信号通路激活成骨细胞，增加成骨，对小鼠骨质疏松骨折修复有改善作用，同时补骨脂素也会增加骨痂内矿化程度，使骨折愈合质量增加。

（8）鹿茸：是一味补督脉的要药，能助肾阳、补精髓、强筋骨，适用于肾阳不足、精衰血少及骨软行迟等证。通过大鼠造模研究，说明鹿茸能够增加大鼠骨折端骨痂厚度，提高骨折愈合质量，并能增加 TGF-β_1、骨形态发生蛋白 -2（BMP-2）在骨痂组织中的表达，加速骨折的愈合。

（9）丹参：具有祛瘀止痛、活血通经、清心除烦之功效，在骨折临床治疗中应用广泛，其对骨折愈合的治疗作用贯穿于炎症期、修复期以及改建期三个时期。能增加毛细血管的生成数量，改善和增加骨折局部的血液供应；促进成骨细胞与破骨细胞的修复功能；促使成纤维细胞的蛋白质合成旺盛，胶原纤维增多且密集；加速对基质钙化，更好地满足新骨形成对钙的需要；增加生长因子的含量，促进骨折的愈合。

32.2.4 外治法

（1）中药熏洗治疗：中药熏蒸将药力与热力结合，可透皮触骨，直达病灶，起化瘀活血、疏通腠理、调气活血、通络镇痛的功效，所用药物多以活血化瘀、散寒止痛和祛风除湿通络药为主。研究表明，熏蒸温度可影响 OP 的临床疗效，可根据不同中医证型选择合适的熏蒸温度。有皮肤条件不良或过敏、心脑血管疾病等情况者应谨慎使用。

（2）中药外敷治疗：外用中药制剂（补骨脂、淫羊藿、骨碎补、杜仲、续断等中药）贴敷于局部或穴位处，在不断的刺激中缓解 OP 引发的疼痛和痉挛，提高骨密度，改善人体平衡功能。中药贴敷治疗时应注意皮肤过敏等不良反应的发生。

32.2.5 针灸疗法

（1）体针治疗：选穴以足三里、肾俞、脾俞、关元、太溪、三阴交、大椎、太白为主，配以痛处所属经脉络穴，配合针刺补泻手法，达到补肾、健脾和活血目的，可减少骨质流失，缓解患者疼痛，针刺可每日 1 次，每次留针 20 min，1 个疗程 10 天。

（2）艾灸治疗：采用补肾填精、温阳壮骨、疏通经络等中药，通过直接灸、隔药灸等方法，借助热力刺激大椎、大杼、肝俞、中脘、膻中、足三里、脾俞、肾俞、命门、神阙、关元等穴位，起调节机体脏腑功能之功效，灸法可每日 1 组穴，每穴灸 5 壮，1 个疗程 15 天。研究表明，针灸可增加骨密度、血清钙、雌二醇水平和降低血清碱性。

32.2.6 中医器械疗法

多波段光谱治疗仪、紫外线、脉冲电磁场、体外冲击波等物理因子治疗可增加骨量和（或）防治维生素 D 缺乏症及原发性 OP；对于不能自主运动者，有研究表明累积高剂量和低量级全身振动可改善腰椎骨密度。多波段光谱治疗仪、超短波、微波、经皮神经电刺激、中频脉冲等治疗可减轻疼痛。神经肌肉电刺激、针灸等治疗可增强肌力、促进神经修复、改善肢体功能。

32.3 中医疗效评价

（1）中医证候：中药内服应根据病情变化随证加减，对症治疗后可根据《中药新药临床研究指导原则》评价患者治疗前后疼痛、中医临床症状、体征改善情况及证候积分系数，判定 OP 疗效及控制情况。

（2）新发骨折：研究显示，抗 OP 药物治疗能降低 40% ～ 70% 的骨折风险，但不能完全消除，绝大多数患者可从中受益。新发骨折的出现，常意味着再发骨折的风险显著增加。一旦发生，应首先评估药物依从性、继发性骨丢失因素及其他药物或疾病的影响，再考虑调整治疗方案。

（3）骨密度：作为应用最广泛的疗效监测和评估方法，首选中轴骨 DXA 或腰椎松质骨 QCT。建议每年检测 1 次骨密度，病情发生变化或为调整方案可 6 个月复查 1 次。需注意的是，DXA 需在药物治疗至少 1 ～ 2 年后才能观察到变化。且相比于 QCT，可能存在更大的测量误差。

（4）BTM：在起始治疗数日至 3 个月后即可快速反映治疗效果，并能早期发现对于治疗无应答者。IOF 推荐空腹血清Ⅰ型原胶原 N- 端前肽（P1 NP）和空腹血清Ⅰ型胶原 C- 末端肽交联 CS-CTX）作为反映骨形成和骨吸收敏感标志物。在治疗前检测基线值，并在促骨形成药物治疗 3 个月或抑制骨吸收药物治疗 3 ～ 6 个月后再次检测。

33 多囊卵巢综合征

多囊卵巢综合征（polycystic ovary syndrome，PCOS）又称 Stein-Leventhal 综合征，是育龄期妇女最常见的内分泌代谢疾病。多在青春期发病，以雄激素过高的临床或生化表现、持续无排卵、卵巢多囊样改变为特征，表现为多毛、痤疮、月经异常等，常伴有胰岛素抵抗和肥胖。

中医学无多囊卵巢综合征之病名，多数学者将其归属为“月经后期”“闭经”“不孕症”“癥瘕”等范畴。认为多是由于素体气血不足或思虑、饮食损伤脾胃、先天禀赋不足，呈虚实夹杂之征。

33.1 诊断

33.1.1 西医

参照由卫生部医疗服务标准专业委员会提出的《多囊卵巢综合征诊断中华人民共和国卫生行业标准》和《多囊卵巢综合征中国诊疗指南》。

育龄期和围绝经期多囊卵巢综合征的诊断为：①疑似 PCOS：月经稀发或闭经或不规则子宫出血是诊断必须条件。另外，再符合下列 2 项中的一项，即可诊断为疑似 PCOS：a. 高雄激素的临床表现或高雄激素血症；b. 超声表现为 PCOM。②确定诊断：具备上述疑似 PCOS 诊断条件后还必须逐一排除其他可能引起高雄激素的疾病和引起排卵异常的疾病才能确定诊断。

青春期多囊卵巢综合征的诊断为同时符合下述3个指标：①初潮后月经稀发持续至少2年或闭经；②高雄激素临床表现或高雄激素血症；③超声下卵巢PCOM表现。同时应排除其他疾病。需要排除的疾病包括：甲状腺功能异常、高催乳素血症、迟发型肾上腺皮质增生、21-羟化酶缺乏症、库欣综合征、原发性卵巢功能减退或卵巢早衰、卵巢或肾上腺分泌雄激素的肿瘤、功能性下丘脑性闭经以及其他，如药物性高雄激素血症需有服药历史，特发性多毛有阳性家族史，血雄激素浓度及卵巢超声检查皆正常。

33.1.2 中医

参照《中医妇科学》，从以下3个方面考虑诊断：①具有月经初潮后月经稀少，月经稀发渐致闭经，体重明显增加，毛发浓密等典型症状及体征。②实验室检查，血清睾酮、雄烯二酮浓度升高，血清雌二醇正常或稍高，E_1/E_2大于，LH/FSH ＞ 2 ～ 3。③ B超检查提示双侧卵巢均匀性增大，内部回声强弱不均，可有小卵泡、间质部面积增大，腹腔镜或卵巢病例组织检查有助于本病的诊断及鉴别诊断。

根据《中华人民共和国国家标准中医临床诊疗术语（证候部分）》《中医诊断学》《中医妇科学》、中药新药临床研究指导原则，PCOS可被诊断为“闭经”。根据临床文献总结，PCOS主要复合证型为痰浊内阻证、肝肾阴虚证、脾肾阳虚证、脾虚湿盛证、气滞血瘀证、肝郁脾虚证、脾虚阻滞证、湿热内蕴证、肝郁化火证、肝胆湿热证和肾虚血瘀证。结合临床实践，最终将PCOS归为以下5种证型：痰湿阻滞证、气滞血瘀证、肝郁化火证、脾肾两虚证、肾虚血瘀证。

33.1.3 中医证候诊断

（1）痰湿阻滞证：月经周期延后，经量少，色淡质黏，渐至闭经，婚久不孕，带下量多，胸闷呕恶，形体肥胖，自觉咽中多痰，倦怠身重，苔白腻，脉滑。

（2）气滞血瘀证：月经周期延后，经量或多或少，色暗红，淋漓不尽，伴有血块，渐至闭经，婚久不孕，乳房胀痛，小腹拒按，皮肤色素沉着、黑棘皮症，舌暗红有瘀点，苔薄，脉沉涩。

（3）肝郁化火证：月经稀少或闭经，或月经周期紊乱，婚久不孕，形体壮实，头面多油、痤疮、乳房胀痛，苔薄黄，脉弦或弦数。此三证多见于证情较急、症状明显者，卵巢增大而间质增厚、肥胖、多毛。

（4）脾肾两虚证：月经稀少或闭经，色淡质稀，或月经周期紊乱，婚久不孕，神疲倦怠，腰膝酸软，头晕耳鸣，面色不华，舌淡苔薄，脉沉细。此证见于经后期、经前期，阳虚表现明显。

（5）肾虚血瘀证：月经稀少，经量或多或少，色暗红，淋漓不尽，伴有血块，渐至闭经，婚久不孕，畏寒肢冷，腰膝酸软，头晕耳鸣，乳房胀痛，皮肤色素沉着，舌暗有瘀点，脉沉细。此证见于排卵期、行经期，阳虚无力推动血行、血瘀表现明显。此二证多见于证情较缓者，本虚表现明显，同时伴有标实。

33.2 治疗

33.2.1 辨证论治

33.2.1.1 痰湿阻滞证

治法：化痰祛湿，活血调经。

方药：苍附导痰丸（《叶天士女科诊治秘方》）加减。苍术 15 g，香附 15 g，枳壳 15 g，陈皮 10 g，茯苓 20 g，胆星 6 g，甘草 6 g。

加减：腰膝酸冷者，加菟丝子、巴戟天、牛膝。带下量多清稀者，加金樱子。

常用中成药：二陈丸（国药准字 Z11020652），口服，一次 9 ～ 15 g，一日 2 次。

33.2.1.2 气滞血瘀证

治法：理气活血，祛瘀通经。

方药：膈下逐瘀汤（《医林改错》）加减。当归 15 g，川芎 10 g，赤芍 15 g，桃仁 6 g，红花 6 g，枳壳 10 g，延胡索 15 g，五灵脂 10 g，没药 10 g，香附 10 g，丹皮 10 g，甘草 6 g。

加减：肝气犯胃，恶心呕吐，加吴茱萸、法半夏、陈皮和胃降逆止呕。小腹坠胀，加柴胡、升麻行气升阳。心烦口苦，加栀子、郁金清心除烦。

常用中成药：桂枝茯苓丸（国药准字 Z20027562），口服，一次 6 丸，一日 1 ～ 2 次。

33.2.1.3　肝郁化火证

治法：疏肝理气，清热调经。

方药：逍遥散（《太平惠民和剂局方》）加减。当归 10 g，白芍 15 g，柴胡 10 g，茯苓 20 g，白术 20 g，甘草 6 g。

加减：血块较多者，加川芎、丹参、桃仁以活血通经。小腹胀痛者，加莪术、延胡索以行滞止痛。胸胁、乳房胀痛甚者，加郁金、川楝子、王不留行以理气活络止痛。

常用中成药：逍遥丸（国药准字 Z32020016），口服，一次 6 ～ 9 g，一日 2 次。

33.2.1.4　脾肾两虚证

治法：健脾补肾，活血调经。

方药：当归地黄饮（《景岳全书》）加减。熟地黄 30 g，山萸肉 30 g，山药 30 g，杜仲 10 g，牛膝 10 g，甘草 15 g。

加减：畏寒肢冷，加仙茅、仙灵脾、巴戟天以温肾助阳。便溏、带下清稀，加茯苓、党参、白术以温脾助阳。

常用中成药：脾肾双补丸（国药准字 Z33020100），口服，一次 1 丸，一日 2 次。

33.2.1.5　肾虚血瘀证

治法：温肾活血，理气调经。

方药：桃红四物汤（《医宗金鉴》）加减。桃仁 10 g，红花 10 g，熟地黄 30 g，白芍 15 g，川芎 6 g。

加减：形体丰满、痰湿较重者，加苍术、香附、茯苓、陈皮化痰除湿。胸胁胀闷、乳房胀痛者，加当归、柴胡以理气疏郁。

常用中成药：右归丸（国药准字 Z11021040），口服，一次 1 丸，一日 3 次。

33.2.2 病证结合治疗

（1）根据月经周期，分期治疗：根据卵巢和子宫内膜的变化，可将月经周期分为行经期、经后期、经间期和经前期。根据患者的证候与体质特点，辨病与辨证结合，根据月经的生理周期合理选择中药，以发挥病证结合的优势。

行经期着重活血调经，有利于经血排出，选用丹参、赤芍、乌药、五灵脂、益母草等中药。经后期着重补益肝肾，固护阴血，促进卵泡发育成熟和子宫内膜修复，可选用当归、白芍、熟地黄、山茱萸、山药、泽泻、牡丹皮、茯苓等中药。经间期着重重阴转阳，促进排卵，选用川芎、当归、红花、赤芍、茺蔚子、五灵脂等中药。经前期着重补肾助阳，维持黄体功能，选用党参、山药、山茱萸、巴戟天、续断、杜仲、紫石英、菟丝子、紫河车、炒柴胡等中药。一般连续治疗 3 ～ 6 个周期，可逐渐建立规律的月经周期，恢复排卵功能。

（2）结合指标与辅助检查治疗：在上述中药辨证论治和调节周期治疗的主线基础上，如雄激素过高者可先服用炔雌醇环丙孕酮片治疗 3 个月，泌乳素偏高者可服用溴隐亭，伴有胰岛素抵抗者可同时服用二甲双胍片；再如 B 超监测下持续无优势卵泡生长，或卵泡成熟而不破裂的不孕患者，可在月经第 5 天加用氯米芬或来曲唑，再结合基础体温和 B 超监测情况，选用尿促性素、绒促性素等药物治疗。

但在西药促排卵前需对卵巢储备功能和子宫内膜情况进行评估，若卵巢储备功能低下或子宫内膜薄者不轻易使用，先进行充分中药治疗，预培其损，再进入促排治疗。药物促排无效者可行腹腔镜下卵巢打孔术等辅助治疗。

33.2.3 并发症治疗

33.2.3.1 血糖升高

中医药在治疗血糖升高方面具有确切疗效，主要是在复方中药中辨证使用以下单味药。

（1）黄连：每日用量 6 ～ 30 g。黄连中的小檗碱是目前对于降低血糖具有确切疗效的有效成分，可通过抑制糖异生、促进糖酵解、提高机体免疫力、保护胰岛 β 细胞、改善胰岛素抵抗等途径实现降糖作用。

（2）黄芩：每日用量 6 ～ 30 g。黄芩具有较好的降低血糖的作用。黄芩素可清除氧自由基，抗氧化，促进骨骼肌对葡萄糖的利用，具有保护胰岛 β 细胞的作用。黄芩苷可通过抑制 α-葡萄糖苷酶、改善胰岛素抵抗、促进糖原合成、提高抗氧化能力等发挥降糖作用。

（3）葛根：每日用量 10 ～ 30 g。葛根素可通过上调 PPAR 的表达增加胰岛素的敏感性，并能增强 GLUT-4 表达，从而促进骨骼肌细胞从循环中摄取葡萄糖的作用，而减少血清中葡萄糖的水平。

（4）西洋参：每日用量 6 ～ 30 g。西洋参中的人参皂苷可通过增强胰岛 β 细胞功能和减轻胰岛素抵抗发挥降糖作用。

（5）干姜：每日用量 6 ～ 20 g。干姜中的 6-姜辣素可上调脂联素水平、促进 PPAR-γ 表达、增强脂肪细胞的分化作用，从而发挥改善胰岛素敏感性和胰岛素抵抗，降低血糖。

另外，穿心莲、桑白皮、天花粉、生地、石膏、知母、大黄、五味子、黄芪等单味药均具有降糖作用，临床可辨证使用。

33.2.3.2　高血压

（1）松龄血脉康胶囊（国药准字 Z10960023），一次 3 粒，一日 3 次。用于高血压证属肝阳上亢证者。

（2）黄降压丸（国药准字 Z11020199），一次 1 ～ 2 丸，一日 1 次。用于高血压证属心肝火旺、痰热壅盛者。

（3）杞菊地黄丸（国药准字 Z41021905），一次 8 丸，一日 3 次。用于高血压证属肝肾阴亏者。

33.2.3.3　抑郁症

（1）舒肝解郁胶囊（执行标准 YBZ10382008），一次 2 粒，一日 2 次。用于抑郁症证属肝郁气滞者。

（2）乌灵胶囊（国药准字 Z19990048），一次 3 粒，一日 3 次。可用于抑郁症证属心肾不交者。

33.2.4 外治法

中药熏洗治疗：选用桃仁 20 g、红花 10 g、熟地黄 20 g、当归 15 g、白芍 15 g、川芎 18 g。每日 1 剂，水煎成 200 mL，稀释至 900 mL，加入熏蒸机，熏蒸局部，每次 30 min。熏蒸时，患者取仰卧位，充分暴露下腹部，并嘱患者全身放松，使其感觉舒适，每日 1 次。熏蒸 3 个月经周期。

33.2.5 针灸、耳针疗法

（1）体针治疗：根据辨证论治选取穴位，肾虚血瘀证取穴肾俞、百会、腰阳关、命门、身柱、关元、子宫、至阳；脾肾两虚证取穴身柱、大椎、命门、至阳、腰阳关、肾俞、关元、子宫、带脉、天枢、脾俞；痰湿阻滞证取穴关元、太冲、中极、太溪、归来、三阴交、丰隆及足三里；气滞血瘀证取穴子宫、三阴交、中极、关元、足三里、太溪；肝郁化火证取穴内关、太冲、子宫、三阴交、中极。

（2）耳针治疗：取穴脾、内分泌、子宫、肝、肾、卵巢、胃、皮质下、交感。每日自行按压 3 ～ 5 次，每次每穴按压 30 ～ 60 秒，刺激轻度适中，每周更换 1 次。

33.2.6 中医器械疗法

红外线灯：红外线灯照射患者少腹部 20 min，距离为 30 ～ 35 cm，2 次 / 天，治疗期间需防止照射过程中温度太高烫伤患者。

33.3 中医疗效评价

（1）中医证候疗效判定标准：①临床控制。临床症状、体征消失或基本消失，证候积分减少 ≥ 95%。②显效。临床症状、体征明显改善，证候积分减少 70% ～ 90%；③有效。临床症状、体征均有好转，证候积分减少 30% ～ 69%；④无效。临床症状、体征无明显改善甚至加重，证候积分减少 ＜ 30%（表 33-1）。

（2）改善症状及指标：①痊愈。患者的月经周期恢复正常，BMI 降至正常，T 值恢复正常，B 超提示双侧卵巢多囊样改变消失。②显效。患者的月经周期达到40天之内，BMI降低3个指数以上，T值恢复正常，B超提示双侧卵巢多囊样改变基本消失。③有效。患者在2个月内月经来潮次数为1次或1次以上，BMI降0.5～3个指数，睾酮（T）值接近正常水平，B超提示双侧卵巢多囊样改变较前改善。④无效。患者月经周期无改变，BMI降低小于0.5个指数，雄激素水平和B超检查与治疗前相比没有改善。

（3）减少西药用量、减毒增效：以西药使用剂量变化、减药时间、停药时间计算。

（4）缩短病程：记录减药、停药时间，与单纯西药标准治疗对比。

表33-1 临床症状分级量化

症状	轻	中	重
肥胖	体质指数＞25 kg/m^2	体质指数＞30 kg/m^2	体质指数＞35 kg/m^2
月经紊乱	月经迟至	月经稀发	闭经
眩晕	头晕眼花，时作时止	视物旋转，不能行走	眩晕欲仆，不能站立
头重	微觉头重	头重如裹	头重如戴帽而紧
胸闷	偶有胸闷	时有胸闷	持续出现
肢体沉重	偶有沉重	时有沉重	持续出现
倦怠乏力	中等活动后乏力	轻微活动后乏力	倦怠乏力明显
畏寒	轻微畏寒	畏寒明显	欲加衣被
腰膝酸软	轻微酸软	活动后酸软	酸软不欲活动
耳鸣	偶有耳鸣	时作时止	持续发作，听力下降
乳房、小腹胀痛	偶有胀痛	时有胀痛	持续胀痛
毛发浓密	轻微浓密	透过毛发可见皮肤	毛发浓密遮挡皮肤
面部痤疮	少许痤疮	散在片状痤疮	大面积痤疮
急躁易怒	偶有急躁易怒	时有急躁易怒	动辄急躁易怒
面红	偶有面红	时有面红	持续面红

续表

症状	轻	中	重
口苦	偶有口苦	时有口苦	持续发作
胸胁胀闷	偶有胀闷	时有胀闷	持续胀闷
便溏	大便不成形，一日 1 次	大便不成形，一日多次	大便稀溏，一日多次
纳呆	偶有纳呆	时有纳呆	纳呆不能进食

34 更年期综合征

更年期综合征是由于更年期雌激素水平下降，并因机体不能迅速适应这一变化而产生的一系列以神经功能调节紊乱、内分泌紊乱、生理代谢功能障碍等为主的综合征。

中医古籍对更年期综合征并无系统论述，根据患者临床表现的侧重点，散在的归属于不寐、郁证、汗证、虚劳、脏躁、心悸、眩晕等病的范畴，目前以“绝经前后诸证”赅之。中医认为，更年期女性年近五十，肾气渐衰，冲任两脉虚弱，天癸渐枯，经血不足，阴阳平衡失调，致使脏腑功能紊乱而出现一系列症状。本病之本在肾，常累及心、肝、脾等多脏多经，致使本病证候复杂，病机为本虚标实。

34.1 诊断标准

34.1.1 西医

女性更年期综合征的西医诊断标准，可参照《临床诊疗指南·妇产科学分册》。具体内容如下：①在 40 岁以上妇女，月经紊乱或绝经同时出现以下三组症状：a. 典型的血管舒缩功能不稳定症状，如潮热、汗出、胸闷、心悸等；b. 精神神经症状，如抑郁、焦虑、烦躁、易激动等；c. 泌尿生殖道萎缩症状，如阴道干烧灼感、性交痛、尿频尿急、反复泌尿道感染等。②血 FSH 升高或正常，E_2 水平可升高、降低或正常。

34.1.2 中医

根据中华中医药学会2012年发布的《更年期综合征》标准，中医诊断要点如下。①病史：40～60岁的妇女，出现月经紊乱或停闭，或有手术切除双侧卵巢及其他因素损伤双侧卵巢功能病史。②症状：月经的改变：月经紊乱，如月经先期，量多或少；经期延长，崩漏；或月经后期，闭经。血管舒缩症状：烘热汗出、眩晕、心悸等。精神神经症状：烦躁易怒、情绪抑郁、失眠多梦、健忘多疑等。泌尿生殖系统症状：绝经后期可出现肌肉、关节疼痛，腰背、足跟酸痛，易骨折等。③妇科检查：绝经后期可见外阴及阴道萎缩，阴道分泌物减少，阴道皱襞消失，宫颈、子宫可有萎缩。④辅助检查：阴道细胞学涂片：阴道脱落细胞以底、中层细胞为主；生殖内分泌激素测定：大多患者血清 E_2 水平< 20 pg/ mL（或< 150 pmol/L），E_2 水平周期性变化消失，FSH、LH升高，FSH > 10 U/L。

34.1.3 中医证候诊断

（1）肝肾阴虚证：烘热汗出，失眠，腰膝酸软，烦躁易怒，头晕耳鸣，胁痛，健忘，皮肤瘙痒，阴道干涩，舌红少苔，脉细数。

（2）脾胃虚弱证：潮热、失眠、焦虑、肥胖、便溏、乏力、懒言、舌质淡、苔薄白等。

（3）阴虚火旺证：烦躁易怒，心悸失眠，潮热出汗，头部、面部、颈部等出现阵发性烘热，舌红少苔，脉细数。

（4）肝气郁结证：月经紊乱、先后不定期，量或多或少，或已绝经，胸胀满，乳房胀痛，情绪不稳，急躁易怒，精神抑郁，善太息，舌红苔白，脉弦。

（5）心肾不交证：虚烦不眠，心悸健忘，头晕耳鸣，腰膝酸软，舌尖红而少苔，脉细数。

（6）心脾两虚证：潮热出汗、头晕心悸、失眠多梦、月经紊乱，大多先期量多，色红无块，耳鸣腰酸，胸闷烦躁，舌稍红、苔薄，脉细缓或细数。

（7）脾肾阳虚证：潮热汗出，精神萎靡，面色晦暗，腰酸如折，大便溏薄，面浮肢肿，腹胀尿频，白带清稀量多，月经后期，量多色淡红无血块，舌淡红、苔薄，脉细无力。

（8）阴血亏耗证：神志烦乱，善悲欲哭，呵欠频作，舌质嫩红，脉象细弱。

（9）肾虚肝郁证：绝经前后月经紊乱，或先或后，或淋漓不净，烘热出汗，抑郁多虑，善于猜疑，经前有时乳胀，腰酸头胀。舌红苔薄，脉细弦。

（10）肾阳衰弱证：绝经前后畏寒肢冷，面色白，精神萎靡，腰酸膝冷，性欲淡漠，纳少。月经量少，色淡。舌淡苔薄，脉沉细无力。

（11）肾阴阳两虚证：绝经前后腰酸乏力，烘热出汗，继而畏寒肢冷，月经量中或少，淋漓不净。舌尖红，苔薄，脉沉细弱。

（12）瘀血阻络证：胸痛，头痛，痛如针刺而有定处，或呃逆日久不止，或饮水即呛，干呕，或内热瞀闷，或心悸怔忡，失眠多梦，急躁易怒，入暮潮热，唇黯或两目黯黑，舌质黯红，或舌有瘀斑、瘀点，脉涩或弦紧。

（13）痰热内阻证：月经开始紊乱，经量逐渐减少，色暗夹小血块，经期或短或长，兼烘热汗出，烦躁易怒，眩晕耳鸣，胸闷呕逆，或有痰涎，胃脘痞满，失眠惊悸，心神不宁，或肢体面目肿胀等。舌红苔黄或腻，脉弦滑。

34.2 治疗

34.2.1 辨证论治

34.2.1.1 肝肾阴虚证

治法：补益肝肾。

方药：更年汤或镇肝熄风汤或一贯煎加减。女贞子、墨旱莲、熟地、柴胡、郁金、茯苓、白芍、山茱萸、山药、浮小麦、牡丹皮、莲子芯等。

加减：胸闷、两胁疼痛加柴胡、郁金、香附；咽部不适加桔梗、牛蒡子、木蝴蝶。

常用中成药：芍杞颗粒（国药准字 Z 20090971），口服，一次 8 g，一日 2 次。

34.2.1.2 脾胃虚弱证

治法：健脾益气。

方药：健脾汤加减。黄芪、党参、白术、白芍、山药、大枣、浮小麦、茯苓、砂仁、甘草。

加减：伴纳呆者加砂仁、陈皮。

常用中成药：六君子丸（国药准字 Z22024784），口服，一次 9 g，一日 2 次。

34.2.1.3 阴虚火旺证

治法：滋阴清热。

方药：知柏地黄丸加减。泽泻、丹皮、茯苓、山药、山萸肉、熟地、黄柏、知母。

加减：急躁易怒者加龙胆草、夏枯草；眩晕者加天麻、钩藤；口干咽干者加玄参、麦冬、乌梅。

常用中成药：知柏地黄丸（国药准字 Z11020152），口服，一次 6 g，一日 2 次；更年安片（国药准字 Z36020568），口服，一次 6 片，一日 2 ～ 3 次。

34.2.1.4 肝气郁结证

治法：疏肝理气，滋水涵木。

方药：逍遥汤或丹栀逍遥散加减。柴胡、黄芩、白芍、当归、郁金、丹皮、生地、生牡蛎、生龙骨等。

加减：肝郁化火明显者，可加知母、黄柏。

常用中成药：逍遥丸（国药准字 Z32020016），口服，一次 6 ～ 9 g，一日 2 次。

34.2.1.5 心肾不交证

治法：滋阴降火，交通心肾。

方药：交泰丸或天王补心丹加减。黄连、肉桂、生地黄、麦冬、当归、白芍、沙参、茯神、远志、夜交藤、五味子等。

加减：失眠明显者，加合欢皮、郁金。

常用中成药：天王补心丹（国药准字 Z37020773），口服，一次 1 丸，一日 3 次；坤泰胶囊（国药准字 Z20000083），一次 4 粒，一日 3 次。

34.2.1.6　心脾两虚证

治法：滋阴健脾，养心安神。

方药：归脾汤加减。党参、茯苓、白术、山萸肉、甘草、远志、黄芪、酸枣仁、当归、大枣、生地黄、熟地黄、丹皮、合欢皮、生牡蛎、龟板、五味子。

加减：失眠明显者，加夜交藤、茯神、郁金。

常用中成药：归脾丸（国药准字 Z34020592），口服，一次 8 ～ 10 丸，一日 3 次。

34.2.1.7　脾肾阳虚证

治法：温肾助阳，健脾利水。

方药：二仙汤合右归丸加减。仙茅、仙灵脾、熟地黄、枸杞子、山萸肉、甘草、鹿角胶、菟丝子、杜仲、当归、肉桂、附子、覆盆子、补骨脂、党参；或健固汤加补骨脂、仙灵脾、山药。

加减：泄泻者可加肉豆蔻、吴茱萸。

常用中成药：右归丸（国药准字 Z11021040），口服，一次 1 丸，一日 3 次。

34.2.1.8　阴血亏耗证

治法：甘润滋补，调养心脾。

方药：甘麦大枣汤加味。甘草、浮小麦、大枣、茯神、酸枣仁、竹茹、陈皮、生地黄、麦冬、白芍、黑芝麻。

加减：血虚有寒者，可加阿胶、艾叶、炮姜。

常用中成药：四物胶囊（国药准字 Z20070030），一次 5 ～ 7 粒，一日 3 次。

34.2.1.9　肾虚肝郁证

治法：益肾疏肝。

方药：一贯煎加减。生地黄、沙参、麦冬、当归、枸杞子、川楝子、郁金、柴胡、八月札、山茱萸、佛手、黄芩、煅牡蛎、炒白芍。

加减：虚热有汗者加地骨皮；胁胀者加芍药、甘草。

常用中成药：逍遥丸（国药准字 Z32020016），口服，一次 6 ～ 9 g，一日 2 次。

34.2.1.10 肾阳衰弱证

治法：温肾调冲。

方药：金匮肾气丸或右归丸加减。熟地黄、淮山药、山茱萸、枸杞子、杜仲、菟丝子、熟附子、仙灵脾、巴戟天、鹿角胶。

加减：脚肿者加车前子、牛膝。

常用中成药：金匮肾气丸（国药准字 Z33020143），口服，一次 4 ～ 5 g，一日 2 次。

34.2.1.11 肾阴阳两虚证

治法：调补肾阴肾阳。

方药：二仙汤加减。仙茅、仙灵脾、知母、黄柏、巴戟天、当归、淮小麦、炙甘草、黄芪、菟丝子、枸杞子、女贞子、旱莲草。

加减：肾阴虚明显者加鹿角胶、龟板胶，肾阳虚明显者加附子、肉桂。

常用中成药：子仲益肾丸（国药准字 B20020231），口服，一次 1 袋，一日 2 次。

34.2.1.12 瘀血阻络证

治法：活血化瘀。

方药：血府逐瘀汤加减。当归、桃仁、红花、川芎、赤芍、生地黄、枳壳、柴胡、甘草、桔梗。

加减：瘀结成癥者可用三棱、莪术、土鳖虫。

常用中成药：桂枝茯苓丸（国药准字 Z20027562），口服，一次 6 丸，一日 1 ～ 2 次。

34.2.1.13 痰热内阻证

治法：清热化痰，和中安神。

方药：温胆汤加减。陈皮、竹茹、茯苓、半夏、枳实、炙甘草、生姜、大枣。

加减：胸闷者加瓜蒌、薤白。

常用中成药：安神温胆丸（国药准字 Z20054486），口服，一次 7.5 g，一日 2 次。

34.2.2 病证结合治疗

（1）月经紊乱：更年期综合征与卵巢功能衰退引起的雌激素水平异常，机体下丘脑－垂体－卵巢性腺调节轴功能失调，导致患者出现月经紊乱，月经先期，量多或少，经期延长，崩漏，或月经后期，闭经。

本病发生以肾虚为本，临证应主要根据临床表现、月经紊乱的情况及舌脉辨其属阴、属阳，或阴阳两虚，或心肾不交，随证治之。治疗应注重固护肾气，清热不宜过于苦寒，祛寒不宜过于温燥，更不可妄用克伐，以免犯虚虚之戒。若涉及他脏者，则兼而治之。在上述辨证论治的基础上可适当选用金匮肾气丸、逍遥丸等中成药，或加用菟丝子、枸杞子、女贞子、补骨脂、益母草等益肾调经中药。

（2）血管舒缩功能不稳定：更年期综合征患者体内雌激素水平处于异常状态，以 E_2 水平下降、FSH、LH 水平升高为主要特点，也是引起机体自主神经系统功能紊乱的原因之一，致患者机体代谢、内分泌、神经系统调节功能紊乱，到最后血管舒缩功能不稳定，出现烘热汗出、眩晕、心悸等症状。然而潮热的产生不仅与雌激素相关，可能与内分泌因素，如甲状腺功能亢进、肿瘤因素、酗酒、倾倒综合征及恐慌症等多因素有关。

西医治疗以补充雌激素为主，虽然可有效解决上述问题，但其心血管事件、代谢综合征等不良反应大。从中医阴阳关系上看，阴阳相互维系，阴虚则不能敛阳，阳气上扰，故有阵发性烘热面赤，汗出；虚阳上扰，心火偏旺，神气不藏，故有焦躁不安，坐卧不宁。故中药复方以滋阴系阳为法，治疗该病不只是对机体性激素水平的影响，其具有多组分、多靶点特点，可取得较好的疗效。

34.2.3 并发症治疗

（1）抑郁症：属于中医郁证的范畴，是一类精神异常的病症。更年期妇女抑郁症是在肾虚的基础上，加上情志刺激、气血失调等导致肝郁而发病。相关研究表明，经典名方柴胡疏肝散能降低更年期妇女气郁质转化、改善其临床表现和提高生活质量，帮助妇女平稳渡过更年期具有重要意义。此外，逍遥散能够疏肝解郁、健脾养血，有调节中枢单胺类递质、激素水平、免疫力以及保肝、抗自由基和改善微循环等作用，治疗更年期综合征伴抑郁症有较好的效果。

（2）骨质疏松症：更年期妇女雌激素缺乏，致破骨细胞活性增加，骨密度降低，增加骨转化率，影响钙盐沉积，使骨消融增加，大量骨质丢失，最终易导致骨质疏松症。骨质疏松症按照骨密度分度，可以分为三度：骨量低下、骨质疏松和严重骨质疏松症。可在上述辨证论治的基础上，选用仙灵骨葆胶囊、固本壮骨胶囊、骨疏康胶囊等中成药，加用淫羊藿、补骨脂、骨碎补、巴戟天、杜仲、续断等具有明确治疗骨质疏松症的中药，起到缩短病程，减少西药用量，减毒增效，延缓或逆转并发症发生的目的。

34.2.4 外治法

中药熏洗治疗：当归 15 g、黄芪 20 g、红花 10 g、苏木 10 g、泽兰 10 g、生地 10 g、川椒 10 g、葛根 15 g、细辛 6 g、黄芩 15 g、酸枣仁 15 g。用上药加水 1000 mL 煎至 600 mL，加入熏蒸机，熏蒸局部，每次 30 min。熏蒸时，患者取仰卧位，充分暴露下腹部，并嘱患者全身放松，使其感觉舒适，每日 1 次。

34.2.5 针灸、耳针疗法

（1）体针治疗：常用穴：神门、足三里、三阴交、内关、公孙、关元、风池、百会，使心包、肝、脾、胆、肾、膀胱六经和任脉、督脉、阴维、阳维、阳跷脉、冲脉六脉相互贯通，能调节由更年期引发的自主神经功能紊乱，改善失眠。肾阴虚型加肝俞、太溪；阳虚型加脾俞、关元；潮热多汗者加合谷；失眠多梦加神门，月经紊乱加肾俞、气海；心悸加心俞；头昏头痛加百会、风池。

（2）耳针治疗：更年期综合征以肾虚为本，累及肝、心、脾脏。耳穴以肾、神门、交感、内分泌、内生殖器为主。头晕目眩、记忆力下降、头痛者，加肝、皮质下、肾上腺、内耳；烦躁失眠、潮热出汗者，加心、肺、三焦。用粘有金属磁珠的胶布贴压上述耳穴的前后两面，自行按压以耳郭皮肤充血变红、发热、疼痛为度。

（3）艾灸治疗：生地、肉苁蓉、菟丝子、吴茱萸各等分共碾为末加入等量食盐后，将药盐填脐，再将艾炷点燃置于药盐上，灸至局部皮肤出现潮红为度，避免烫伤。

34.2.6 中医器械疗法

红外线灯：红外线灯照射患者少腹部 20 min，距离为 30 ～ 35 cm，2 次 / 天，治疗期间需防止照射过程中温度太高烫伤患者。

34.3 中医疗效评价

（1）改善症状：改善更年期综合征的情况，采用国内改良的 Kupperman 评分法。①痊愈：临床症状基本消失（n ≤ 0.17）。②显效：临床症状明显好转（0.17 < n ≤ 0.33）。③有效：临床症状有所好转（0.33 < n ≤ 0.67）。④无效：临床症状及理化指标无明显好转或恶化（0.67 < n ≤ 1）。详见表 34–1。

（2）减少西药用量、减毒增效、缩短病程：以西药使用剂量变化、减药时间、停药时间计算。

表 34–1 症状量化分级标准

症状	系数	程度			
		0 分	1 分	2 分	3 分
潮热汗出	4	无	< 3 次 / 天	3 ～ 9 次 / 天	> 9 次 / 天
感觉异常	2	无	偶有	症状持续	影响生活
失眠	2	无	偶有	症状持续	影响生活
易激动	2	无	偶有	症状持续	影响生活
泌尿系症状	2	无	偶有	症状持续	影响生活
性交痛	2	无	偶有	症状持续	影响生活
抑郁	1	无	偶有	症状持续	影响生活
眩晕	1	无	偶有	症状持续	影响生活
疲乏	1	无	偶有	症状持续	影响生活

续表

症状	系数	程度			
		0分	1分	2分	3分
骨关节、肌肉痛	1	无	偶有	症状持续	影响生活
头痛	1	无	偶有	症状持续	影响生活
心悸	1	无	偶有	症状持续	影响生活
皮肤蚁行感	1	无	偶有	症状持续	影响生活

注：以症状程度评分乘以症状系数，作为症状量化分数。

35 库欣病

库欣病又名垂体 ACTH 分泌过多症，属于垂体功能亢进性疾病，指促肾上腺皮质激素细胞或垂体促肾上腺皮质激素腺瘤细胞异常增生，使下丘脑 - 垂体 - 肾上腺轴调节失衡，导致体内皮质醇过度分泌不受负反馈抑制，进而引起的全身代谢紊乱综合征。

传统医学中本病属“肾实证”。其主要与肾精壅聚过甚、相火偏阻、痰湿蕴积、脾肾阳虚有关，本病以肾实证为临床主要表现，其既可是肾精壅聚之病理，又有相火偏亢之表现，痰湿偏盛则有肝郁失疏及脾肾阳虚之病机，故临床当审症求因。

35.1 诊断

35.1.1 西医

参考《中国库欣病诊治专家共识（2015）》诊断标准：①临床症状以向心性肥胖、满月脸、水牛背、皮肤紫纹、高血压、糖代谢异常、电解质紊乱和骨质疏松为典型表现。②实验室诊断：A. 定性诊断：包括 24 h 尿皮质醇、午夜血清 / 唾液皮质醇测定、小剂量地塞米松试验；B. 定位诊断：主要包括血 ACTH 的测定、大剂量地塞米松试验。③经手术病理证实为垂体 ACTH 瘤。④双侧岩下窦静脉取血（BIPSS）阳性。⑤若 MRI 及垂体瘤切除术中均未见到肿瘤，但在术后或垂体放疗后获得临床缓解。

35.1.2 中医

中医诊断要点如下：①主要症状：多以肥胖起病，满月脸，形体丰满，下腹部及大腿内侧等处有紫纹，面容呈多血质，女性月经失调或闭经，男性性欲减退等；②体格检查：血压升高，皮肤菲薄，痤疮，下腹、四肢皮肤紫纹，多毛或色素沉着、向心性肥胖、满月脸等；③实验室诊断：定性诊断、定位诊断；④经手术病理证实为垂体 ACTH 瘤；⑤双侧岩下窦静脉取血（BIPSS）阳性。

35.1.3 中医证候诊断

（1）肾实精壅：形体丰满，面部红润，形如满月，皮肤绷紧，憋胀不适，脘腹满闷，牵胀引背，腰部酸痛，大便干结，经少或经闭，毳毛增多，可伴头昏胀痛，烦躁失眠，易饥多食，舌淡苔薄黄，脉数有力。

（2）阴虚火旺：头痛昏胀，神情烦躁，寐少梦多，心悸汗多，口渴便秘，体胖乳胀，面红肤薄，毛发粗浓，手足心热，喜凉恶热，大便干结，月经闭止，舌红苔少，脉细数。

（3）肝郁痰浊：体丰形肿，肤薄光亮，按之可陷，胸闷腹满，心悸气短，溲少便干，头昏作胀，神疲嗜睡，神情困顿，郁闷寡欢，经少，舌体胖大苔腻，脉弦滑。

（4）脾肾阳虚：面皖虚浮，头昏乏力，恶寒喜暖，神疲肢软，心慌汗泄，纳差少食，便少溲多，阳痿不举，性欲减退，毛发色枯，骨软疏松，月经不调，舌淡苔薄，脉沉。

35.2 治疗

35.2.1 辨证论治

35.2.1.1 肾实精壅

治法：泻肾浊。

方药：大承气汤（《伤寒论》）加减。大黄 6 g，芒硝 6 g（冲服），厚朴 6 g，枳实 6 g，何首乌 15 g，龙胆草 15 g，黄精 15 g。

加减：紫纹明显加当归、丹参；睡眠不实加炙远志、酸枣仁；心烦不宁加天竺黄、莲心。

常用中成药：麻仁丸，口服，一次 6 g，一日 3 次。

35.2.1.2　阴虚火旺

治法：滋阴潜阳，清泻相火。

方药：知柏地黄丸（《医宗金鉴》）加减。知母 10 g，黄柏 8 g，生地 20 g，枸杞 12 g，山萸肉 6 g，黄精 20 g，丹皮 12 g，龙胆草 9 g，钩藤 12 g，丹参 20 g，菊花 9 g，夜交藤 9 g。

加减：心烦不宁加炙远志、酸枣仁；头痛昏胀加石决明、罗布麻叶；大便干结加郁李仁、大黄；口苦咽干加黄芩、石斛；紫纹明显加桃仁、红花。

常用中成药：知柏地黄丸，口服，一次 8 丸，一日 3 次。

35.2.1.3　肝郁痰浊

治法：疏肝解郁，化痰泻浊。

方药：逍遥散（《太平惠民和剂局方》）合五苓散（《伤寒论》）加减。柴胡 10 g，枳实 10 g，厚朴 10 g，党参 15 g，白术 10 g，法半夏 8 g，陈皮 8 g，茯苓 15 g，泽泻 15 g，丹参 20 g，山楂 10 g，生地 20 g。

加减：头痛头晕加川芎、菊花；口苦心烦加龙胆草、磁石；大便干燥加郁李仁、大黄；紫纹斑加川芎、赤芍；胸闷气郁加香附、佛手片；湿郁化热、苔黄加竹茹、黄芩；兼肝肾阴虚加黄精、白芍。

常用中成药：逍遥丸，口服，小蜜丸一次 9 g，大蜜丸一次 1 丸，一日 2 次；五苓散，口服，一次 6 ～ 9 g，一日 2 次。

35.2.1.4　脾肾阳虚

治法：温补脾肾。

方药：真武汤（《伤寒论》）合参苓白术散（《太平惠民和剂局方》）加减。附子 6 g，炙黄芪 20 g，党参 15 g，白术 10 g，茯苓 15 g，陈皮 10 g，姜半夏 10 g，大腹皮 10 g，薏苡仁 20 g，干姜 6 g，大枣 4 枚，炙甘草 6 g。

加减：形寒怯冷加肉桂；阴阳两虚加黄精、麦冬、生地；阳虚汗泄加牡蛎、龙骨；腹满便秘加木香、槟榔；紫纹隐现加丹参、川芎；阳痿不举加仙茅、巴戟天；经少经闭加当归、熟地。

常用中成药：金匮肾气丸，口服，一次20(4 g)～25粒(5 g)，一日2次。参苓白术散，口服，一次6～9 g，一日2次。

35.2.2 病证结合治疗

根据病证结合的原则，在库欣病治疗过程中，坚持中西医结合治疗，发挥中医、西医治疗优势，达到最优治疗效果。

（1）手术治疗：一旦垂体ACTH依赖性库欣综合征即库欣病诊断成立，要达到治愈而不造成永久性肾上腺功能和其他垂体功能不足，其理想的首选治疗方法是经蝶显微外科切除垂体ACTH腺瘤。垂体ACTH腺瘤术后可降低血浆ACTH和皮质醇及尿游离皮质醇（UFC），从而恢复改善临床症状体征。双侧肾上腺切除或次全切除，是快速控制高皮质醇血症的有效方法，但手术会造成永久性肾上腺皮质功能减退，终身需用肾上腺皮质激素替代治疗。由于术后有发生Nelson综合征的风险，应继以垂体放射治疗。

（2）放射治疗：有20%病例可获持久疗效。但大多数病例疗效差且易复发，故一般不作首选，可作为手术治疗后的辅助治疗方法，以减少术后复发或避免发生Nelson综合征。照射时若没有对准病灶可引起视交叉、下丘脑等重要邻近中枢的破坏。尚不能完全避免放射性坏死和垂体功能衰竭。所以放射治疗还不够理想，一般多用作辅助治疗（肾上腺或垂体术后）。

（3）药物治疗：由于库欣病病因复杂，且存在因不能手术或在放射治疗的同时需使用药物控制血皮质醇浓度的患者，药物治疗仍是一个十分重要的治疗手段。目前，库欣病的治疗药物主要包括3类：作用于垂体的神经递质类药物如帕瑞肽；作用于肾上腺抑制皮质醇分泌的药物如酮康唑；糖皮质激素受体拮抗剂如米非司酮。但是治疗库欣病的药物具有较大的不良反应，中医药在此时具有较大的优势，通过辨证论治，如肾实精壅证的患者采用大承气汤加减；阴虚火旺证的患者采用知柏地黄丸加减；肝邪痰浊证的患者采用逍遥散合五苓散加减；脾肾阳虚证的患者采用真武汤合参苓白术散加减，以改善患者症状，减少西药的用量，缩短疗程，达到减毒增效的作用。

35.2.3　并发症治疗

35.2.3.1　感染

因机体分泌大量皮质醇，可抑制免疫功能，中性粒细胞移行能力减弱，淋巴细胞计数减少，功能受到抑制，因此患者容易受到多种感染，针对特定感染，采用特定的抗感染治疗。其中，中药在治疗感染性疾病方面，起到了不错的效果，在治疗上辨证应用以下单味中药。

（1）川芎：每日量 10 ～ 15 g。川芎嗪是川芎的活性成分，以川芎嗪为基础结构进行修饰改造过可合成一系列 2- 乙酰基吡嗪类查尔酮席和席夫碱化合物，其与不同的过渡金属离子反应生成金属配合物，对大肠杆菌、沙门菌、金黄色葡萄球菌、蜡状芽孢杆菌均有不同程度的抑制作用。

（2）广藿香：每日量 10 ～ 20 g。广藿香酮是广藿香油抗菌的主要成分之一，广藿香酮衍生物 PPC1 活性最强，对金黄色葡萄球菌尤为敏感，其对耐甲氧西林金黄色葡萄球菌（MRSA）标准菌株和临床分离的耐药菌株均具有同等活性。PPC1 通过阻碍 ATP 的合成，细菌供能受阻，致使 DNA、蛋白质合成障碍，延长细菌的生长迟缓期，抑制细菌生长繁殖。

（3）黄芩：每日量 6 ～ 12 g。黄芩素是从传统中药黄芩的干燥根分离出的黄酮类单体化合物，是黄芩的主要药效物质基础。据报道，黄芩素具有抗菌抗病毒、抗氧化、清除自由基、抗肿瘤和免疫调节的功能。

（4）金银花：每日量 10 ～ 20 g。金银花的提取物新绿原酸，即 5- 咖啡酰奎宁酸，可作为 AMPK/Nrf2 通路的激活剂，抑制 NF-κB、JAK-1、STAT-1 和 MAPK 通路的磷酸化，从而抑制脂多糖诱导的急性和慢性炎症反应。

35.2.3.2　心血管疾病

患者可有高血压，水钠潴留，肾素 - 血管紧张素系统激活，引发心血管疾病。中药在防治高血压等心血管疾病方面，有明显的优势。主要是在复方中辨证使用以下单味药。

（1）天麻：每日量 3 ～ 10 g。其有效成分天麻甙即天麻素， 制备成的天麻素注射液，临床用于治疗高血压、脑梗死、颈椎病等表现为头痛眩晕症状者疗效确切。

（2）钩藤：每日量 10 ～ 20 g。钩藤中主要有效降压成分为钩藤碱和异钩藤碱，研究显示钩藤碱可以促进具有舒张血管、降低血压、保护心功能作用的中叶素，与其配体降钙素受体样受体（CRLR）、受体活性修饰蛋白（RAMPs）的结合，从而发挥降低血压、保护靶器官的作用。

（3）川牛膝：每日量 6 ～ 10 g。川牛膝醇为川牛膝提取物，其可以减少心肌 ACE 表达、减少心肌细胞凋亡及阻止心肌细胞增大，在降压同时还可以抑制左室心肌重构、改善左心室肥厚。

（4）葛根：每日量 15 ～ 30 g。其干燥根中提取的葛根素，具有降压、调脂、改善血流变和缓解血小板聚集的药理作用。目前葛根及葛根素注射液广泛应用于高血压、心绞痛、脑供血不足、偏头痛、颈椎病等疾病的治疗。

35.2.3.3　骨质疏松

由于皮质醇促进蛋白分解，骨基质减少，钙的沉着受影响，导致骨质疏松。骨质疏松以胸椎、腰椎及骨盆最为明显，患者常诉腰痛及全身疼痛。骨质疏松严重者，可出现脊椎压缩性骨折。中药在防治骨质疏松方面，有明显的优势，主要是在复方中辨证使用以下中成药。

（1）仙灵骨葆胶囊（国药准字 Z20025337）：口服，一次 3 粒，一日 2 次。

仙灵骨葆胶囊是传统中医药理论与现代科技相结合的产物，以苗族民间经验方的基础上研发的新型民族中成药。仙灵骨葆胶囊具有滋补肝肾、强筋健骨等功效。仙灵骨葆胶囊能有效改善患者的骨转换及骨代谢状态，增加骨的密度，减小骨量的丢失，从而有效治疗骨质疏松。

（2）骨康胶囊（国药准字 Z20025657）：口服，一次 3 ～ 4 粒，一日 3 次。

骨康胶囊为我国首个防治骨质疏松的中成药，由淫羊藿、熟地、骨碎补、三七等组成，具有补肾强骨、益气养血之功。通过补肾、益气养阴、补脾等方式来促进骨细胞增殖分化，抑制骨量减少，降低破骨细胞活性，降低细胞因子，从而防止糖尿病患者出现骨质疏松症状，改善患者的骨密度和骨结构。

（3）骨疏康颗粒（国药准字 Z20003255）：一次 10 g，一日 2 次，饭后开水冲服。

骨疏康颗粒能够刺激成骨细胞的骨生成和抑制破骨细胞的骨吸收，发挥系统调控的作用；增加骨密度，提高骨质量；增加骨小梁宽度和体积，恢复受损的骨微结构；改善骨的生物力学性能，增加骨组织承载力，增强骨强度。

35.2.3.4 代谢综合征

少部分患者可有碱中毒、低血钾、尿钙增多等，临床上常给予对应的治疗。

35.2.3.5 精神障碍

部分患者可有失眠，注意力难以集中，甚至躁狂和抑郁交替发作。其中中药在防治该方面，有明显的优势，主要是在复方中辨证使用以下中成药。

（1）舒眠胶囊（国药准字 Z20000105）：口服，一次 3 粒，一日 2 次，晚饭后临睡前服用。

舒眠胶囊由酸枣仁、柴胡、白芍、合欢皮、合欢花、僵蚕、蝉蜕、灯心草组成。调节中枢神经系统内 5-HT 化学神经递质含量，因而有效调节慢波睡眠和异常睡眠相的时间比，启动人体的主睡眠机制，使患者大脑皮层得到休息，又得到包括植物性功能在内的全身性休息。因此，舒眠胶囊具有较好的镇静、催眠和抗抑郁作用。

（2）百乐眠胶囊（国药准字 Z20020131）：口服，一次 4 粒，一日 2 次。

百乐眠胶囊是由首乌藤、刺五加、百合等组成的中药制剂，养心安神、滋阴清热。百合、刺五加为君药，具有滋阴清热，清心安神，益气健脾，补肾安神的作用；首乌藤、合欢花、珍珠母、酸枣仁、远志为臣药，协助君药，可增强宁心安神之力；玄参、地黄、麦冬、五味子为佐药，具有滋阴养血除烦补肾养心的功效；灯心草、丹参为使药，以助群药之力，适用于肝郁阴虚型失眠症，具有抗焦虑、催眠、镇静、增强机体免疫力等作用。

（3）复方枣仁胶囊（国药准字 Z50020601）：口服，一次 1 粒，睡前服。

复方枣仁胶囊组分由酸枣仁及延胡索提取物左旋延胡索乙素组成，其中酸枣仁具有滋养心肝、宁心安神作用，而且性味平和，是治疗不寐之症的经典药物；左旋延胡索乙素是延胡索的提取物，是延胡索的主要有效成分之一，可疏肝理气，现代药理学研究认为，延胡索乙素具有镇静作用，能够诱导睡眠，对于入睡困难具有较好的治疗效果。

35.2.4 外治法

中药外敷治疗：选用川芎、黄芪、藿香、淫羊藿、熟地、骨碎补、三七等中药打成粉末，以黄酒调匀，外敷于背俞穴、曲池、足三里、三阴交、气海、关元等穴位，每日 1 次。

35.2.5 针灸疗法（穴位注射）

主穴：背俞穴；配穴：曲池、足三里、三阴交、气海、关元等。

操作：参照赤羽氏“知热感度测定法”确定病变经络，然后取相应背俞穴，做穴位注射，其他按症状配穴。抽取维生素 B_1、维生素 B_6、维生素 B_{12}，或当归注射液、红花注射液等 2 mL，以 5 号长针头刺入皮肤，向脊椎方向 85° 角刺入，出现麻胀感时，注入药液，左右各 1 mL，虚证者缓慢推药，实证者快速推药。每日 1 次，10 天为一疗程。休息 3 ～ 5 天后，再做“知热感度”测定，确定新的病变经络，继续治疗，可连续 10 个疗程以上。

35.2.6 中医器械疗法

针灸治疗仪：选穴背俞穴、曲池、足三里、三阴交、气海、关元等，每日一次，每次治疗 15 min。

35.3 中医疗效评价

（1）改善症状：采用中医证候量表、国家中医药管理局颁布的《中医内科病证诊断疗效标准》评定。

（2）减少西药的不良反应，延长发病到手术治疗的时间。

（3）控制感染：与单纯西药标准治疗对比，对治疗前感染指标进行疗前疗后对比分析；对治疗前感染指标正常者，进行跟踪分析。

（4）改善高血压、心血管系统：与单纯西药标准治疗对比，对治疗前血压水平、心血管症状进行疗前疗后对比分析。

（5）改善精神障碍系列症状：与单纯西药标准治疗对比，对治疗前睡眠状况、精神状态进行疗前疗后对比分析。